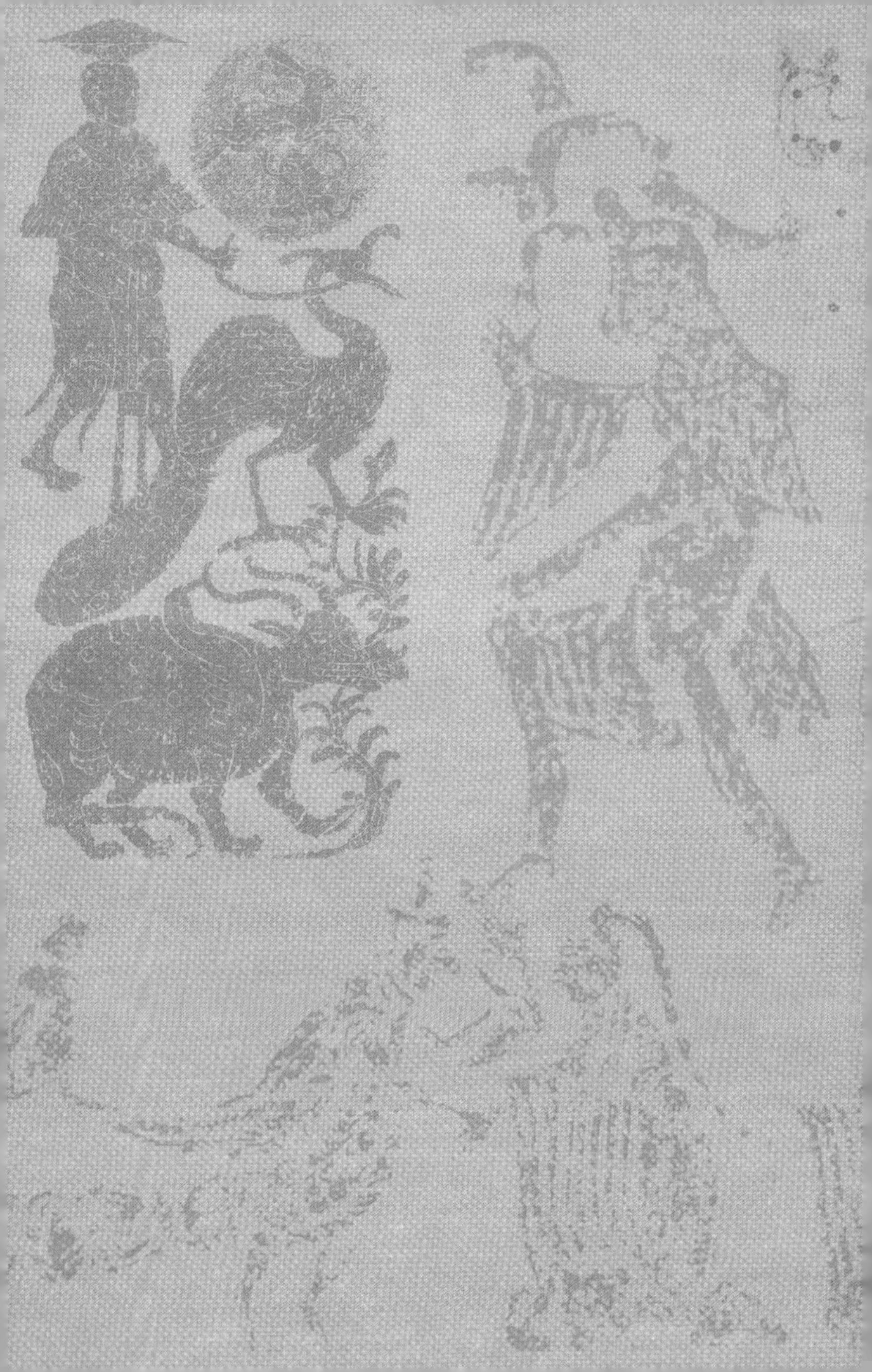

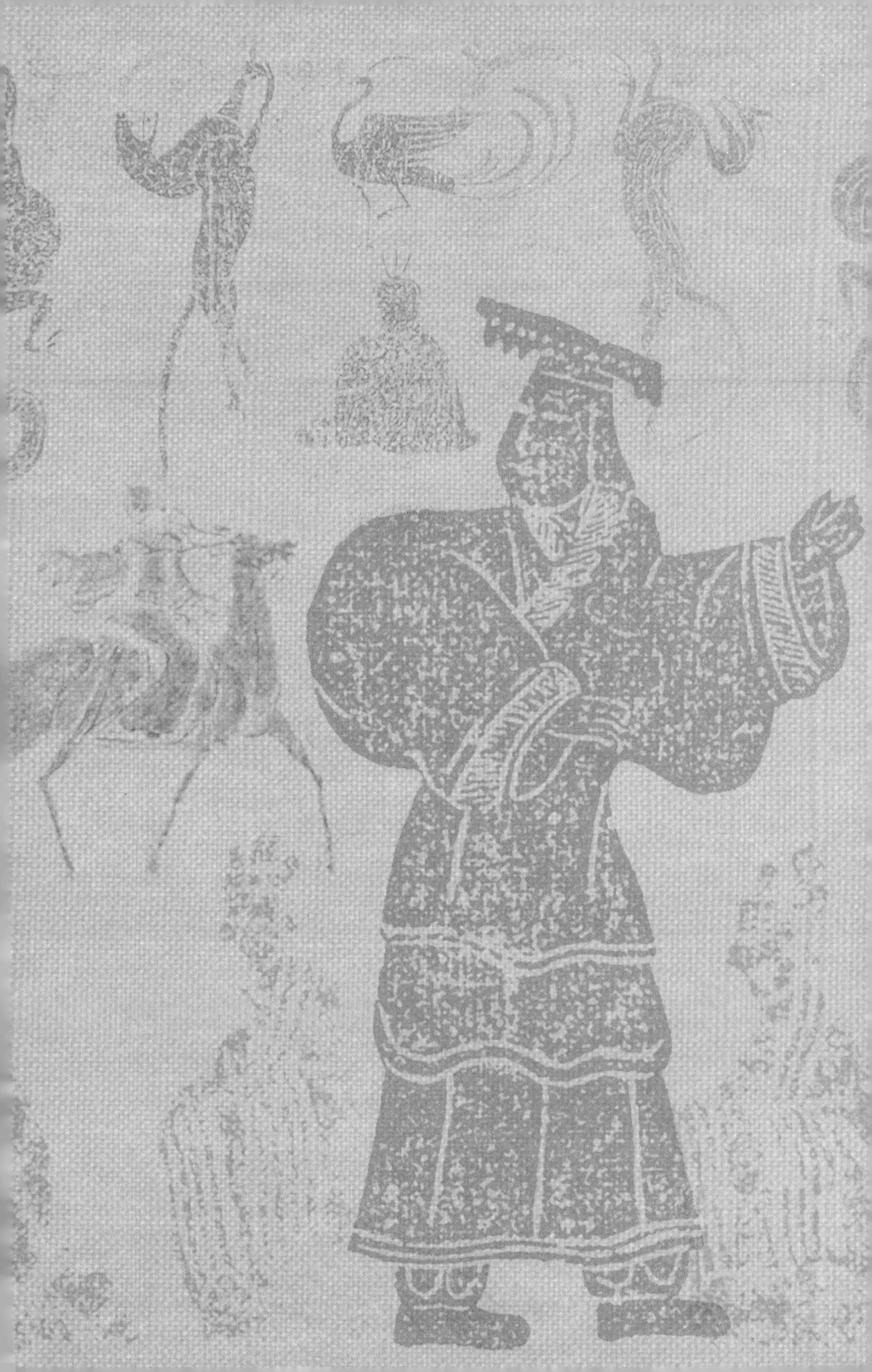

中国古医籍整理丛书（续编）

经验济世良方

明·陈仕贤　辑

杨金萍　李怀芝　主校

范　磊　周　扬　孟　玺　季　强　于路游　王瑞雄　张保云　参校

全国百佳图书出版单位
中国中医药出版社
·北　京·

图书在版编目（CIP）数据

经验济世良方/（明）陈仕贤辑；杨金萍，李怀芝主校. —北京：中国中医药出版社，2023. 12
（中国古医籍整理丛书. 续编）
ISBN 978-7-5132-8228-4

Ⅰ. ①经…　Ⅱ. ①陈…　②杨…　③李…　Ⅲ. ①验方-汇编-中国-现代　Ⅳ. ①R2

中国国家版本馆 CIP 数据核字（2023）第 108228 号

中国中医药出版社出版
北京经济技术开发区科创十三街 31 号院二区 8 号楼
邮政编码　100176
传真　010-64405721
廊坊市祥丰印刷有限公司印刷
各地新华书店经销

开本 710×1000　1/16　印张 27.5　字数 304 千字
2023 年 12 月第 1 版　2023 年 12 月第 1 次印刷
书号　ISBN 978-7-5132-8228-4

定价　139.00 元
网址　www.cptcm.com

服 务 热 线　010-64405510
购 书 热 线　010-89535836
维 权 打 假　010-64405753

微信服务号　zgzyycbs
微商城网址　https://kdt.im/LIdUGr
官 方 微 博　http://e.weibo.com/cptcm
天猫旗舰店网址　https://zgzyycbs.tmall.com

如有印装质量问题请与本社出版部联系（010-64405510）

前 言

中医药古籍是传承中华优秀文化的重要载体，也是中医学传承数千年的知识宝库，凝聚着中华民族特有的精神价值、思维方法、生命理论和医疗经验，不仅对于传承中医学术具有重要的历史价值，更是现代中医药科技创新和学术进步的源头和根基。保护和利用好中医药古籍，是弘扬中国优秀传统文化、传承中医学术的必由之路，事关中医药事业发展全局。

1949 年以来，在政府的大力支持和推动下，开展了系统的中医药古籍整理研究。1958 年，国务院科学规划委员会古籍整理出版规划小组在北京成立，负责指导全国的古籍整理出版工作。1982 年，国务院古籍整理出版规划小组召开全国古籍整理出版规划会议，制定了《古籍整理出版规划（1982—1990）》，卫生部先后下达了两批 200 余种中医古籍整理任务，掀起了中医古籍整理研究的新高潮，对中医文化与学术的弘扬、传承和发展，发挥了极其重要的作用，产生了不可估量的深远影响。

2007 年《国务院办公厅关于进一步加强古籍保护工作的意见》明确提出进一步加强古籍整理、出版和研究利用，以及

"保护为主、抢救第一、合理利用、加强管理"的方针。2009年《国务院关于扶持和促进中医药事业发展的若干意见》指出，要"开展中医药古籍普查登记，建立综合信息数据库和珍贵古籍名录，加强整理、出版、研究和利用"。《中医药创新发展规划纲要（2006—2020）》强调继承与创新并重，推动中医药传承与创新发展。

2003—2010年，国家财政多次立项支持中国中医科学院开展针对性中医药古籍抢救保护工作，在中国中医科学院图书馆设立全国唯 一的行业古籍保护中心，影印抢救濒危珍本、孤本中医古籍1640余种；整理发布《中国中医古籍总目》；遴选351种孤本收入《中医古籍孤本大全》影印出版；开展了海外中医古籍目录调研和孤本回归工作，收集了11个国家和2个地区137个图书馆的240余种书目，基本摸清流失海外的中医古籍现状，确定国内失传的中医药古籍共有220种，复制出版海外所藏中医药古籍133种。2010年，国家财政部、国家中医药管理局设立"中医药古籍保护与利用能力建设项目"，资助整理400余种中医药古籍，并着眼于加强中医药古籍保护和研究机构建设，培养中医古籍整理研究的后备人才，全面提高中医药古籍保护与利用能力。

在此，国家中医药管理局成立了中医药古籍保护与利用专家组和项目办公室，专家组负责项目指导、咨询、质量把关，项目办公室负责实施过程的统筹协调。专家组成员对古籍整理研究具有丰富的经验，有的专家从事古籍整理研究长达70余年，深知中医药古籍整理研究的重要性、艰巨性与复杂性，履行职责认真务实。专家组从书目确定、版本选择、点校、注释等各方面，为项目实施提供了强有力的专业指导。老一辈专家的学术水平和智慧，是项目成功的重要保证。项目承担单位山东中医药大学、南京中医药大学、上海中医药大学、福建中医药大学、浙江省中医药研究院、陕西省中医药研究院、河南省中医药研究院、辽宁中医药大学、成都中医药大学及所在省市中医药管理部门精心组织，充分发挥区域间互补协作的优势，并得到承担项目出版工作的中国中医药出版社大力配合，全面推进中医药古籍保护与利用网络体系的构建和人才队伍建设，使一批有志于中医学术传承与古籍整理工作的人才凝聚在一起，研究队伍日益壮大，研究水平不断提高。

本着“抢救、保护、发掘、利用”的理念，该项目重点选择近 60 年未曾出版的重要古医籍，综合考虑所选古籍的保护价值、学术价值和实用价值。400 余种中医药古籍涵盖了医经、基础理论、诊法、伤寒金匮、温病、本草、方书、内科、外科、女科、儿科、伤科、眼科、咽喉口齿、针灸推拿、养生、医案医话医论、医史、临证综合等门类，跨越唐、宋、金元、明以迄清末。全部古籍均按照项目办公室组织完成的行业标准《中医古籍整理规范》及《中医药古籍整理细则》进行整理校注，绝大多数中医药古籍是第一次校注出版，一批孤本、稿本、抄本更是首次整理面世。对一些重要学术问题的研究成果，则集中收录于各书的“校注说明”或“校注后记”中。

“既出书，又出人”是本项目追求的目标。近年来，中医药古籍整理工作形势严峻，老一辈逐渐退出，新一代普遍存在整理研究古籍的经验不足、专业思想不坚定等问题，使中医古籍整理面临人才流失严重、青黄不接的局面。通过本项目实施，搭建平台，完善机制，培养队伍，提升能力，经过近 5 年的建设，锻炼了一批优秀人才，老中青三代齐聚一堂，有效地稳定了研究队伍，为中医药古籍整理工作的开展和中医文化与学术的传承提供必备的知识和人才储备。

本项目的实施与《中国古医籍整理丛书》的出版，对于加强中医药古籍文献研究队伍建设、建立古籍研究平台、提高古籍整理水平均具有积极的推动作用，对弘扬我国优秀传统文化，推进中医药继承创新，进一步发挥中医药服务民众的养生保健与防病治病作用将产生深远影响。

第九届、第十届全国人大常委会副委员长许嘉璐先生，国家卫生计生委副主任、国家中医药管理局局长、中华中医药学会会长王国强先生，我国著名医史文献专家、中国中医科学院马继兴先生在百忙之中为丛书作序，我们深表敬意和感谢。

由于参与校注整理工作的人员较多，水平不一，诸多方面尚未臻完善，希望专家、读者不吝赐教。

国家中医药管理局中医药古籍保护与利用能力建设项目办公室

二〇一四年十二月

续编说明

中医药学是中国古代科学的瑰宝，是打开中华文明宝库的钥匙。中医药古籍是中医学术体系和原创思维的重要载体，是中华民族防病治病经验的宝库，也是具有世界影响的科技文化财富。其中蕴含着的理论、知识、经验、思维、方法、路径，是中医药传承的根基，也是中医药学术进步和科技发展的坚实支撑。

新中国成立以来，中医古籍整理成就斐然，有力地推动了中医药学发展。2012 年中华中医药学会发布《中医古籍整理规范》，是第一部关于中医古籍校勘、标点、注释、今译、辑佚、评述、影印和汇编等的行业规范，填补了中医药古籍整理领域缺乏行业标准规范的空白。2010—2018 年国家公共卫生资金支持的“中医药古籍保护与利用能力建设项目”，本着“抢救、保护、发掘、利用”的理念，整理出版《中国古医籍整理丛书》400 余种，涵盖医经、基础理论、诊法、针灸推拿、本草、方书、伤寒金匮、温病及临床各科等门类，成书时间跨越唐、宋、金元、明以迄清末。其中绝大多数中医药古籍是第一次校注出版，一批孤本、稿本、抄本更是首次整理面世。该项目的实施与《中国古医籍整理丛书》的出版全面提升了中医药古籍保护与利用能力，为深入发掘中医药学宝库精华奠定了坚实基础。为此，第九届、第十届全国人大常委会副委员长许嘉璐先生，时任国家卫生计生委副主任、国家中医药管理局局长、中华中医药学会会长王国强先生，我国著名医史文献专家、国医大师、中国中医科学院研究员马继兴先生在百忙之中欣然为丛书作序，对项目给予高度评价。

2019 年 10 月 20 日，中共中央、国务院发布《关于促进中医药传承创新发展的意见》，提出要“加强典籍研究利用”。2020 年 1 月，国家中医药管理局启动“中医药古籍文献与特色技术传承专项”，明确要求在前期工作基础之上，全面提升中医药古籍文献传承水平，完成一批重要中医药古籍的抢救性保护和再生性保护，形成数量稳定的中医药古籍文献保护、研究与利用队伍。专项借鉴“中医药古籍保护与利用能力建设项目”的实施经验，在山东中医药大学中医文献与文化研究院设立“中医药古籍文献传承工作项目管理办公室”，负责组织制定专项的技术规范，承办项目承担人员业务培训，提供学术指导等工作。专项选择 40 种未曾出版的重要古籍，按照《中医古籍整理规范》及《中医药古籍整理细则》进行整理校注。为体现中医药古籍整理研究工作的延续性，现以《中国古医籍整理丛书（续编）》结集出版。

2022 年 4 月 11 日，中共中央办公厅、国务院办公厅印发了《关于推进新时代古籍工作的意见》，明确指出，要“梳理挖掘古典医籍精华，推动中医药传承创新发展，增进人民健康福祉”，为中医古籍保护、整理、研究、利用提供了根本遵循。

《中国古医籍整理丛书（续编）》的出版，是贯彻落实《关于推进新时代古籍工作的意见》的生动实践，也是中医古籍工作新征程的开篇之作，必将带动中医古籍工作迈向新高度，为新时期中医药创新发展奠定坚实的基础。

“既出书又出人”是中医古籍类项目的长期目标。项目旨在通过集中培训、专题研学等方式，培养一批中医药古籍整理研究和保护专门人才，提高中医药古籍整理研究人员素养，制定古籍保护与利用人才的学术水平考核标准，形成稳定的古籍保护与利用专门人才队伍，不断提升中医药古籍保护与利用能力和水平。

由于参与校注整理工作的人员水平不一，不当之处难免，敬希专家、读者指正。

国家中医药管理局中医药古籍文献传承工作项目管理办公室

二○二三年一月三日

许序

“中医”之名立，迄今不逾百年，所以冠以“中”字者，以别于“洋”与“西”也。慎思之，明辨之，斯名之出，无奈耳，或亦时人不甘泯没而特标其犹在之举也。

前此，祖传医术（今世方称为“学”）绵延数千载，救民无数；华夏屡遭时疫，皆仰之以度困厄。中华民族之未如印第安遭染殖民者所携疾病而族灭者，中医之功也。

医兴则国兴，国强则医强。百年运衰，岂但国土肢解，五千年文明亦不得全，非遭泯灭，即蒙冤扭曲。西方医学以其捷便速效，始则为传教之利器，继则以“科学”之冕畅行于中华。中医虽为内外所夹击，斥之为蒙昧，为伪医，然四亿同胞衣食不保，得获西医之益者甚寡，中医犹为人民之所赖。虽然，中国医学日益陵替，乃不可免，势使之然也。呜呼！覆巢之下安有完卵？

嗣后，国家新生，中医旋即得以重振，与西医并举，探寻结合之路。今也，中华诸多文化，自民俗、礼仪、工艺、戏曲、历史、文学，以至伦理、信仰，皆渐复起，中国医学之兴乃属必然。

迄今中医犹为国家医疗系统之辅，城市尤甚。何哉？盖一则西医赖声、光、电技术而于20世纪发展极速，中医则难见其进。二则国人惊羡西医之“立竿见影”，遂以为其事事胜于中医。然西医已自觉将入绝境：其若干医法正负效应相若，甚或负远逾于正；研究医理者，渐知人乃一整体，心、身非如中世纪所认定为二对立物，且人体亦非宇宙之中心，仅为其一小单位，与宇宙万象万物息息相关。认识至此，其已向中国医学之理念“靠拢”矣，虽彼未必知中国医学何如也。唯其不知中国医理何如，纯由其实践而有所悟，益以证中国之认识人体不为伪，亦不为玄虚。然国人知此趋向者，几人？

国医欲再现宋明清高峰，成国中主流医学，则一须继承，一须创新。继承则必深研原典，激清汰浊，复吸纳西医及我藏、蒙、维、回、苗、彝诸民族医术之精华；创新之道，在于今之科技，既用其器，亦参照其道，反思己之医理，审问之，笃行之，深化之，普及之，于普及中认知人体及环境古今之异，以建成当代国医理论。欲达于斯境，或需百年欤？予恐西医既已醒悟，若加力吸收中医精粹，促中医西医深度结合，形成21世纪之新医学，届时“制高点”将在何方？国人于此转折之机，能不忧虑而奋力乎？

予所谓深研之原典，非指一二习见之书、千古权威之作；就医界整体言之，所传所承自应为医籍之全部。盖后世名医所著，乃其秉诸前人所述，总结终生行医用药经验所得，自当已成今世、后世之要籍。

盛世修典，信然。盖典籍得修，方可言传言承。虽前此50余载已启医籍整理、出版之役，惜旋即中辍。阅20载再兴整理、出版之潮，世所罕见之要籍千余部陆续问世，洋洋大观。

今复有“中医药古籍保护与利用能力建设”之工程，集九省市专家，历经五载，董理出版自唐迄清医籍，都400余种，凡中医之基础医理、伤寒、温病及各科诊治、医案医话、推拿本草，俱涵盖之。

噫！璐既知此，能不胜其悦乎？汇集刻印医籍，自古有之，然孰与今世之盛且精也！自今而后，中国医家及患者，得览斯典，当于前人益敬而畏之矣。中华民族之屡经灾难而益蕃，乃至未来之永续，端赖之也，自今以往岂可不后出转精乎？典籍既蜂出矣，余则有望于来者。

谨序。

第九届、十届全国人大常委会副委员长

許嘉璐

二〇一四年冬

王 序

中医学是中华民族在长期生产生活实践中，在与疾病作斗争中逐步形成并不断丰富发展的医学科学，是中国古代科学的瑰宝，为中华民族的繁衍昌盛作出了巨大贡献，对世界文明进步产生了积极影响。时至今日，中医学作为我国医学的特色和重要医药卫生资源，与西医学相互补充、相互促进、协调发展，共同担负着维护和促进人民健康的任务，已成为我国医药卫生事业的重要特征和显著优势。

中医药古籍在存世的中华古籍中占有相当重要的比重，不仅是中医学术传承数千年最为重要的知识载体，也是中医为中华民族繁衍昌盛发挥重要作用的历史见证。中医药典籍不仅承载着中医的学术经验，而且蕴含着中华民族优秀的思想文化，凝聚着中华民族的聪明智慧，是祖先留给我们的宝贵物质财富和精神财富。加强对中医药古籍的保护与利用，既是中医学发展的需要，也是传承中华文化的迫切要求，更是历史赋予我们的责任。

2010 年，国家中医药管理局启动了中医药古籍保护与利用能力建设项目。这既是传承中医药的重要工程，也是弘扬优秀民族文化的重要举措，不仅能够全面推进中医药的有效继承和创新发展，为维护人民健康作出贡献，也能够彰显中华民族的璀璨文化，为实现中华民族伟大复兴的中国梦作出贡献。

相信这项工作一定能造福当今，嘉惠后世，福泽绵长。

国家卫生和计划生育委员会副主任

国家中医药管理局局长

中华中医药学会会长

王国强

二〇一四年十二月

马 序

新中国成立以来，党和国家高度重视中医药事业发展，重视古籍的保护、整理和研究工作。自1958年始，国务院先后成立了三届古籍整理出版规划小组，分别由齐燕铭、李一氓、匡亚明担任组长，主持制定了《整理和出版古籍十年规划（1962—1972）》《古籍整理出版规划（1982—1990）》《中国古籍整理出版十年规划和"八五"计划（1991—2000）》等，而第三次规划中医药古籍整理即纳入其中。1982年9月，卫生部下发《1982—1990年中医古籍整理出版规划》，1983年1月，中医古籍整理出版办公室正式成立，保证了中医古籍整理出版规划的实施。2002年2月，《国家古籍整理出版"十五"（2001—2005）重点规划》经新闻出版署和全国古籍整理出版规划领导小组批准，颁布实施。其后，又陆续制定了国家古籍整理出版"十一五"和"十二五"重点规划。国家财政多次立项支持中国中医科学院开展针对性中医药古籍抢救保护工作，文化部在中国中医科学院图书馆专门设立全国唯一的行业古籍保护中心，国家先后投入中医药古籍保护专项经费超过3000万元，影印抢救濒危珍、善、孤本中医古籍1640余种，开展了海外中医古籍目录调研和孤本回归工作。2010年，国家财政部、国家中医药管理局安排国家公共卫生专项资金，设立了“中医药古籍保护与利用能力建设项目”，这是继1982～1986年第一批、第二批重要中医药古籍整理之后的又一次大规模古籍整理工程，重点整理新中国成立后未曾出版的重要古籍，目标是形成并普及规范的通行本、传世本。

为保证项目的顺利实施，项目组特别成立了专家组，承担咨询和技术指导，以及古籍出版之前的审定工作。专家组中的许多成员虽逾古稀之年，但老骥伏枥，孜孜不倦，不仅对项目进行宏观指导和质量把关，更重要的是通过古籍整理，以老带新，言传身教，培养一批中医药古籍整理研究的后备人才，促进了中医药古籍保护和研究机构建设，全面提升了我国中医药古籍保护与利用能力。

作为项目组顾问之一，我深感中医药古籍保护、抢救与整理工作的重要性和紧迫性，也深知传承中医药古籍整理经验任重而道远。令人欣慰的是，在项目实施过程中，我看到了老中青三代的紧密衔接，看到了大家的坚持和努力，看到了年轻一代的成长。相信中医药古籍整理工作的将来会越来越好，中医药学的发展会越来越好。

欣喜之余，以是为序。

中国中医科学院研究员

马继兴

二〇一四年十二月

校注说明

《经验济世良方》，明·陈仕贤辑，成书于嘉靖三十七年（1558）。

一、作者生平与年代

陈仕贤，字邦宪，福清（今福建福清市）人。嘉靖十一年壬辰（1532）进士，历官户部主事、杭州知府、浙江左布政使等，终仕都察院副都御史、湖广巡抚。其为官清廉，瘠己勤民，仕宦之暇，颇留意医书，搜集验方。陈氏认为，医为仁术，然文博理微，且僻壤难睹，故搜辑简要，广求验方，考订医官孙字所集群书及所录良方，参合张时彻《摄生众妙方》，类精为要，会通纂定，而成此书。因以经验简捷、济人利物为旨，故名“经验济世良方”。

二、内容结构

凡十一卷，仿《摄生众妙方》篇卷结构，原四十七门扩为五十三门。书前有陈氏自序、目录，书末附寇阳跋。正文前附以乾集，有“医指”“脉诀”“本草要略”三篇。正文以元、亨、利、贞分为四集，统贯诸卷。卷首始列通治诸病门，次述五十二门病证，包含内、外、妇、儿、五官各科疾病。元集，卷一，通治诸病门、灸痨瘵法门、救危病门；卷二，虚损门、补养门、自汗盗汗门；卷三，诸风门。亨集：卷四，首为伤寒、伤风、暑、湿、热之外感诸门，次为消渴门、诸血门、肠风门、疟门、疫瘴门，卷五至卷六，霍乱门、痢疾门、泄泻门、脾胃门、腹痛门、积滞门、痞满门、鼓胀水肿门、痰嗽门、癫痫门、哮喘门。利集：卷七，淋浊门、遗精门、大小便秘门、痔漏门、黄疸门、胁痛门、腰痛门、心气门、疝气门、脚气门、头痛门、须发门；卷八，外科诸疮门。贞集：卷九，眼目、耳、鼻、口疮、牙齿、咽喉之五官科诸门，及体气门、折损门、诸毒门、妇人门；卷十，子嗣门；卷十一，小儿门。各门之下，先为医论，详述病因病机，辨证分型，备举治疗大法，辨证施治之方，或列其常用之药，析其随症加减之法。医论之后，汇列诸方，载其方名、主治、组成、煎服法。

三、版本情况

（一）底本与校本

此书现存版本有5种。

1. 嘉靖三十七年（1558）初刊本，藏于天津中医药大学图书馆（三册，缺卷一、二、三。据陈仕贤序当另有乾集“医指”“脉诀”“本草要略”三部分内容，今本因残未见此部分内容。）

2. 福建建邑书林杨德泉刻本，藏于日本内阁文库（四册，缺卷七、八、九、十、十一。未见乾集“医指”“脉诀”“本草要略”）。

3. 嘉靖三十九年（1560）沈宏序刊本，藏于国家图书馆、日本内阁文库（十一册，十一卷。未见乾集“医指”“脉诀”“本草要略”）。

4. 朝鲜覆刻嘉靖四十年云南布政使司刊本，藏于日本内阁文库（六册，缺卷一、七、八。在元集之前，载有乾集之“医指”“脉诀”“本草要略”）。

5. 日本江户医学馆抄本，藏于日本内阁文库（十一册，十一卷。未载乾集“医指”“脉诀”“本草要略”）。

本次整理，以嘉靖三十九年沈宏序刊本为底本。版式特征：白口，四周单边，每半页10行，每行20字。国家图书馆与日本内阁文库藏本版式、字体、内容相同，以国家图书馆藏本为主，日本内阁文库本作为参考补充。以嘉靖三十七年初刊本（简称“嘉靖三十七年本”）为主校本，以建邑书林杨德泉刻本（简称“建邑书林本”）、朝鲜覆刻嘉靖四十年云南布政使司刊本（简称“嘉靖四十年覆刻本”）、日本江户医学馆抄本（简称“日本抄本”）为参校本。

（二）他校本

《摄生众妙方》：明嘉靖二十九年（1550）自刻本。

《丹溪心法附余》：明嘉靖十五年（1536）序刊本（藏日本内阁文库）。

《新刊仁斋直指附遗方论》：明嘉靖二十九年（1550）朱崇正补遗本（藏日本内阁文库）。

《新刊勿听子俗解脉诀》：明正统二年（1437）序刊本（藏日本内阁文库）。

《图注脉诀辨真》：明刊本（藏日本内阁文库）。

《幼幼新书》：日本据宋影墨书真本手抄本（《中医经典古籍集成》之《幼幼新书》影印本，广东科技出版社，2018）。

《普济方》：文渊阁四库全书本。

《医经大旨》：明嘉靖刻本〔中国本草全书（第29卷），华夏出版社，1999〕。

四、整理原则

本次校勘整理，以对校为主，四校合参。具体处理原则如下：

1. 采用现代标点方法，对原书进行重新句读。

2. 原繁体竖排改为简体横排，文字原则上使用简体规范汉字。改为简体横排后，原书中代表前文的“右”字，一律改为“上”字。

3. 药名尽量规范统一。如班苗（毛）→斑蝥，白芨→白及，白藓皮→白鲜皮，蝉酥→蟾酥，川练子→川楝子（练树→楝树），海漂硝→海螵蛸，河沌→河豚，（胡）黄莲→（胡）黄连，黄耆→黄芪，姜（殭）蚕→僵蚕，金线重娄→金线重楼，芦甘（干）石→炉甘石，芦会→芦荟，蔴油→麻油，史君子→使君子，三稜→三棱，山查→山楂，桑葚子→桑椹子，射香→麝香，石苇→石韦，酥合油→苏合油，琐阳→锁阳，葳灵仙→威灵仙，稀莶→豨莶，莞花→芫花，等。统一规范的药名不再出校。

特殊情况保留原药名。如黄檗、黄柏不统一改作“黄柏”。

书中“丸”作“圆”者，统一作“丸”。

4. 底本中的异体字、俗写字、古体字等，统一以规范字律齐，除极个别情况需注明外，律齐规范字不出校。作为人名的异体字不改动。

5. 通假字出校注说明。

6. 避讳字一律回改，并出校注说明。

7. 对书中难解字词加以注释。

8. 底本中明显的错讹之处，径改；凡底本与校本不同，显系底本错误者，则据校本改；凡底本与校本不同而文义皆通，或难以判定何者为是，酌情出校记以存异；凡底本引用他书之处有删节或改动，不失原意者，不改动。凡底本无误，校本有误者，一律不出校记。

9. 底本中模糊不清、难以辨认的文字，以虚阙号“□”按所脱字数补入，并在校记中说明“某书作某”。

10. 底本无乾集“医指”“脉诀”“本草要略”的内容，今据嘉靖四十年覆刻本补足，出校说明。

11. 底本无陈仕贤“经验良方叙”，今据嘉靖四十年覆刻本补，据建邑书林本校正。

12. 底本无寇阳“跋经验良方后”，今据嘉靖三十七年本补，据嘉靖四十年覆刻本、日本抄本校正。

13. 底本原无的药物而嘉靖三十七年本、建邑书林本、嘉靖四十年覆刻本、日本抄本及《摄生众妙方》俱有者，据四种校本及《摄生众妙方》补足，出校说明。

14. 底本与嘉靖三十七年本、建邑书林本、嘉靖四十年覆刻本、日本抄本，药物排序不同，剂量表述不同，但药物组成与剂量相同，此种情况，不出校。

15. 底本每卷前之“闽希斋陈仕贤辑医官孙字校”，以及每卷开首及结尾之“经验济世良方卷之某（或终）”，今统一省删。

16. 底本目录有总目及分卷目录，今删分卷目录，据校定后的正文重新编排目录。若正文错漏而底本目录正确者，则据底本目录校正正文，正文处出校说明。

由于整理者水平有限，书中不当及谬误之处，敬请斧正。

杨金萍

2022 年 12 月

刻经验良方序

余少多婴疾，赖先人访名医救活之。长业章句，游邑庠，漫不知医为何术。及先妣苦肺疾，医弗验，转剧，乃数日更一医，竟莫能救，吁号无及。后遇名医论方脉，乃知先妣氏实误于医也。深咎不孝，哀痛至今。故曰为人子者不可不知医，信哉！既筮仕①，游四方，得传经验者，储笥中，类久成帙，凡数卷，出入赖焉，顾未能传布耳。己未夏，舟行遇风，漂水中，甚惜之。及得此书，乃希斋陈公刻于浙，与余所类者，十之同六七，公固先得我心者也。乃谓兹粤偏燠，寡名医，不能无横夭者，遂谋锓梓以传，乃捐俸助公，羡克成之。余谓医者意也，书所未备者，其道有四：曰运，曰气，曰质，曰味。夫五行交禅，否泰相仍，如刘向所论太乙所纪者，运也，而司天在泉不与焉。南北燥湿，川原凉燠，如不习水土致生疾病者，气也，而四时寒暑不与焉。刚者躁，弱者滞，劳者坚，逸者脆，其质也，非虚实表里之谓也。貉不逾汶，鸲鹆不逾济，橘生江北为枳之类，其味也，非浮沉补泻之谓也。运以世迁，气以地殊，质以人异，味以物变，要之，在人以意消息之耳。果能因此参考诸家，则医其庶几乎。又闻用药如用兵，此则八阵图也。或演为六花，识为常山蛇势者，皆善用八阵图者也。若徒读父书，不知变通，卒以取败，而乃归咎兵法焉，其可乎？刻是书，所以广仁人孝子之用心，未必无小补也。

嘉靖庚申春三月朔广东按察使嘉禾芹溪沈宏书

---

① 筮仕：古人将出外做官，先占卦问吉凶。《左传·闵公元年》：“初，毕万筮仕于晋……辛廖占之，曰：吉。”后称初次做官为筮仕。

经验良方叙[1]

医之为道，仁术也。《语》曰：上医医国，其次医人。司马公谓不得为相，则愿为良医。虽所及有限，而济人利物之心一也。然其文博，其理微，苟非究之有素，及病，委之庸医，鲜不为所误者。矧僻壤下民，目不睹医书，而良医尤未易致，坐视其病，而莫之拯也。悲夫！余自筮仕，颇留意医书，恒病其博而难入，窃欲搜辑简要，以备便览，以嘉惠于人，而未能也。所至，辄求经验良方录之，积久成帙，间制以及人，亦率有征应。顾恐局于一得，为误匪轻。思得医之良者，相与折衷，以成初忠[2]，而难其人。近接通州医官孙宇者，时与议论，见其渊源于《枢》《素》，出入于诸家，参究标本，随试辄效，盖深于医者也。乃集群书，无虑数十种，并所录良方，属为考订。挈纲分目，删繁为简，类精为要，驳者去，讹者正，有未备者，附以新得，斟酌损益，颇有端绪。适得大司马东沙张老先生所刻《摄生众妙方》，则近所编辑，灿然备具，诚先得我心者也。于是参合会通，重加纂定，复取医指、脉诀、本草要略，而附益之。视旧颇为明备，因脉以辩[3]证，因证以处方，引而伸之，化而裁之，则存乎其人焉耳。虽未为全书，亦医家之捷径也。君子存心爱物，宁忍视民疾苦而不以告乎？因托诸梓，以广其

---

① 经验良方叙：此叙原无，据嘉靖四十年覆刻本补。

② 忠：建邑书林本作“志”。

③ 辩：通“辨”，分别。清·朱骏声《说文通训定声·坤部》：“辩，假借为辨。”《易·履》：“君子以辩上下定民志。”孔颖达疏：“君子法此履卦之象，以分辩上下尊卑。”

传。庶学医者得有持循而莫之敢忽，求医者知所权度而莫之或欺，未必无少补云。至于燮调化理，嘉惠天下，培元气而跻之寿域，惟医国者留意焉。

是为叙。

嘉靖戊午岁仲春望日赐进士出身、通奉大夫、浙江布政使司左布政使闽希斋陈仕贤撰

目 录

乾 集

元 集

卷之一

卷之二

卷之三

亨　集

卷之四

卷之五

卷之六

利　集

卷之七

卷之八

贞　集

卷之九

卷之十

卷之十一

乾　集[1]

医　指

窃谓医虽小道，乃寄死生，最要变通，不宜固执。

明药、脉、病、治之理，药性、脉诀、病机、治法。悉望、闻、问、切之情。望色、闻声、问故、切脉。

药推寒热温凉平和之气，辛甘淡苦酸咸之味，升降浮沉之性，宣通泻补之能；脉究浮沉迟数滑涩之形，表里寒热虚实之应，阿阿嫩柳之和，弦钩毛石之顺。

药用君臣佐使，主病之谓君，最多。辅君之谓臣，次之。应臣之谓佐使，又其次之。脉分老幼瘦肥。老人脉濡，小儿脉数，瘦者脉大，肥者脉细。

药乃天地之精，药宜切病；药不泛用，则切病矣。脉者气血之表，脉贵有神。脉中有力，谓有神也。

病有外感内伤、风寒暑湿燥火之机，治用宣通泻补、滑涩湿燥重轻之剂。

外感异乎内伤，外感乃有余之证，内伤乃不足之证。寒证不同热证。伤寒直中之邪为寒，伤寒传经之邪为热。

---

① 乾集：此集（“医指”“脉诀”“本草要略”）原无，据嘉靖四十年覆刻本补。

外感宜泻，而内伤宜补；寒证可温，而热证可清。

补泻得宜，须臾病愈；清温失度，顷刻人亡。

外感风寒，宜分经而解散；外感风寒，传变不一，宜分经络，解散方可。内伤饮食，可调胃以消溶。内伤饮食，只在一处，不过调胃消导而已。

胃阳主气，司纳受，阳常有余；脾阴主血，司运化，阴常不足。

胃乃六腑之本，能纳受水谷，方可化气液。脾为五脏之源。能运化气液，方可充荣卫。

胃气弱则百病生，脾阴足而万邪息。

调理胃脾，为医中之王道；节戒饮食，乃却病之良方。

病多寒冷郁气，气郁发热；寒谓风寒外感，昼夜发热；冷谓生冷内伤，午后发热。或出七情动火，火动生痰。

有因行藏动静，以伤暑邪；或是出入雨水，而中湿气。

亦有饮食失调，而生湿热；倘或房劳过度，以动相火。已上六条，言病机。

制伏相火，要滋养其真阴；已下六条，言治法。祛除湿热，须燥补其脾胃。

外湿宜表散，内湿宜淡渗。

阳暑可清热，阴暑可散寒。

寻火寻痰，分多分少而治；究表究里，或汗或下而施。是风寒则汗之，谓温散；是生冷则下之，谓温利。

痰因火动，治火为先；火因气生，理气为本。

治火，轻者可降，重者从其性而升消；理气，微则宜调，甚则究其源而发散。

实火可泻，或泻表，而或泻里；指外感也。虚火宜补，或补阴，而或补阳。指内伤也。

暴病之谓火，怪病之谓痰。

寒、热、湿、燥、风，五痰有异；温、清、燥、润、散，五治不同。寒痰温之，热痰清之，湿痰燥之，燥痰润之，风痰散之。

有因火而生痰，有因痰而生火。

或郁久而成病，或病久而成郁。

金、水、木、火、土，五郁当分；泄、折、达、发①、夺，五法宜审。金郁泄之，水郁折之，木郁达之，火郁发之，土郁夺之。

郁则生火生痰而成病②，病则耗气耗血以致虚。

病有微甚，治有逆从。

微则逆治，以寒药治热，以热药治寒。甚则从攻。以寒药治热，佐以热药；以热药治寒，佐以寒药。

病有本标，急则治标，缓则治本；法分攻补，虚而用补，实而用攻。

少壮新邪，专攻是则；老衰久病，兼补为规。

久病，兼补虚，而兼解郁；陈癥，或荡涤，而或消溶。

积在胃肠，可下而愈；块居经络，宜消而痊。

女人气滞瘀血，宜开血而行气；男子阳多乎阴，可补阴以配阳。

苁蓉、山药，男子之佳珍；补阴故也。香附、缩砂，女人之至宝。行气故也。

气病血病，二者宜分；阳虚阴虚，两般勿紊。

---

① 发：原作“登”，文义不顺，据《新刊仁斋直指附遗方论》卷一、《丹溪心法附余》卷二十四及注文“发”字改。

② 病：原无，据《新刊仁斋直指附遗方论》卷一、《丹溪心法附余》卷二十四补。

阳虚气病，昼重而夜轻；自子至巳为昼。血病阴虚，昼轻而夜重。自午至亥为夜。

阳虚生寒，寒生湿，湿生热；阳为气，为真火。阴虚生火，火生燥，燥生风。阴为①血，为真水。

阳盛阴虚则生火，火逼血而错经妄行；阴盛阳虚则生寒，寒滞气而周身浮肿。

阳虚畏外寒，阳气虚，不能卫外，故畏外寒。阴虚生内热。阴血②虚，不能配气③，故生内热。

补阳补气，用甘温之品；滋阴滋血，以苦寒之流。

调气贵用辛凉，气属阳，无形者也。气郁则发热，故宜用辛凉之药以散之。和血必须辛热。血属阴，有形者也。血积则作痛，故宜用辛热之药以开之④。

阳气为阴血之引导，阴血乃阳气之依归。

阳虚补阳，而阴虚滋阴；气病调气，而血病和血。

阴阳两虚，惟补其阳，阳生而阴长；气血俱病，只调其气，气行而血随。

藏冰发冰，以节阳气之燔；滋水养水，以制心火之亢。

火降水升，其⑤人无病；阴平阳秘，我体长春。

---

① 阴为：原作“为阴”，文义不顺，据《新刊仁斋直指附遗方论》卷一、《丹溪心法附余》卷二十四乙转。

② 血：原作“气”，文义不顺，据《新刊仁斋直指附遗方论》卷一、《丹溪心法附余》卷二十四改。

③ 气：原作“血”，文义不顺，据《新刊仁斋直指附遗方论》卷一、《丹溪心法附余》卷二十四改。

④ 之：原作“凉”，文义不顺，据《新刊仁斋直指附遗方论》卷一、《丹溪心法附余》卷二十四改。

⑤ 其：《新刊仁斋直指附遗方论》卷一、《丹溪心法附余》卷二十四作“斯”，义同。

小儿纯阳而无阴，老者多气而少血。

肥人气虚有痰，宜豁痰而补气；瘦者血虚有火，可泻火以滋阴。

膏粱无厌，发痈疽，热燥所使；淡薄不堪，生肿胀，寒湿而然。

北地耸高，宜清热而润燥；南方洿[①]下，可散湿以温寒。

病机既明，用药勿忒。

麻黄汤发腊月寒伤荣，桂枝汤散冬天风伤卫。

九味羌活汤发三时之表，三[②]时伤寒，春夏秋也。六神通解散理晚发之邪。三月天行，谓之晚发。

香苏散、十神汤、参苏饮，发表调中，平和之药，外感内伤兼治。葛根汤、解肌汤、小柴胡和解半表。

大柴胡、三承气攻热邪传里，理中汤、四逆汤散寒中阴经。已上治外感。

补中益气汤治饥饱劳役，升阳顺气汤疗怒恐忧思。

调中益气汤调胃脾失[③]协，参术调中汤治脾肺俱伤。

升阳散火汤升散热邪，凡言热者，指外热也。升阳益胃汤分消湿[④]气。已上治内伤。

和解散、金沸草散治时行寒疫，神术散、定风饼子疗暴中

---

① 洿（wū 污）：地势低下。《三国志·魏书·郑浑传》：“地势洿下，宜灌溉。”

② 三：原作“四”，文义不顺，据《新刊仁斋直指附遗方论》卷二、《丹溪心法附余》卷二十四及正文“三时之表”改。

③ 失：原作“夫”，形近而误，据《新刊仁斋直指附遗方论》卷二、《丹溪心法附余》卷二十四改。

④ 湿：原作“滋”，文义不顺，据《新刊仁斋直指附遗方论》卷二、《丹溪心法附余》卷二十四改。

风邪。

人参败毒散、升麻葛根汤，解瘟疫而身热；阳毒升麻汤、雄黄解毒丸，散天行而咽疼。

宣明双解散，主温热始终之要药；藿香正气散，治暑湿内外之良方。

香薷饮、清暑益气汤、人参白虎汤、益元①散、缩脾饮，能驱②实虚暑气；平胃散、羌活胜湿汤、升阳除湿③汤、五苓散、术附汤，善解外内湿邪。

生料五积散解湿温寒，治表里之寒湿。防风通圣散清热润燥。治表里之燥热④。

搜风顺气丸、神芎丸润大肠燥证，黄连解毒汤、三黄丸泻三焦火邪。凡言火者，指内火也。

当归六黄汤泻火滋阴，防风当归饮补虚退热。

舟车丸、三花神佑丸能除湿热，湿则生热。秦艽汤、羌活愈风汤善解燥风。燥则生风。

胃苓汤主伤暑泄泻腹疼，柴苓汤治伤寒泄泻身热。

桂苓白术散，疗霍乱而口发渴；加减理中汤，治吐泻而咽不干。

苍术汤、胃风汤治湿伤气分，白痢便脓；地黄汤、芍药汤

---

① 元：《新刊仁斋直指附遗方论》卷二、《丹溪心法附余》卷二十四作“原”，义同。

② 驱：《丹溪心法附余》卷二十四同，《新刊仁斋直指附遗方论》卷二作“祛”。

③ 湿：原作“气”，据《新刊仁斋直指附遗方论》卷二、《丹溪心法附余》卷二十四改。

④ 燥热：《新刊仁斋直指附遗方论》卷二、《丹溪心法附余》卷二十四作“热燥”。

主热伤血分，赤痢下血。

万安散、七宝饮治疟无汗，寒[1]多热少；清脾饮、六和汤疗疟有汗，而寒少热多。

华盖散、五拗汤主喘嗽因寒外袭，洗肺散、贝母散治咳嗽由火内生。已上发表和中，以治风、寒、暑、湿、燥、火。

白虎汤泻胃火有余，八珍汤补脾阴不足。

白术和胃丸能养胃脾，宽中进食丸善滋形气。

治中汤、枳术丸、和中丸、大安丸、保和丸，健脾消食；香壳丸、香棱丸、积气丹、妙功[2]丸、消块丸，破积除癥。

木香枳壳丸疗食停久发黄，神妙列仙散治酒积陈成疸。

木香枳术丸、化滞汤调气进食，七转灵应丹、万应丸取积追虫。

丁香脾积丸、妙应丸治心腹诸疼，大黄备急丸、三阳散主猝暴百病。

三棱消积丸治新伤生冷硬物，内用巴豆。木香槟榔丸疗久患气食痞膨。内用大黄。

巴豆斩关，去时新之冷积可伏[3]；大黄破结，推陈久之热癥宜遵[4]。

气病宜调气，用木香、槟榔、香附、枳壳；血病宜和血，

① 寒：此前《新刊仁斋直指附遗方论》卷二、《丹溪心法附余》卷二十四有“而”。

② 功：《丹溪心法附余》卷二十四同，《新刊仁斋直指附遗方论》卷二作“攻”。

③ 伏：《新刊仁斋直指附遗方论》卷二、《丹溪心法附余》卷二十四作“仗”，义胜。

④ 遵：《丹溪心法附余》卷二十四同，《新刊仁斋直指附遗方论》卷二作“导”，义胜。

以川芎、当归、桃仁、红花。

越鞠丸、木香流气饮，开郁气之无形；蟠葱散、撞气阿魏丸，破积血之有质。

神砂一粒丹，疗气郁而为心疼；神圣代针散，治血积而作疝气。

独活寄生汤，开气血结滞在腰；当归拈痛汤，散湿热沉凝于足。

控涎丹、小胃丹，治湿热流注，四肢作疼；金枣丹、虎骨散，疗气血怫郁，遍体为病。已上调胃消食，并治气血湿热郁积。

二陈汤以豁痰，三补丸而泻火。

六君汤豁痰补气调胃，六物汤降火补血滋阴。四物汤加黄柏、知母是也。

当归龙荟丸善降阴火，兼治胁痛；人参养胃汤能开结痰，并疗久疟。

太平丸、消化丸治痰嗽有功，左金丸、香连丸除热疼①必效。

洗心散、洗②肝散泻心肝之火，滚痰丸、化痰丸蠲热燥之痰。

四七汤、黑锡丹开痰结心胸，清空膏、凉膈散除火升头膈。

石膏羌活散祛风明目，川芎石膏汤泻火定眩。

川芎茶调散治风热上攻头目，葛花解醒③汤疗湿痰中满

① 疼：《丹溪心法附余》卷二十四作“痰”，《新刊仁斋直指附遗方论》卷二作“痢”。

② 洗：《丹溪心法附余》卷二十四同，《新刊仁斋直指附遗方论》卷二作“泻”。

③ 醒：《新刊仁斋直指附遗方论》卷二、《丹溪心法附余》卷二十四作“酲”，义胜。

胃肠。

龙脑鸡苏丸除肺心虚烦，人参泻肺[①]汤散胸膈[②]实火。

犀角地黄汤、桃仁承气汤、茯苓补心汤、阿胶[③]丸、小建中汤，治火载血而上出；当归承气汤、瑞竹蒲黄散、当归和血散、聚金散[④]、伏龙肝散，疗阳逼[⑤]阴而下行。

红花当归散、千金桃仁煎、六合汤，理经脉不通；凉血地黄汤、解毒四物汤、胶艾汤，治崩漏不止。

金匮当归散，清热安胎而易产；丹溪天麻丸，活血保产而无惊。

女金丹、乌鸡丸调气血，令老妇妊娠；天一丸、连翘饮泻火湿，主小儿百病。

醒脾散、玉饼子、肥儿丸、香棱丸，治婴孩脾气不足而致疢[⑥]；泻青[⑦]丸、夺命散、抱龙丸、槟榔丸，疗童稚肝邪有余而生灾。

金箔镇心丸、金箔镇心丹安神定惊，五福化毒丹、犀角消

---

① 肺：原作“脾”，据《新刊仁斋直指附遗方论》卷二、《丹溪心法附余》卷二十四改。

② 膈：原作“肿”，文义不顺，据《新刊仁斋直指附遗方论》卷二、《丹溪心法附余》卷二十四改。

③ 胶：《丹溪心法附余》卷二十四同，《新刊仁斋直指附遗方论》卷二作“魏”。

④ 散：《新刊仁斋直指附遗方论》卷二、《丹溪心法附余》卷二十四作“丸”。

⑤ 逼：《丹溪心法附余》卷二十四同，《新刊仁斋直指附遗方论》卷二作“迫”。

⑥ 疢：原字漫漶，似作“疢”，据《丹溪心法附余》卷二十四补正。《新刊仁斋直指附遗方论》卷二作“疾”。

⑦ 泻青：原作“泻清”，文义不顺，据《新刊仁斋直指附遗方论》卷二、《丹溪心法附余》卷二十四改。

毒饮清热解毒。

异攻散补痘疮之虚寒，通圣散泻斑疹之实热。

内疏黄连汤、千金漏芦汤，主阳痈肿焮[①]向外；内托复煎散、渊然夺命丹，治阴疽毒蕴于中。

立马回疔丹、万灵夺命丹，疗疔疮而有殊功；神效太乙膏、散肿溃坚汤，治瘰疬而收实效。

紫金丹治药食众毒兼痈疽疔肿，主解利。如圣散疗风湿诸邪及瘫痪痛风。主发散。

香壳丸、芎归丸疗痔而清热凉血，槐角丸、乌玉丸治漏而散湿补虚。

清心莲子饮、八正散治小便淋浊，有虚实之分；导滞通幽汤、三和散疗大肠燥结，有血气之异。

海藏五饮汤散五等之饮，开结枳实丸消诸般之痰。

导痰汤、三生丸豁痰疏风，千缗汤、四磨汤下气定喘。

苏子降气汤消痰利气，三因七气汤解郁开心。

瓜蒂散、稀涎散、四灵散，吐涎而祛风；苏青丹、星香汤、涤痰汤，豁痰而顺气。

苏合香丸、乌药顺气散、匀气散，善开结气；小省风汤、青州白丸子、搜风丸，能散风痰。

牛黄清气丸，治诸痰热而类风；诸小续命汤，疗真中风而在脉。

三化汤主风入腑，推陈润燥；至宝丹治邪入脏，散湿[②]消风。

---

① 焮：原作“掀”，形近而误，据上下文义改。焮（xìn 信），赤热肿痛。《刘涓子鬼遗方》卷四：“治丹痈疽始发，焮热，浸淫长成，㨪汤方。”

② 湿：《新刊仁斋直指附遗方论》卷二、《丹溪心法附余》卷二十四作“热”，义胜。

龙星丹疏风清热豁痰，愈风丹润燥祛风泻火。

换骨丹、续命丹，治风痰充塞经络而为瘫痪；清燥汤、健步丸，疗湿热熏蒸筋骨而成痿疲①。

南星治风痰，苍术治湿痰，天花粉治热痰，海石治燥痰，半夏治寒痰。

柴胡泻肝火，黄连泻心火，白芍药泻脾火，黄芩泻肺火，黄柏泻肾火。

天门、麦门、知母、石膏、竹茹、童便、玄明粉、上清丸能散虚火，荆沥、竹沥、贝母、瓜蒌、韭汁、姜汁、霞天膏、二沥汤善开虚痰。

气虚加以四君，血虚加以四物。已上治痰、火、气、风。

四君补气并益脾，四物补血兼滋肾。

八物汤、十全大补汤补气血两虚，固本丸、古菴心肾②丸滋③心肾不足。

钱氏白术散、参苓白术散、竹叶石膏汤补脾胃诸虚，丹溪补阴丸、金匮肾气丸、三一肾气丸滋真阴久损。

崔氏八味丸补阴兴阳，天王补心丹宁神定志。

朱砂安神丸凉血清心，八味定志丸补虚明窍。

茯菟丸、萆薢分清饮除浊止淋，固精丸、固真太宝丸秘精收脱。

保和汤、知母茯苓汤、黄芪鳖甲汤止嗽宁肺，保真汤、十

---

① 疲：《丹溪心法附余》卷二十四同，《新刊仁斋直指附遗方论》卷二作“躄”。

② 古菴心肾：《丹溪心法附余》卷二十四同，《新刊仁斋直指附遗方论》卷二作“秘传补元”。

③ 滋：《丹溪心法附余》卷二十四同，《新刊仁斋直指附遗方论》卷二作“补”。

味人参散、人参养荣汤除热补虚。

一秤金、七仙丹乌发驻颜，琼玉膏、固本酒延年益寿。已上补气血腑脏。

以方加减存乎人，要审病而合宜。

用药补泻在①于味，须随时而换气。

奇、偶、复，七方须知，七方者，奇、偶、复、大、小、缓、急也。初、中、末，三治要察。初则发攻，中则调和，末则收补。

寒因热用，热因寒用，通因通用，塞因塞用。通因通用者，通其积滞，而下焦自然闭密②也。塞因塞用者，塞其下流，而上焦自然开豁也。

高者抑之，下者举之。

外者发之，内者夺之。

寒则坚疑③，热则开行。

风能胜湿，湿能润燥。

辛能散结，甘能缓中。

淡能利窍，苦以泄逆。

酸以收耗，咸以软坚。

升降浮沉则顺之，谓顺其升降浮沉之性也。寒热温凉宜逆也。谓以寒治热，以热治寒也。

病有浅深，治有难易。

初感风寒，乍伤饮食，一药可愈；旧存痃癖，久患虚劳，

---

① 在：《丹溪心法附余》卷二十四同，《新刊仁斋直指附遗方论》卷二作“行”。

② 密：《新刊仁斋直指附遗方论》卷二同，《丹溪心法附余》卷二十四作“涩”。

③ 疑：《新刊仁斋直指附遗方论》卷二、《丹溪心法附余》卷二十四作“凝”。疑，通“凝”，凝结。《易·坤》：“履霜坚冰，阴始疑也。”唐·陆德明释文作“凝”。

万方难瘳。

履霜之疾亟疗，无妄之药勿试。

病若挟①虚，宜半攻而半补；医称多术，或用灸而用针。

针有劫病之功，灸获回生之验。

针能去气病而作痛，灸则消血瘕以成形。

脏寒虚夺者，治以灸焫；脉病挛痹者，疗以针刺。

血实蓄结肿热者，宜从砭石；气滞痿厥寒热者，当仿导引。

经络不通，病生于不仁者，须见醪醴；血气凝泣②，病生于筋脉者，可行熨药。

病慓悍者，按而收之。谓按摩也。干霍乱者，刮而行之。谓刮痧③也。

医业十三科，宜精一派；病情千万变，仔细推评。

姑撮碎言，以陈管见；后之学者，庶达迷津。

---

① 挟：《丹溪心法附余》卷二十四同，《新刊仁斋直指附遗方论》卷二作“伏”。

② 泣：通“涩”，滞涩。《六书故·地理三》：“泣……又与涩通。”《素问·五脏生成论》“凝于脉者为泣”，王冰注：“泣谓血行不利。”

③ 痧：原字漫漶，《新刊仁斋直指附遗方论》卷二作“痧”，宜从。

脉　诀

西晋·王叔和撰

脉赋①

欲测疾兮死生②，须详脉兮有灵。

左辩③心肝之理，右察脾肺之情。

此为寸关所主，肾即两尺分并。

三部五脏易识，七诊九候难明。

昼夜循环，荣卫须有定数。

男女、长幼、大小，各有殊形。

复有节气不同，须知春夏秋冬。

建寅卯月兮木旺，肝脉弦长以相从。

当其巳午，心大而洪。

脾属四季，迟缓为宗。

申酉是金为肺，微浮短涩宜逢。

月临亥子，是乃肾家之旺，

得其沉细，各为平脉之容。

既平脉之不衰，反见鬼兮命危。

---

① 脉赋：此标题嘉靖四十年覆刻本无，据《新刊勿听子俗解脉诀》卷一、《图注脉诀辨真》卷一补。

② 死生：《新刊勿听子俗解脉诀》卷一同，《图注脉诀辨真》卷一作“生死”。

③ 辩：通“辨”。见前注。

儿[①]扶母兮瘥速，母抑子兮退迟。

得妻不同一治，生死仍须各推。

假令春得肺脉为鬼，得心脉乃是肝儿，肾为其母，脾则为妻。

春得脾而莫疗，冬见心而不治，

夏得肺而难瘥，秋得肝亦何疑。

此乃论四时休旺之理，明五行生克之仪[②]。

举一隅而为例，则三隅而可知。

按平弦而若紧，欲识涩而似微。

浮芤其状相反，沉伏殊途同归。

洪与实而形同仿佛，濡与弱而性带依稀。

先辩[③]此情，后论其理，更复通于药性，然后可以为医。

既以[④]明其三部，须知疾之所有。

寸脉急而头痛，弦为心下之咎。

紧是肚痛之症，缓即皮顽之候。

微微冷入胸中，数数热居胃口。

滑主壅多，涩而气少。

---

① 儿：《新刊勿听子俗解脉诀》卷一同，《图注脉诀辨真》卷一作“子”，义同。

② 仪：《新刊勿听子俗解脉诀》卷一同，《图注脉诀辨真》卷一作“义”。

③ 辩：《图注脉诀辨真》卷一同，《新刊勿听子俗解脉诀》卷一作“辨”。辩，通“辨”。见前注。

④ 以：《新刊勿听子俗解脉诀》卷一同，《图注脉诀辨真》卷一作“已”。以，通“已”，已经。《正字通·人部》：“以，与已同。”《国语·晋语四》：“其闻之者，吾以除之矣。”

胸连胁满，只为洪而莫非；腈[1]引背疼，缘是沉而不谬。

更过关中，浮缓不餐；紧牢气满，喘急难痊。

弱以数兮胃热，弦以滑兮胃寒。

微即心下胀满，沉兮膈上吞酸。

涩即宜为虚视，沉乃须作实看。

下重缘濡，女萎散疗之在急，水攻因伏，牵牛汤泻则令安。

尔乃尺中脉涩，定知女经不调。

男子遇此之候，必主小腹难消。

伏脉谷兮不化，微即肚痛无憀[2]。

弱缘胃热上壅，迟是寒于下焦。

胃冷呕逆涩候，腹胀阴散[3]弦牢。

紧则痛居其腹，沉乃疾在其腰。

濡数浮芤，皆主小便赤涩。

细详如此之候，何处能逃？

若问女子何因，尺中不绝，胎脉方真。

太阴洪而女孕，太阳大是[4]男娠，

或遇俱洪，而当双产。

此法推之，其验若神。

月数断之，各依其部。

---

① 腈：通“愤”，积。清·朱骏声《说文通训定声·屯部》：“腈，假借为愤。”《素问·至真要大论》：“诸气腈郁，皆属于肺。”

② 无憀（liáo 辽）：无所依赖。憀：依赖；寄托。《玉篇·心部》：“憀，赖也。”

③ 散：《新刊勿听子俗解脉诀》卷一、《图注脉诀辨真》卷一作“疝”，义胜。

④ 是：《新刊勿听子俗解脉诀》卷一同，《图注脉诀辨真》卷一作“而”。

假令中冲若动，此乃将及九旬。

患者要知欲死，须详脉之动止。

弹石劈劈又急，解索散散而无聚。

雀啄顿木[1]而又住，屋漏将绝而复起。

虾游苒苒[2]而进退难寻，鱼跃澄澄而迟疑[3]掉尾。

嗟乎[4]！遇此之候，定不能起，纵有丸丹，天命而已。

复有困重沉沉，声音劣劣。

寸关虽无，尺犹不绝。

往来息均，踝中不歇。

如此之流，何忧殒灭。

经文具载，树无叶而有根。

人困如斯，垂死乃当更治。

诊候入式歌

左心小肠肝胆肾，左手脉三部，寸部心、小肠，关部肝、胆，尺部肾，附膀胱。右肺大肠脾胃命。右手脉三部，寸部肺、大肠，关部脾、胃，尺部命门，附三焦。

女人反此背看之，尺脉第三同断病。男子尺脉常弱，女子尺脉常盛故也。

心与小肠居左寸，肝胆同归左关定。

---

① 木：《新刊勿听子俗解脉诀》卷一同，《图注脉诀辨真》卷一作“来”，义胜。

② 苒苒（rǎn rǎn 染染）：轻柔貌。汉·王粲《迷迭赋》：“布萋萋之茂叶兮，挺苒苒之柔茎。”

③ 疑：原作“凝”，文义不顺，据《新刊勿听子俗解脉诀》卷一、《图注脉诀辨真》卷一改。

④ 乎：《新刊勿听子俗解脉诀》卷一同，《图注脉诀辨真》卷一作“夫”。

肾居尺脉亦如然，用意调和审安静①。

肺与大肠居右寸，脾胃脉从关里认。

命门还与肾脉同，用心仔细须寻趁。

若诊他脉覆手取，要自看时仰手认。

三部须教指下明，九候了然心里印。

大肠共肺应②传送，心与小肠为受盛。

脾胃相通五谷消，膀胱肾合为津庆。

三焦无状空有名，寄在胸中膈相应。即两乳之间。

肝胆同归津液腑，能通眼目为清净。

智者能调五脏和，自然察认诸家病。

掌后高骨号为关，骨下关脉形宛然。

以次推排名尺泽，三部还须仔细看。

关前为阳名寸口，关后为阴直下取。

阳弦头疼③定无疑，阴弦腹痛何方主④。

阳数即吐兼头疼，阴微即泻脐中吼。

阳实应知面赤风，阴微盗汗劳兼有。

阳实大滑应舌强，阴数脾热并口臭。

阳微浮弱定心寒，阴滑食注脾家咎。

关前关后辩⑤阴阳，察病根源应不朽。

---

① 静：《新刊勿听子俗解脉诀》卷一同，《图注脉诀辨真》卷一作“靖”，义同。

② 应：《新刊勿听子俗解脉诀》卷一、《图注脉诀辨真》卷一作“为”。

③ 疼：《新刊勿听子俗解脉诀》卷一、《图注脉诀辨真》卷一作“痛”。

④ 主：《新刊勿听子俗解脉诀》卷一、《图注脉诀辨真》卷一作“走”。

⑤ 辩：《新刊勿听子俗解脉诀》卷一、《图注脉诀辨真》卷一作“辨”。辩，通“辨”。见前注。

一息四至号平和，更加一至大①无疴。

三迟二败冷危困，六数②七极热生多。

八脱九死十归墓，十一十二绝魂瘥。

三至为迟一二败，两息一至死非怪。

迟冷数热古今传，《难经》越度分明载。

热则生风冷生气，用心指下叮咛记。

春弦夏洪秋似毛，冬石依经分节气。

阿阿缓若春杨柳，此是脾家脉③四季。

在意专心察细微，灵机晓解通玄记，

浮芤滑实弦紧洪，七表还应是本宗。

微沉缓涩迟并伏，濡弱相兼八里同。

血荣气卫定息数，一万三千五百通。谓气血昼夜行遍，故云。

五脏六腑歌

心脏歌一④

心脏身之精，小肠为弟兄。

象离随夏旺，属火向南生。

任物无纤巨，多谋最有灵。

内行于血海，外应舌将营⑤。

---

① 大：《新刊勿听子俗解脉诀》卷一、《图注脉诀辨真》卷一作“太”。

② 数：《新刊勿听子俗解脉诀》卷一同，《图注脉诀辨真》卷一作“至”。

③ 脉：《新刊勿听子俗解脉诀》卷一、《图注脉诀辨真》卷一作“居”。

④ 一：《新刊勿听子俗解脉诀》卷一同，《图注脉诀辨真》卷二无。

⑤ 营：《新刊勿听子俗解脉诀》卷一同，《图注脉诀辨真》卷二作“荣”。

七孔多聪慧[①]，三毛上智英。

反时忧不解，顺候脉洪惊。

液汗通皮润，声言爽气清。

伏梁秋得积，如臂在脐荣[②]。

顺视鸡冠色，凶看瘀血凝。

诊时须审委，细察在叮咛。

实梦忧惊怪，虚翻烟火明。

秤之十二两，大小与常平。盖人心重十二两。

心脏歌二[③]

三部俱数心家热，舌上生疮唇破裂。

狂言满目见鬼神，饮水百杯终不歇。

心脏歌三[④]

心脉芤阳气作声，或时血痢吐交横。

溢关骨痛心烦躁，更兼头面赤骍骍[⑤]。

大实由来面赤风，燥痛面色与心同。

微寒虚惕心寒热，紧[⑥]则肠中痛不通。

实大相兼并有滑，舌强心惊语话难。

---

① 慧：《图注脉诀辨真》卷二同，《新刊勿听子俗解脉诀》卷一作“惠”。

② 荣：《新刊勿听子俗解脉诀》卷一、《图注脉诀辨真》卷二作“萦”，义胜。

③ 心脏歌二：《新刊勿听子俗解脉诀》卷一同，《图注脉诀辨真》卷二作“心脉见于三部歌”。

④ 心脏歌三：《新刊勿听子俗解脉诀》卷一同，《图注脉诀辨真》卷二作“心脉歌”。

⑤ 骍骍（xīng xīng 星星）：赤色，《图注脉诀辨真》卷一注：“热盛面色赤之甚也。”

⑥ 紧：《新刊勿听子俗解脉诀》卷一、《图注脉诀辨真》卷二作“急”。

单滑心热别无病，涩无心力不多言。

沉紧心中逆冷痛，弦时心急又心悬。

肝脏歌一①

肝脏应春阳，连枝胆共房。肝应春时发生，胆附于肝枝旁，故曰共房。

色青形象木，位列在东方。

含血荣于目，牵筋爪运将。

逆时主②恚③怒，顺候脉弦长。

泣下为之液，声呼是本乡。

味酸宜所纳，麻谷应随粮。

实梦山林树，虚看细草芒。

积因肥气得，杯覆胁隅旁。

翠羽身将吉，颜同枯草殃。

四升余四两，七叶两分行。肝重四斤四两。

肝脏歌二④

三部俱弦肝有余，目中疼痛苦痃虚。

怒气满胸常欲叫，翳朦瞳子泪如珠。肝气盛，主多怒，则相其血，致生目患也。

肝脏歌三⑤

肝软并弦本没邪，紧因筋急有些些。

---

① 一：《新刊勿听子俗解脉诀》卷一同，《图注脉诀辨真》卷二无。

② 主：《新刊勿听子俗解脉诀》卷一同，《图注脉诀辨真》卷二作“生”。

③ 恚：原作“慧”，文义不顺，据《新刊勿听子俗解脉诀》卷一、《图注脉诀辨真》卷二改。

④ 肝脏歌二：《新刊勿听子俗解脉诀》卷一同，《图注脉诀辨真》卷二作“肝脉见于三部歌”。

⑤ 三：《新刊勿听子俗解脉诀》卷一同，《图注脉诀辨真》卷二作“肝脉歌”。

细看浮大更兼实，赤痛昏昏似物遮。

溢关过寸口相应，目眩头重与筋疼。

芤时眼暗或吐血，四肢瘫痪[①]不能行。

涩则缘虚血散之，肋胀胁满自应知。

滑因肝热连头目，紧实弦沉痃癖基。

微弱浮散气作难，目暗生花不耐看。

盛[②]浮筋弱身无力，遇此还须四体瘫。

肾脏歌一[③]

肾脏对分之，膀胱共合宜。

旺冬身属水，位北定无欺。

两耳通为窍，三焦附在斯。

味咸归藿豆，精志自相随。

沉滑当时本，浮摊厄在脾。

色同乌羽吉，形似炭煤危。肾乃藏志，配合命门藏精，故曰精志相随。旺冬属水，色象光离。色如炭煤者，土克水，故危燥也。

冷即多成唾，焦烦水易亏。

奔豚脐下积，究竟骨将痿。

实梦腰难解，虚行溺水湄。

一斤余二两，胁下对相垂。肾有两枚，共重一斤二两，古人云膀胱轻一两也。左为肾，右为膀胱。

肾脏歌二[④]

三部俱迟肾脏寒，皮肤燥涩发毫干。

---

① 痪：《新刊勿听子俗解脉诀》卷一、《图注脉诀辨真》卷二作“缓”。

② 盛：《新刊勿听子俗解脉诀》卷一、《图注脉诀辨真》卷二作“甚”。

③ 一：《新刊勿听子俗解脉诀》卷二同，《图注脉诀辨真》卷二无。

④ 肾脏歌二：《新刊勿听子俗解脉诀》卷二同，《图注脉诀辨真》卷二作“肾脉见于三部歌”。

梦见神魂[1]时入水，觉来情思即无欢。

肾脏歌三[2]

肾散腰间气，尿多涩滑并。

其中有聚散，聚散且无凭。

实[3]滑小便涩，淋痛涩苦[4]骍。

脉涩精频漏，恍惚梦魂多。

小肠疝气逐，梦里涉江河。

实大膀胱热，小便涩难通。

滑弦腰脚重，沉紧[5]病[6]还同。

单句[7]言无病[8]，浮紧耳应聋。两耳通为窍，三焦腑在斯。总而言之。

肺脏歌一[9]

肺脏最居先，大肠通道宣。肺为五脏之华盖，居诸脏之上，大肠为传送之官，合为表里，故曰道宣。

兑为八卦地，金属五行牵。

皮与毛相应，魂将魄共连。

---

① 神魂：《新刊勿听子俗解脉诀》卷二同，《图注脉诀辨真》卷二作“鬼神”。

② 肾脏歌三：《新刊勿听子俗解脉诀》卷二同，《图注脉诀辨真》卷二作“肾脉歌”。

③ 实：《图注脉诀辨真》卷二同，《新刊勿听子俗解脉诀》卷二作“脉”。

④ 苦：《新刊勿听子俗解脉诀》卷二同，《图注脉诀辨真》卷二作“骍”。

⑤ 紧：《新刊勿听子俗解脉诀》卷二同，《图注脉诀辨真》卷二作“肾”。

⑥ 病：《新刊勿听子俗解脉诀》卷二、《图注脉诀辨真》卷二作“痛”。

⑦ 句：《新刊勿听子俗解脉诀》卷二同，《图注脉诀辨真》卷二作“匀”。

⑧ 言无病：《新刊勿听子俗解脉诀》卷二同，《图注脉诀辨真》卷二作“无病瘥”。

⑨ 一：《新刊勿听子俗解脉诀》卷二同，《图注脉诀辨真》卷二无。

鼻闻香气辨，壅塞气相煎。

语过多成嗽，疮浮酒灌穿。

猪膏凝者吉，枯骨命难全。

本积息贲患，乘春右胁边。

顺时浮涩短，反即大洪弦。

实梦兵戈竞，虚行涉水田。肺属金，旺秋，色白，为斧钺杀气，实则梦兵戈，化生水，弱矣，故涉水田①。

三斤三两重，六叶散分悬。

肺脏歌二②

三部俱浮肺脏风，鼻中多水唾稠浓。

壮热恶寒皮肉痛，頞③干双目泪酸疼。

肺脏歌三④

肺脉浮兼实，咽门燥又伤。

大便难且涩，鼻内乏馨香。

实大相兼滑，毛燥涕唾黏⑤。

更和咽有燥，秋盛夏宜砭。

沉紧相兼滑，仍闻咳嗽声。

---

① 田：原作“由”，形近而误，据《新刊勿听子俗解脉诀》卷二、《图注脉诀辨真》卷二改。

② 肺脏歌二：《新刊勿听子俗解脉诀》卷二同，《图注脉诀辨真》卷二作“肺脉见于三部歌”。

③ 頞：原误作“頦”，据《新刊勿听子俗解脉诀》卷二、《图注脉诀辨真》卷二改。頞，嗓子，喉咙。隋·巢源方《诸病源候论·鼻病诸侯》：“颃頞之间，通于鼻道。”

④ 肺脏歌三：《新刊勿听子俗解脉诀》卷二同，《图注脉诀辨真》卷二作“肺脉歌”。

⑤ 毛燥涕唾黏：原作“毛涕燥唾粘”，据前后文义改。《新刊勿听子俗解脉诀》卷二、《图注脉诀辨真》卷二作“毛焦涕唾黏”。

微浮兼有散，肺脉本家形。

溢出胸中满，气泄大肠鸣。

弦冷肠中结，芤暴痛无成。

沉细仍兼滑，因知是骨蒸。

皮毛皆总涩，寒热两相承。

脾脏歌一①

脾脏象中坤，安知②对胃门。

旺时随四季，自与土为根。

磨谷能消食，荣身性本③温。

应唇通口气，运④肉润肌敦⑤。

形扁方⑥三五，膏凝散半斤。脾形扁，广三寸，长五寸，有散两旁，色象膏疑⑦，重半斤，主里，血也。

顺时脉缓慢，逆⑧则气连吞。

实梦歌欢乐，虚争饮食分。

湿多成五泄，肠走若雷奔。脾性本温，属中央土，四季各旺一十八日。

痞气冬为积，皮黄四体昏。

二斤十四两，三斗五升存。脾指胃而言。胃有二斤十四两，留存

---

① 一：《新刊勿听子俗解脉诀》卷二同，《图注脉诀辨真》卷二无。

② 知：《新刊勿听子俗解脉诀》卷二、《图注脉诀辨真》卷二作“和”。

③ 性本：《图注脉诀辨真》卷二同，《新刊勿听子俗解脉诀》卷二作“本在”。

④ 运：《新刊勿听子俗解脉诀》卷二、《图注脉诀辨真》卷二作“连”。

⑤ 敦：《新刊勿听子俗解脉诀》卷二同，《图注脉诀辨真》卷二作“臀”。

⑥ 方：《新刊勿听子俗解脉诀》卷二同，《图注脉诀辨真》卷二作“才”。

⑦ 疑：通“凝”，凝结。见前注。

⑧ 逆：《图注脉诀辨真》卷二同，《新刊勿听子俗解脉诀》卷二作“失”。

水一斗五升，能磨谷二斗。本肝病传脾，冬时为积。

脾脏歌二①

三部俱缓脾家热，口臭胃翻长呕逆。

齿肿龈宣注气缠，寒热时时少心力。

脾脏歌三

脾脉实并②浮，消中脾胃虚。

口干饶饮水，多食亦饥虚。

单滑脾家热，口气气多粗。

涩即非多食，食不作肌肤。

微浮伤客热，来去作微疏。

有紧脾家痛，仍兼筋急拘。

欲吐即不吐，冲冲未得苏③。

若弦肝气盛，妨食被机④谋。

大实心中痛，如邪勿带符。

溢关涎出口，风中见羁孤。

七表脉

浮脉指法主病

浮者，阳也。指下寻之不足，举之有余，再再寻之，如太过，曰浮。主咳嗽气促，冷汗自出，背膊劳倦，夜卧不安。

浮脉歌一

按之不足举有⑤余，再再寻之指下浮。

① 脾脏歌二：《图注脉诀辨真》卷二作“脾脉见于三部歌”。

② 并：《图注脉诀辨真》卷三作“兼”。

③ 苏：《图注脉诀辨真》卷三作“疏”。

④ 机：《图注脉诀辨真》卷三作“讥”。

⑤ 有：《新刊勿听子俗解脉诀》卷三、《图注脉诀辨真》卷三作“之”。

脏中积冷荣中热，欲得生精用补虚。

浮脉歌二

寸浮中风头热痛，关浮腹胀胃虚空。

尺部见之风入肺，大肠干涩故难通。

芤脉指法主病

芤者，阳也。指下寻之，两头即有，中间全无，曰芤。主淋沥，气入小肠。

芤脉歌一

指下寻之中且虚，邪风透入小肠居。

病时淋沥兼疼痛，大作汤丸必自除。

芤脉歌二

寸芤积血在胸中，关内逢芤肠里痛。

尺部见之虚在肾，小便遗沥血凝脓。

滑脉指法主病

滑者，阳也。指下寻之，三关如珠动，按之即伏，不进不退，曰滑。主四肢困弊，脚手酸疼，小便赤涩。

滑脉歌一

滑脉如珠号曰阳，腰间生气透前肠。

胫酸只为生寒热，大泻三焦必得康。

滑脉歌二

滑脉居寸多呕逆，关滑胃寒不下食。

尺部见之脐似水[①]，古云脐下积。饮水下焦声沥沥。乃阴部见阳脉，主病下焦停水。

---

① 水：《新刊勿听子俗解脉诀》卷三、《图注脉诀辨真》卷三作“冰”，义胜。

实脉指法主病

实者，阳也。指下寻之不绝，举之有余，曰实。主伏阳在内，脾虚不食，四体劳倦。

实脉歌一

实脉寻之举有余，伏阳蒸内致脾虚。

食少只因生胃壅，温和汤药始[①]痊除。

实脉歌二

实脉关前胸热甚，当关切痛中焦恁。

尺部如绳应指来，腹胀小便都[②]不禁。

弦脉指法主病

弦者，阳也。指下寻之不足，举之有余，状若筝弦，时时带数，曰弦。主劳风乏力，盗汗多出[③]，手足酸疼，皮毛枯槁。

弦脉歌一

弦脉为阳状若弦，四肢更被气相煎。

三度解劳方始退，常须固济下丹田。

弦脉歌二

寸部脉紧一条弦，胸中急痛状绳牵。

关中有弦寒在胃，下焦停水满丹田。

紧脉指法主病

紧者，阳也。指下寻之，三关通度，按之有余，举指甚数，

---

① 始：《新刊勿听子俗解脉诀》卷三同，《图注脉诀辨真》卷三作“乃”。

② 都：《新刊勿听子俗解脉诀》卷三同，《图注脉诀辨真》卷三作“应”。

③ 出：《新刊勿听子俗解脉诀》卷三同，《图注脉诀辨真》卷三作“生”。

状若洪弦，曰紧。主风气，伏阳上冲，化为狂病。

紧脉歌一

紧脉三关数又弦，上来风是正根源。

忽然狂语人惊怕，不遇良医不得痊。

紧脉歌二

紧脉关前头里痛，到关切痛无能动。

隐指寥寥入尺来，激结达①脐常手捧。

洪脉指法主病

洪者，阳也。指下寻之极大，举之有余，曰洪。主头疼，四肢浮热，大肠不通，燥热粪结②，口干，遍身疼痛。

洪脉歌一

洪脉根源本是阳，遇其季夏自然昌。

若逢秋季及冬季，发汗通肠始得凉。

洪脉歌二

洪脉关前热在胸，当③关翻胃几千重。

更问尺中还若是，小便赤涩脚酸疼。

八里脉

微脉指法主病

微者，阴也。指下寻之，往来甚微，再再寻之，若有若无，曰微④。主败血不止，面色无光。

---

① 达：《新刊勿听子俗解脉诀》卷三、《图注脉诀辨真》卷三作“绕”。

② 燥热粪结：《新刊勿听子俗解脉诀》卷三同，《图注脉诀辨真》卷三作“燥粪结涩”。

③ 当：《新刊勿听子俗解脉诀》卷三同，《图注脉诀辨真》卷三作“到”。

④ 曰微：原无，《新刊勿听子俗解脉诀》卷三同，据《图注脉诀辨真》卷三及文义补。

微脉歌一

指下寻之有若无，凝[①]之败血小肠虚[②]。

崩中日久为白带，漏下时多骨髓[③]枯。

微脉歌二

微脉关前气上侵，当关郁结气排心。

尺部见之脐下积，身寒饮水即呻吟。

沉脉指法主病

沉者，阴也。指下寻之似有，举之全无，缓度三关，状如烂绵，曰沉。主气胀两胁，手足时冷。

沉脉歌一

按之似有举还无，气满三焦脏腑虚。

冷热不调三部壅，通肠健胃始能除。

沉脉歌二

寸脉沉兮胸有痰，当关气短[④]痛难堪。

若在尺中腰脚重，小便稠数色如泔。

缓脉指法主病

缓者，阴也。指下寻之，来往迟小，迟脉曰缓[⑤]。主四肢烦闷，气促不安。

① 凝：《新刊勿听子俗解脉诀》卷三作“涎”，《图注脉诀辨真》卷三作“漩”。

② 虚：《新刊勿听子俗解脉诀》卷三同，《图注脉诀辨真》卷三作“居”。

③ 髓：《新刊勿听子俗解脉诀》卷三、《图注脉诀辨真》卷三作“木”。

④ 短：原作“矩”，文义不顺，据《新刊勿听子俗解脉诀》卷三、《图注脉诀辨真》卷三改。

⑤ 来往……曰缓：此8字《新刊勿听子俗解脉诀》卷三、《图注脉诀辨真》卷三作“往来迟缓，小于迟脉，曰缓”。

缓脉歌一

来往寻之状若迟，肾间生气耳鸣时。

邪风积气来冲背，脑后三针痛即移。脑后三针，即风府穴也。

缓脉歌二

缓脉关前搐项筋，当关气结腹难伸。

尺上若逢微冷结①，夜间常梦鬼随人。

涩脉指法主病

涩者，阴也。指下寻之似有，举之全无，前虚后实，无复次第，曰涩。主腹痛②，女③有孕胎痛，无孕败血为病。

涩脉歌一

涩脉如刀刮竹行，丈夫有此号伤精。

妇人有孕胎中痛④，无孕还须败血成。

涩脉歌二

涩脉关前胃气并，当关血散不能停。

尺部如斯逢逆冷，体寒⑤脐下作雷鸣。

迟脉指法主病

迟者，阴也。指下寻之，重手乃得，隐隐曰迟。主肾虚不安。

迟脉歌一

迟脉人逢状且难，遇其季夏不能痊。

---

① 微冷结：《新刊勿听子俗解脉诀》卷三同，《图注脉诀辨真》卷三作“癥结冷”，义胜。

② 腹痛：《新刊勿听子俗解脉诀》卷三同，《图注脉诀辨真》卷三作“遍身疼痛”。

③ 女：此后《新刊勿听子俗解脉诀》卷三、《图注脉诀辨真》卷三有“子”。

④ 痛：《图注脉诀辨真》卷三作“病”。

⑤ 寒：原作“塞”，形近而误，据《图注脉诀辨真》卷三改。

神工诊得知时候，道是脾来水必干。

迟脉歌二

寸口脉迟心上寒，当关腹痛饮浆难。

流入尺中腰脚重，厚衣重覆也嫌单。

伏脉指法主病

伏者，阴也。指下寻之似有，呼吸定息全无，再再[①]不离三关，曰伏。主毒气闭塞三关，四肢沉重，手足自冷。

伏脉歌一

阴毒伏气痛[②]三焦，不动荣家气不调。

岂问春秋冬与夏[③]，徐徐发汗始能消。

伏脉歌二

积气胸中寸脉伏，当关肠僻[④]常瞑目。

尺部见之食不消，坐卧非安还破腹。

濡脉指法主病

濡者，阴也。指下寻之似有[⑤]，按之依前却去，曰濡。主少气[⑥]力，五心烦热，脑疼[⑦]耳鸣，下元冷极[⑧]。

濡脉歌一

按之似有举之无，髓海丹田定已枯。

四体骨蒸劳热甚，脏腑终传命必殂。传经绝脏。

---

① 再：此后《图注脉诀辨真》卷三有“寻之”。

② 痛：《图注脉诀辨真》卷三作“切”。

③ 岂问……与夏：此7字《图注脉诀辨真》卷三作“不问春秋与冬夏”。

④ 僻：《图注脉诀辨真》卷三作“澼”。

⑤ 有：此后《图注脉诀辨真》卷三有“再再还来”。

⑥ 气：《图注脉诀辨真》卷三无。

⑦ 疼：《图注脉诀辨真》卷三作“转”。

⑧ 冷极：《图注脉诀辨真》卷三作“极冷”。

濡脉歌二

濡脉关前人足汗，当关少气精神散。

尺部绵绵即恶寒，骨与肉疏都不管。

弱脉指法主病

弱者，阴也。指下[①]如烂绵相似，轻手乃得，重手乃[②]无，怏怏不前，曰弱。主气居于表，生产后赤[③]风面肿。

弱脉歌一

三关怏怏不能前，只为风邪与气连。

少年得此须爱[④]重，老弱逢之病却[⑤]痊[⑥]。

弱脉歌二

关前弱脉阳道虚，关中有此气多粗[⑦]。

若在尺中阴气绝，酸疼引变上皮肤。

论九道脉

长脉指法主病

长者，阳也。指下寻之，三关如持竿之状，举之有余曰长，过于本位亦曰长，主浑身壮热，坐[⑧]卧不安。

长脉歌

长脉迢迢度三关，指下来时[⑨]又却还。

---

① 下：此后《图注脉诀辨真》卷三有“寻之”。
② 乃：《图注脉诀辨真》卷三作“稍”。
③ 赤：《图注脉诀辨真》卷三作“客”。
④ 爱：《图注脉诀辨真》卷三作“忧”，疑为形近而误。
⑤ 却：《图注脉诀辨真》卷三作“即”。
⑥ 痊：原脱，据《图注脉诀辨真》卷三补。
⑦ 粗：《图注脉诀辨真》卷三作“疏”。
⑧ 坐：《图注脉诀辨真》卷三作“夜”。
⑨ 来时：《图注脉诀辨真》卷三作“将来”。

阳毒在脏三焦热，徐徐发汗始能安。

短脉指法主病

短者，阴也。指下寻之，不及本位，曰短。主四体①恶寒，腹中生气，宿食不消。

短脉歌

短脉阴中有伏阳，三焦气壅不能昌。

脏中宿食生寒气，大泻通肠必得康。

虚脉指法主病

虚者，阴也。指下寻之不足，举指②亦然，曰虚。主少力，多惊，心中恍惚，小儿③惊风。

虚脉歌

恍惚心中多愕④惊，三关定息脉难成。

血生⑤脏腑生寒热，补益三焦便得宁。

促脉指法主病

促者，阳也。指下寻之极数，并居寸口，曰促。渐加即死，渐退即生。

促脉歌

促脉前来已出关，常居寸口血成斑。

忽然渐退人生也，若或加之命在天。促者，五至脉也。阳邪上忤，气则偏盛，三焦不和，逆厥之症，故渐加即死，渐退可生。

---

① 四体：《图注脉诀辨真》卷三作“四肢”。
② 指：《图注脉诀辨真》卷三作“之”。
③ 儿：原作“鬼”，形近而误，据《图注脉诀辨真》卷三改。
④ 愕：《图注脉诀辨真》卷三作“悸”。
⑤ 生：《图注脉诀辨真》卷三作“虚”，义胜。

结脉指法主病

结者，阴也。指下寻之，或来或去[①]，聚而却还，曰结。主四肢气闷，连痛时来。

结脉歌

积气生于脾脏旁，大肠疼痛阵难当。

渐加[②]稍泻三焦火，莫谩多方立纪纲。

代脉指法主病

代者，阴也。指下寻之，动而复起，再再不能自还，曰代。主形容羸瘦，口不能言。

代脉歌

代脉时时动若浮，再而复起似还无。

三元正气随风去，魂魄冥冥何所拘。

牢脉指法主病

牢者，阴也。指下寻之即无，按之即有，曰牢。主骨间疼痛，气居于表。

牢脉歌

脉入皮肤辨息难，时时气促在胸前。

只缘水火相刑克，若待痊除更问天。注：同促。

动脉指法主病

动者，阴也。指下寻之似有，举之还无，再再寻之，不离其处，不往不来，曰动。主四肢虚劳，崩中血痢。

动脉歌

动脉根源气主阴，三关指下碍沉沉。

---

① 去：《图注脉诀辨真》卷三作“往”。

② 渐加：《图注脉诀辨真》卷三作“只宜”。

血山一倒经年月，志士名医只可寻。

细脉指法主病

细者，阴也。指下寻之似线[①]，来往极细经[②]，曰微。主胫酸，髓冷，乏力，泄精。

细脉歌

乏力无精胫里酸，形容憔[③]悴发毛干。

如逢冬季经霜月，不疗其疴必自痊。此候阴盛阳虚，季冬后一阳生，扶本体，曰自痊也。

左右手诊脉歌

左右须候四时脉，四十五动为一息。

指下弦急洪紧时，便是有风兼热极。

忽然匿匿慢沉细，冷疾缠身兼患气。

贼脉频来问五行，屋漏雀啄终不治。谓脾气先绝矣。一脏之绝，五脏皆无用也。必死之候。

左手寸口心部[④]脉歌

左手头指火之子，四十五动无他事。

三十一动忽然沉，顿饭却来还复此。

春中诊得夏须忧，夏若得[⑤]之秋绝体。

秋脉如斯又准前，冬若得[⑥]之春必死。

---

① 似线：《图注脉诀辨真》卷三作“细细似绵”。

② 细经：《图注脉诀辨真》卷三作“微”。

③ 憔：《图注脉诀辨真》卷三同，《新刊勿听子俗解脉诀》作“瘦”。

④ 部：《新刊勿听子俗解脉诀》卷四同，《图注脉诀辨真》卷四无。

⑤ 得：《新刊勿听子俗解脉诀》卷四同，《图注脉诀辨真》卷四作“逢”。

⑥ 得：《新刊勿听子俗解脉诀》卷四、《图注脉诀辨真》卷四作“候”。

左手中指肝部[①]脉歌

左手中指木相连，脉候还须[②]来一息。

二十六动沉却来，肝脏有风兼热极。

三[③]十九动涩匿匿，本脏及筋终绝塞。

一十九动便沉沉，肝绝未闻[④]人救得。

左手尺部肾脉歌

左手肾脉指第三，四十五动无疾咎。

指下急急动弦时，便是热风之脉候。

忽然来往慢慢极，肾脏败时须且救。

此病多从冷变来，疗之开破千金口。

二十四[⑤]动沉却[⑥]来，肾绝医人无好手。

努力黄泉在眼前，总[⑦]在也应终不久。

右手寸口肺部[⑧]脉歌

右手头指肺相连，四十五动无忧虑。

极急明知是中风，更看二十余七度。

忽然指下来往慢，肺冷莫言无大故。

---

① 部：《新刊勿听子俗解脉诀》卷四同，《图注脉诀辨真》卷四无。

② 还须：《图注脉诀辨真》卷四同，《新刊勿听子俗解脉诀》卷四作“须还”。

③ 三：《新刊勿听子俗解脉诀》卷四、《图注脉诀辨真》卷四作“二”。

④ 闻：《新刊勿听子俗解脉诀》卷四、《图注脉诀辨真》卷四作“曾”。

⑤ 四：《新刊勿听子俗解脉诀》卷四同，《图注脉诀辨真》卷四作“五”。

⑥ 却：《新刊勿听子俗解脉诀》卷四同，《图注脉诀辨真》卷四作“即”。

⑦ 总：《新刊勿听子俗解脉诀》卷四同，《图注脉诀辨真》卷四作“纵”。总，通“纵”，纵然，即使。唐·杜甫《酬郭十五判官》诗：“药裹关心诗总废，花枝照眼句还成。”

⑧ 部：《新刊勿听子俗解脉诀》卷四同，《图注脉诀辨真》卷四无。

一朝肺绝脉沉沉，染病卧床思此语。
十二动而又不来，咳嗽唾脓兼难补。
发直如麻只片时，扁鹊也应难救护。

右手关中①脾部②脉歌

右手第二指连脾，四十五动无诸疑。
急动名为脾热极，食下不③消定若斯。
欲知疾患多为冷，指下寻之慢极迟。
吐逆不定经旬日，胃气冲心得几时。

右手尺部命门脉歌

右手命脉④三指下，四十五动不须怕。
一十九动默然沉，百死无生命绝也。
指下急急动如弦，肾脏有风由莫治。
七动沉沉更不来，努力今朝应是死。

诊杂病生死候歌

五十不止身无病，数内有止皆知定。
四十一止一脏绝，却后四年多没命。
三十一止即三年，二十一止二年应。
十五一止二年殂，已下有止看暴病。

诊暴病歌

两动一止或三四，三动一止六七死。

---

① 关中：《新刊勿听子俗解脉诀》卷四同，《图注脉诀辨真》卷四作“中指”。

② 部：《新刊勿听子俗解脉诀》卷四同，《图注脉诀辨真》卷四无。

③ 下不：《新刊勿听子俗解脉诀》卷四同，《图注脉诀辨真》卷四作“不能”。

④ 脉：《新刊勿听子俗解脉诀》卷四同，《图注脉诀辨真》卷四作“门”。

四动一止即八朝，以此推排但依次。

形脉①相反歌

健人脉病号行尸，病人脉健亦如之。

长短瘦肥并如此，细心诊候有依稀。

诊四时病五行相克歌②

春得秋脉定知死，死在庚辛申酉里。

夏得冬脉亦如然，还于壬癸为期尔。

严冬诊得四季脉，戊己辰戌还是厄。

秋得夏脉亦同前，为缘丙丁相刑克。

季月季夏得春脉，克在甲寅应病③极。

直逢乙卯亦非良，此是五行相鬼克④。

诊四时虚实歌⑤

春得冬脉只是虚，兼令补肾病自除。

若得夏脉缘心实，还应泻子自无虞。

夏秋冬脉皆如是，在前为实后为虚。

春中若得四季脉，不治多应病自除。春得冬脉者，乃水生木，木生火，火生土⑥。如诊得四季脉，乃土胜水也，故不治自然产⑦也。

---

① 脉：《新刊勿听子俗解脉诀》卷四作“证”，《图注脉诀辨真》卷四作“症”。

② 歌：《新刊勿听子俗解脉诀》卷四同，《图注脉诀辨真》卷四作“脉”。

③ 应病：《新刊勿听子俗解脉诀》卷四、《图注脉诀辨真》卷四作“病应”。

④ 克：《新刊勿听子俗解脉诀》卷四、《图注脉诀辨真》卷四作“贼”。

⑤ 诊四时虚实歌：《图注脉诀辨真》卷四同，《新刊勿听子俗解脉诀》卷四无。

⑥ 土：原作“上”，据文义改。本段下文同。

⑦ 产：文义不顺，据正文“病自除”当作“瘥”或“愈”“除”有病愈、病除之义的字。

伤寒歌

伤寒热病同看脉，满手透关洪拍拍。

出至风门过太阳，十[①]日之中见脱厄。

过关微有慢腾腾，直至伏时重朕[②]觅[③]。

大凡当日问程途，迟数洪弦[④]更消息。

伤寒诀生死脉歌[⑤]

热病诊[⑥]得脉浮洪，细小徒费用神功。

汗后脉静当便瘥，喘热脉乱命应终。

阳毒候[⑦]歌

阳毒健乱四肢[⑧]烦，面赤生花作点斑。

狂言妄语如神鬼，下痢频多喉不安。

汗出遍身应大瘥，鱼口开张命欲翻。

有药不辜但与服，能过七日渐[⑨]能安。

① 十：《新刊勿听子俗解脉诀》卷四同，《图注脉诀辨真》卷四作"一"，义胜。

② 朕：《新刊勿听子俗解脉诀》卷四、《图注脉诀辨真》卷四作"候"。朕，形迹，预兆。《庄子·应帝王》："体尽无穷，而游无朕。"成玄英疏："朕，迹也。虽遨游天下，接济苍生，而晦迹韬光，故无朕也。"

③ 觅：《新刊勿听子俗解脉诀》卷四同，《图注脉诀辨真》卷四后有"掌内迢迢散漫行，干瘥疗多未的"。

④ 弦：《新刊勿听子俗解脉诀》卷四、《图注脉诀辨真》卷四作"微"。

⑤ 伤寒诀生死脉歌：《新刊勿听子俗解脉诀》卷四同，《图注脉诀辨真》卷四作"又歌"。

⑥ 诊：《新刊勿听子俗解脉诀》卷四同，《图注脉诀辨真》卷四作"须"。

⑦ 候：《图注脉诀辨真》卷四无。

⑧ 肢：原作"散"，文义不顺，据《图注脉诀辨真》卷四改。

⑨ 渐：《图注脉诀辨真》卷四作"但"。

阴毒候①歌

阴毒伤寒身体重，背强眼痛不堪任。

小腹急痛口青黑，毒气冲心转不禁。

四肢厥冷惟思吐，不利咽喉脉细沉。

若能速灸脐输下，六日痛②过见喜深。即丹田穴也。

诸杂病生死脉③歌

腹胀浮大是生④厄，虚小命殂须努力。

下痢微小却为生，脉大浮洪无瘥日。

恍惚之病定颠⑤狂，其脉实牢保安吉。

寸关尺部沉细时，如此未闻人救得。

消渴脉数大者滑，虚小病深厄难脱。

水气浮大得延生，沉细应当是死别。

霍乱之后⑥脉微迟，气少不语大难医。

三部浮涩⑦必救得，古今课定更无疑。

鼻衄吐血沉细宜，忽然浮大即倾危。

病人脉健不须⑧治，健人脉病号行尸。

心腹痛脉沉细瘥⑨，浮大弦长命必殂。

---

① 候：《图注脉诀辨真》卷四无。

② 痛：《图注脉诀辨真》卷四作“看”。

③ 脉：《新刊勿听子俗解脉诀》卷五同，《图注脉诀辨真》无。

④ 生：《新刊勿听子俗解脉诀》卷五、《图注脉诀辨真》卷四作“出”。

⑤ 颠：《新刊勿听子俗解脉诀》卷五同，《图注脉诀辨真》卷四作“癫”。

⑥ 后：《新刊勿听子俗解脉诀》卷五、《图注脉诀辨真》卷四作“候”。

⑦ 涩：《新刊勿听子俗解脉诀》卷五、《图注脉诀辨真》卷四作“洪”。

⑧ 须：《新刊勿听子俗解脉诀》卷五、《图注脉诀辨真》卷四作“用”。

⑨ 瘥：《新刊勿听子俗解脉诀》卷五、《图注脉诀辨真》卷四作“宜”。

头痛短涩应须死，浮滑风痰皆①易除。
中风口噤迟浮吉，急实大数三魂孤。
鱼口气粗难得瘥，面赤如妆不久居。
中风发直口吐沫，喷药闷乱起复苏。
咽喉拽锯水鸡响，摇头直上②气长嘘。
病人头面清黑暗，汗透毛端恰似珠。
眼小目瞪不须治，诈③汗如油不可苏。
内实腹胀痛满盈，心下劳强干呕频。
手足烦热脉沉细，大小便涩死多真。
外实内热吐相连，下注清谷转难安。
忽然诊得脉洪大，莫费神功定不痊。
内外俱虚身冷寒，汗出如珠微呕烦④。
忽然手足脉厥逆，体不安宁必死判。
上气喘急候何宁，手足温暖净滑生。
反得寒涩脉厥逆，必知归死瘥无因⑤。
咳而尿血羸瘦形，其疾脉大命⑥难任。
唾血之脉沉弱吉，忽若实大死来侵。
上气浮肿肩息频，浮滑之脉即相成。

---

① 皆：《新刊勿听子俗解脉诀》卷五、《图注脉诀辨真》卷四作“必”。

② 直上：《新刊勿听子俗解脉诀》卷五、《图注脉诀辨真》卷四作“上窜”。

③ 诈：《新刊勿听子俗解脉诀》卷五同，《图注脉诀辨真》卷四作“作”。

④ 烦：原作“频”，形近而误，据《新刊勿听子俗解脉诀》卷五、《图注脉诀辨真》卷四改。

⑤ 瘥无因：《新刊勿听子俗解脉诀》卷五作“命须倾”。

⑥ 命：《新刊勿听子俗解脉诀》卷五同，《图注脉诀辨真》卷四作“必”。

忽然微细应难救，神功用尽也无生。

中恶腹胀紧细生，若得浮大命逡巡。

金疮血盛虚细活，急疾大数必危身。

凡脉尺寸紧数形，又似钗直吐转增。

此患蛊毒急须救，速求神药命难停。

中毒洪大脉①应生，细微之候②必危倾。

吐血但出不能止，命应难返没痊平。

大凡最要③生死门，大④冲脉在即为凭。

若动应神魂魄在，止便千休命不停。

察色观病生死候歌

欲愈之病目眦⑤黄，眼胞忽陷定知亡。

耳目口鼻黑色起，入口十死七难当。

面黄目青酒乱频，邪风在胃衮其身。

面黑目白命门败，困极八日死来侵。

面色忽然望之青，进入⑥如黑卒难当。

---

① 脉：《图注脉诀辨真》卷四同，《新刊勿听子俗解脉诀》卷五作“命”。

② 候：《新刊勿听子俗解脉诀》卷五、《图注脉诀辨真》卷四作“脉”。

③ 最要：《新刊勿听子俗解脉诀》卷五、《图注脉诀辨真》作“要看”。

④ 大：《新刊勿听子俗解脉诀》卷五、《图注脉诀辨真》卷四作“太”。大，通“太”。清·江沅《说文释例》：“古只作‘大’，不作‘太’。《易》之‘大极’，《春秋》之‘大子’‘大上’，《尚书》之‘大誓’‘大王王季’，《史》《汉》之‘太上皇’‘大后’，后人皆读为太。或径改本书，作‘太’及‘泰’。”

⑤ 眦：原作“皆”，形近而误，据《新刊勿听子俗解脉诀》卷五、《图注脉诀辨真》卷四改。

⑥ 入：《新刊勿听子俗解脉诀》卷五、《图注脉诀辨真》卷四作“之”，义胜。

面赤目白忧息气，待过十日定知[①]亡[②]。

黄黑白色起入目，更兼口鼻有灾殃。

面青目黄中时死，余候须看两日强。

目无精光齿龈黑，面白目黑亦灾殃。

口如鱼口不能合[③]，气出不返命飞扬。

肩息直视及唇焦，面肿苍黑也难逃。

妄语错乱及不语，尸臭元知寿不高。

人中尽满兼背青，三日须知命必倾。

两颊颧赤人疾久，口张直气[④]命难停。

足趺趾肿膝如斗，十日须知难保守。

项筋舒直[⑤]定知殂，掌内无文也不久。

唇青体冷及遗尿，背面饮食四日期。

手足爪甲皆青黑，许[⑥]过八日定难医。

脊痛腰重反覆难，此是骨绝五日看。

体肿[⑦]溺赤[⑧]时不止，肉绝六日便高判。

---

① 知：《新刊勿听子俗解脉诀》卷五同，《图注脉诀辨真》卷四作“存”。

② 亡：《新刊勿听子俗解脉诀》卷五同，《图注脉诀辨真》卷四此后有“面赤目青众恶伤，荣卫不通立须亡”。

③ 合：《新刊勿听子俗解脉诀》卷五同，《图注脉诀辨真》卷四作“闭”。

④ 直气：《新刊勿听子俗解脉诀》卷五同，《图注脉诀辨真》卷四作“气直”。

⑤ 直：《新刊勿听子俗解脉诀》卷五同，《图注脉诀辨真》卷四作“展”。

⑥ 许：《新刊勿听子俗解脉诀》卷五、《图注脉诀辨真》卷四作“能”。

⑦ 肿：《新刊勿听子俗解脉诀》卷五、《图注脉诀辨真》卷四作“重”。

⑧ 赤：《新刊勿听子俗解脉诀》卷五同，《图注脉诀辨真》卷四作“出”。

手足甲青呼骂多，筋绝九日定难过。

发直如麻半日死，寻衣语死十知么。皆心绝。已上并死候。

五脏察色候[①]歌

肝脏歌

面肿苍黑舌卷青，四肢力乏眼如盲。

泣出[②]不止是肝绝，八日应当命必倾。

心脏歌

面黧肩息直视看，又兼掌肿没[③]文斑。

狂言乱语身闷热，一日之内到冥间。

脾脏歌

脐趺[④]肿满面浮黄，泄痢不觉污衣裳。

肌肉粗涩兼唇反，一十二日内灾殃。

肺脏歌

口鼻气出不复回，唇反无文黑似煤。

皮毛焦干爪枯折，程途[⑤]二[⑥]日定知灾。

肾脏歌

面黑齿痛目如盲，自汗如水腰折频。

皮肉濡结发无泽，四日应当命不存。

---

① 候：《新刊勿听子俗解脉诀》卷六同，《图注脉诀辨真》卷四无。

② 出：《新刊勿听子俗解脉诀》卷六同，《图注脉诀辨真》卷四作“下”。

③ 没：原作“浸”，形近而误，据《新刊勿听子俗解脉诀》卷六、《图注脉诀辨真》卷四改。

④ 趺：原作“跌”，形近而误，据《新刊勿听子俗解脉诀》卷六、《图注脉诀辨真》卷四改。

⑤ 程途：《新刊勿听子俗解脉诀》卷六同，《图注脉诀辨真》卷四作“途程”。

⑥ 二：《新刊勿听子俗解脉诀》卷六、《图注脉诀辨真》卷四作“三”。

诊妇人有妊歌

肝为血兮肺为气，血为荣兮气为卫。
阴阳配偶不参差，两脏通和皆类例。
血衰气旺定无娠[①]，血旺气衰应有体。
寸[②]微关滑尺带数，流利往来并雀啄。
小儿之脉已见形，数月怀耽犹未觉。
左疾为男右为女，流利相通速来去。
两手关脉大相应，已形亦在前通[③]语。
左手带纵两个男，右手带横一双女。
左手脉逆生三男，右手[④]脉顺还三女。
寸关尺部皆相应，一男一女分形证。
有时子死母身存，或即母亡存子命。
往来三部通流利，滑数相参皆替替。
阳实[⑤]阴虚脉得明，遍满胸膛皆逆气。
左手太阳浮大男，右手太阴沉细女。
诸阳为男诸阴女，指下分明常[⑥]记取。
三部沉正等无疑，尺内不止真胎妇。

---

① 娠：《图注脉诀辨真》卷四同，《新刊勿听子俗解脉诀》卷六作“妊”。

② 寸：《图注脉诀辨真》卷四同，《新刊勿听子俗解脉诀》卷六作“尺”。

③ 前通：《新刊勿听子俗解脉诀》卷六同，《图注脉诀辨真》卷四作“通前”。

④ 手：原作“乎”，形近而误，据《新刊勿听子俗解脉诀》卷六、《图注脉诀辨真》卷四改。

⑤ 实：《图注脉诀辨真》卷四同，《新刊勿听子俗解脉诀》卷六作“盛”。

⑥ 常：《新刊勿听子俗解脉诀》卷六、《图注脉诀辨真》卷四作“长”。

夫乘妻兮纵气务，妻乘夫兮横气助。

子乘母兮逆气参，母乘子兮顺气护①。

小儿日足胎成聚，身热脉乱无所苦。

汗出不食吐逆时，精神结备其中住。

滑疾不散胎三月，但疾不散五月母。

弦紧牢强滑者安，沉细而微归泉路。

妊娠漏胎候歌

血下如同月水来，漏极胞干主杀胎。

亦损妊母须忧虑，争遣神丹救得回。

妊娠心腹急痛歌

心腹急痛面目青，冷汗气绝命必倾。

血下不止胎冲上，心腹冷闷定伤身。

妊娠倒仆②损伤歌

堕胎倒仆举重轻，致胎死在腹中居。

已损未出血不止，冲心闷痛③母魂④孤。

产难生死候⑤歌

欲产之妇脉离经，沉细而滑也同名。

夜半觉痛应分诞，来日日午定知生。

---

① 夫乘……气护：以上28字《新刊勿听子俗解脉诀》卷六同，《图注脉诀辨真》卷四作“母乘子兮纵气露，妻乘夫兮横气助。子乘母兮逆气参，夫乘妻兮顺气护”。

② 仆：原作“什”，形近而误，据《新刊勿听子俗解脉诀》卷六改。下文“仆”同。

③ 痛：《新刊勿听子俗解脉诀》卷六同，《图注脉诀辨真》卷四作“乱”。

④ 魂：《图注脉诀辨真》卷四同，《新刊勿听子俗解脉诀》卷六作“鬼”。

⑤ 候：《新刊勿听子俗解脉诀》卷六同，《图注脉诀辨真》卷四无。

身重体寒热又频[①]，舌下之脉黑复青。
反舌上冷子当死，腹中须遣母归冥。
面赤舌青细寻看，母活子死定应难[②]。
唇口俱青沫又出，母子俱死总高判。
面青舌青沫出频，母死子活定知真。
不信若能看应验，寻知贤哲不虚陈。

新产生死候歌

新产之脉缓滑吉，实大弦急死来侵。
若得重沉小者活[③]，忽若牢坚命不停。
寸口涩疾不调死，沉细附骨不绝生。
审看此候分明记，常[④]须念此[⑤]向心经。

妊妇伤寒歌

伤寒头痛连百节，气急冲心溺若血。
上生斑点赤黑时，壮热不止致胎灭。
呕吐不止心烦热，腰背俱强脑痛裂。
六七日来热腹中，小便不通大便结。

产后伤寒歌

产后因得热病临，脉细四肢暖者生。
脉大忽然肢逆冷，须知其死莫能停。

---

① 身重……又频：此7字《新刊勿听子俗解脉诀》卷六同，《图注脉诀辨真》卷四作“身重体热寒又痛”。

② 应难：《新刊勿听子俗解脉诀》卷六同，《图注脉诀辨真》卷四作“难应”。

③ 活：《新刊勿听子俗解脉诀》卷六、《图注脉诀辨真》卷四作“吉”。

④ 常：《新刊勿听子俗解脉诀》卷六、《图注脉诀辨真》卷四作“长”。

⑤ 此：《新刊勿听子俗解脉诀》卷六同，《图注脉诀辨真》卷四作“取”。

小儿生死候歌

小儿乳后辄呕逆，更兼脉乱无忧虑。

弦急之时被①气缠，脉缓即是不消乳。

紧数细快亦少苦，虚濡邪气惊风助。

痢下宣肠急痛时，浮大之脉归泉路。

小儿外证十五候歌

眼上赤脉，下贯瞳人。

囟门肿起，兼及作坑。

鼻干黑燥，肚大青筋②。

目多直视，睹③不转睛。

指甲黑色④，忽作鸦声。

虚舌出口，啮齿⑤咬人。

鱼口气急，啼不作声。

蛔虫既出，必是死形。

用药速救，十无一生。

小儿脉诀总论

小儿三岁已前，血气未定，呼吸至数甚数。

《黄帝图经》云：小儿如水上之泡、露中之草，疾病多端，

---

① 被：原作“彼”，形近而误，据《新刊勿听子俗解脉诀》卷六、《图注脉诀辨真》卷四改。

② 青筋：《新刊勿听子俗解脉诀》卷六同，《图注脉诀辨真》卷四作“筋青”。

③ 睹：《图注脉诀辨真》卷四同，《新刊勿听子俗解脉诀》卷六作“都”。

④ 黑色：《新刊勿听子俗解脉诀》卷六同，《图注脉诀辨真》卷四作“青黑”。

⑤ 齿：《新刊勿听子俗解脉诀》卷六同，《图注脉诀辨真》卷四作“啮”。

表里难明，慎勿妄投汤药。且脏腑娇脆，肌体未密。初生者曰婴孩，有十变九蒸，至五百七十六日毕，血气姑荣，方充筋脉骨节，精神性情有异。三岁为小儿，十岁为童子，不可以概论之。治者用意消息，故制三关秘诀，以验小儿。若七岁，可以脉诊矣。惟痘疹斑，各有治方。

形证门

男左手女右手观之。

一风关易治。

二气关病深。

三命关死候。

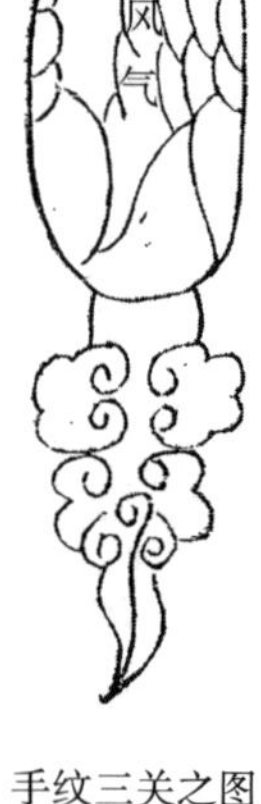

手纹三关之图

三关青是四足惊，三关赤是水惊，三关黑是人惊也。有此通度三关脉候，是极惊之候，必死。余并可治①。

风关青如鱼刺，易治，是初惊候；黑色，难治。气关青如鱼刺，主疳劳，身热，易治。命关青如鱼刺，主虚风邪传②，难治。

风关青黑色，如悬针，青主水、惊。气③关亦④如悬针，主疳兼肺脏积热。命关有此，凡五色皆是死候。三关通度如悬针者，主慢惊风，难治。

---

① 余病可治：《幼幼新书》卷二作“余外并可医治”。

② 传：此后《幼幼新书》卷二有“脾”。

③ 气：原作“风”，据文义及《幼幼新书》卷二改。

④ 亦：《幼幼新书》卷二作“赤”。

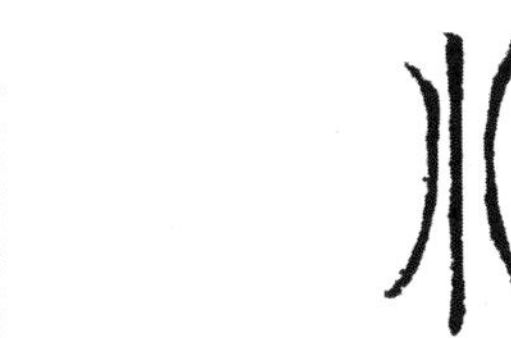

风关如水字，主惊风入肺，咳嗽面赤。气关如水字，膈①上有涎，并虚积停滞。命关如水字，主惊风，疳极夹惊候。不拘五色，三关通度者，不治。

风关如乙字，主肝脏惊风，易治。气关如乙字，主惊风。命关如乙字，青黑色，主慢脾，难治。

风关如曲虫者，疳病积聚，胸前如横排筭子，肚皮似吹起猪②疱③。气关如曲虫，主大肠秽积。命关如曲虫，主心脏传肝，难治。

风关如环，主肝④脏疳，有积聚。气关如环，主疳入胃，吐逆不治。命关如环，难治。

---

① 膈：此前《幼幼新书》卷二有“主”。

② 猪：此前原有“者”，文义不顺，据《幼幼新书》卷二删。

③ 疱：按文义似为“胞”之误。胞，通“脬”，膀胱。《集韵·爻韵》：“脬，《说文》：‘膀胱也’。通作胞。”

④ 肝：《幼幼新书》卷二作“脾”。

此纹若在风、气二关，易治。若在命关通度，难治。

此纹在手上，或在面上，或在左右脸边，皆死候。

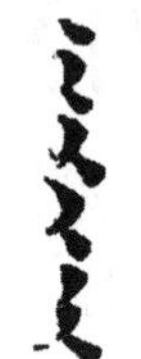

脉曲向里者，是气疳。

曲向外者，是风疳。

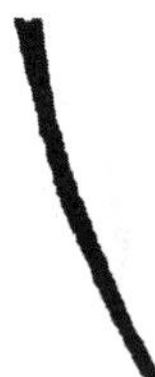

脉邪[①]向右者，是伤寒，身热，不食。无汗[②]。

脉邪向左者，是伤风[③]，身热，不食。有汗[④]。

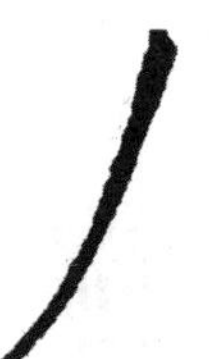

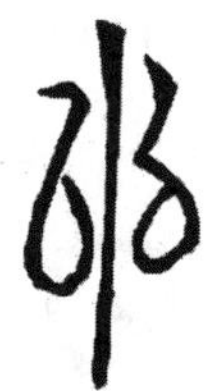

---

① 邪：《幼幼新书》卷二作"斜"。邪，通"斜"，歪斜，偏斜。《诗经·小雅·采菽》："赤芾在股，邪幅在下。"下文"脉邪向左者"同。

② 无汗：《幼幼新书》卷二无。

③ 风：《幼幼新书》卷二作"寒"。

④ 有汗：《幼幼新书》卷二无。

双勾脉者，是伤寒。

三[①]曲如长虫，是伤硬物。

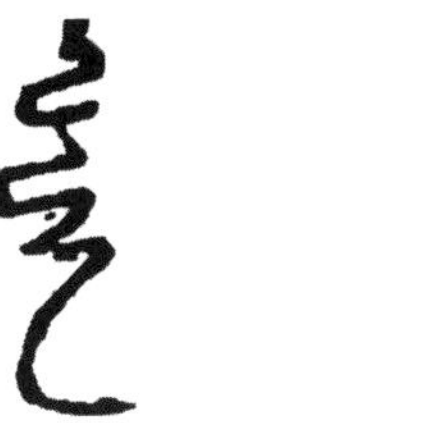

脉两曲如钩，是伤冷。

脉一头如环，又有脚者，是伤冷。

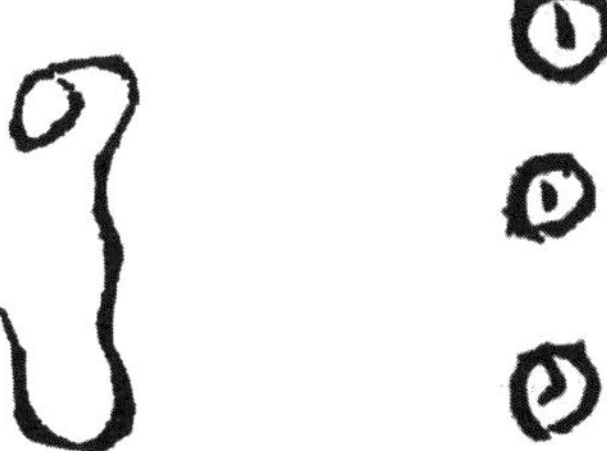

面上有此点子，并是再发之候。

头面肚上有大脉并青筋，并是食毒。惊积，难疗。

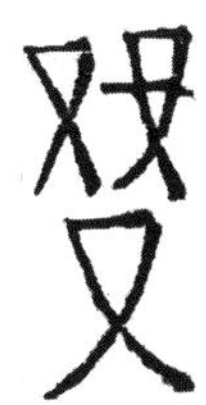

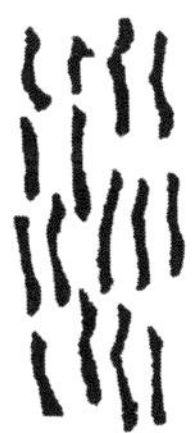

脉如乱虫，是常疳，亦有虫疳，蛔、食、积之疳，治之必瘥。凡脉不足，细者，并是风气，但消疳，然后取虫，肥孩儿

① 三：此前《幼幼新书》卷二有“脉”。

有[1]效。

运气起例歌

五运歌[2]

甲己土运乙庚金，丁壬木运尽成株[3]。丙辛水运分清浊，戊癸南方火焰侵。

六气歌[4]

子午君火是少阴[5]，丑未湿[6]土太阴临[7]。

寅申少阳相火位，卯酉阳明属燥金。

巳亥厥阴风木是，辰戌太阳寒水侵。

天地六气自然数，支上排轮仔细寻。

逐年五运歌[8]

大寒木运始行初，清明前三[9]火运居。

芒种后三土运是[10]，立秋后六[11]金运推。

立冬后九[12]水运伏[13]，周而复始万年如[14]。

---

① 有：《幼幼新书》卷二作“为”。

② 五运歌：《普济方》卷一二三作“伤寒五运六气歌”。

③ 株：《普济方》卷一二三作“林”。

④ 六气歌：《普济方》卷一二三作“伤寒六气歌”。

⑤ 是少阴：《普济方》卷一二三作“少阴心”。

⑥ 湿：《普济方》卷一二三作“脾”。

⑦ 临：《普济方》卷一二三作“存”。

⑧ 逐年五运歌：《普济方》卷一二三作“伤寒逐年五运歌”。

⑨ 前三：《普济方》卷一二三作“后二”。

⑩ 是：原脱，据《普济方》卷一二三补。

⑪ 六：《普济方》卷一二三作“四”。

⑫ 九：《普济方》卷一二三作“五”。

⑬ 水运伏：《普济方》卷一二三作“为水运”。

⑭ 如：《普济方》卷一二三作“余”。

逐年六气歌①

大寒厥阴气之初，春分君火二之隅②。

小满少阳分三气③，太阴大暑四相呼④。

秋分阳明五之位⑤，太阳小雪六之⑥余。

逐年主气歌⑦

初气逐年木主先，二君三相火排连。

四来是土常为主，五气金星六水天。

逐年客气歌⑧

每年退二是客乡，上临实数下临方。

初中六气排轮取，主客兴衰定弱强。

五运受病起例歌⑨

甲己化土未为期，乙庚金运酉中知。

丙辛水运从子上，丁壬木运卯中随。

戊癸火运元居午，五运皆同旺处推。

丑命生人子日病，顺数见午少阴居。

---

① 逐年六气歌：《普济方》卷一二三作“伤寒逐年六气歌”。

② 之隅：《普济方》卷一二三作“气居”。

③ 分三气：《普济方》卷一二三作“三气是”。

④ 呼：《普济方》卷一二三作“符”。

⑤ 五之位：《普济方》卷一二三作“为五气”。

⑥ 之：《普济方》卷一二三作“无”。

⑦ 逐年主气歌：《普济方》卷一二三作“伤寒逐年主气歌”。

⑧ 逐年客气歌：《普济方》卷一二三作“伤寒逐年客气歌”。

⑨ 五运受病起例歌：《普济方》卷一二三作“伤寒五运受病歌括起例”。

本草要略

出丹溪先生随身备用七十种珍怪之药，悉不敢录。

人参

味甘，气温，但入肺经，助肺气而通经活血，乃气中之血药也。《衍义补遗》① 所谓入手太阴而能补阴火，正此意耳。生脉散用之而能生脉者，正以其经通血活，则动脉亦生矣。古方解散药及行表药中多用此者，亦取其通经而走表也。又云，肺气寒则能补元气，惟其肺寒，则脉濡滞而行迟，假参之力而经通血活，则元气发生，亦自是而盛矣。肺热则还损肺气，惟其肺热，则气血激行，再加通迅，则助其激速，而脾②气不能无耗损矣。所谓通经活血者，信哉！与黄芪同用，则助其补表。与白术同用，则助其补中。与熟地同用，而佐以白茯苓，则助补下焦而补肾。医者但泥于作饱而不敢用，盖不知少服则滋壅，多服则宣通意也。与藜芦相反，当忌之。又当去芦。不去芦，令人吐。

白术

味微辛、苦而不烈，大能除湿而健脾胃。与二陈同用，则健胃消食，化痰除湿。与芍药、当归、枳实、生地之类同用，则补脾而清脾家湿热。再如③干姜，去脾家寒湿。又有汗则止，无汗则发，与黄芪同功。味亦有辛，能消虚痰也。

---

① 衍义补遗：此处指元·朱震亨《本草衍义补遗》。下文《补遗》同。

② 脾：《医经大旨》卷一同，《本草约言》卷一作“肺”。

③ 如：按上下文义，似为“加”之误。

茯苓

虽曰赤者向丙丁，白者向壬癸，又曰赤者能利水，白者能补脾，是知赤者而泻小肠之火，则能利水矣，不知白者润肺生津，而能分利也。故此剂以分利为主，而莫如用白。《衍义补遗》以为阴虚未为相宜，盖以其渗淡也。殊不知气重者主气，味重者助血，茯苓虽曰渗淡，而其味尚甘，于阴虚者，亦无害也。其佐人参等补剂下行，亦能补虚而固肾矣。特猪苓一剂，诚为渗淡，而阴虚者，为当忌也。

甘草

生用性寒，能泻胃火，解热毒，诸痈疽疮疡，红肿而未溃者宜用，其已溃与不红肿者，不可生用。炙用性太缓，能和诸药性，能解百药毒，宜少用。多用则泥膈而不思饮食，抑恐缓药力而少效。大抵脾胃气有余，如心下满及肿胀，痢疾初作，皆不可用，下焦药中亦宜少用，恐太缓不能自达也。与海藻、大戟、芫花、甘遂相反，切当忌之。

当归

本草议论，头止血，稍[1]破血，身养血。所用不同，于是而多用身，大能和血补血，诸血证皆用之。但流通而无定，由其味带辛甘而气畅也。重能补血耳，其随所引到而各有用焉。与白术、芍药、生熟地同用，则能滋阴补肾。与川芎同用，能上行头角，治血虚头疼。再入芍药、木[2]香少许，则生肝血以养心血。同诸血药入以薏苡仁、川牛膝，则下行足膝而治血不

---

① 稍：原指禾末，泛指事物的末端、枝叶。宋·欧阳修《生查子》：“月上柳稍头，人约黄昏后。”

② 木：原作“水”，形近而误，据《医经大旨》卷一、《本草约言》卷一改。

荣筋。同诸血药入以人参、川乌、乌药、薏苡仁之类，则能营于一身之表，以治一身筋寒湿毒。

川芎

味辛，性温。血药中用之，能助血流行。奈何过于走散，不可久服多服，令人卒暴死。能止头疼者，正以有余者。能散不足者，能引清血下行也。古人所谓血中之气药，信哉！惟其血中气药，故能辛散，而又能引血上行也。痈疽药中多用之者，以其入心而能散故耳。盖心帅①气而行血，芎入心，则助心帅气而行血，气血行，则心火散，邪气不留，而痈肿亦散矣。东垣曰下行血海，养新生之血者，非惟味辛性温者，必上升而散，血贵宁静而②不贵躁动，川芎味辛性温，但能升散而不能下守，胡能下行以养新血耶？四物汤中用之者，特取其辛温而行血药之滞耳，岂真用此辛温走散之剂以养下元之血哉？是以虽用，亦不可多而久服也。

芍药

味酸，性寒，收敛之剂也。东垣曰可升可降，阴也。其云可降，犹之可也。其云可升，须以酒浸用之，以借升发也。其用犹有赤白之异焉，赤者泻热，而白者补虚也。赤者能泻肝家火，故暴赤眼者，或洗或服，皆当用之。白者与白术同用，则补气又下利，腹痛者宜用之。盖由肠胃湿热，用此收敛之剂，则脾胃得正，而邪毒不能作衅矣。《补遗》所谓治血虚腹痛，盖谓其补虚耳。抑且收敛之酸寒以和湿热之炽盛，则湿热自是而释矣。故腹中有寒而痛，当煨用之。

---

① 帅：原作“师”，形近而误，据《医经大旨》卷一、《本草约言》卷一改。

② 而：原作“面”，形近而误，据《医经大旨》卷一改。

熟地黄

性颇寒泥滞，故用醇酒洗过，或用姜汁炒，或同附子用，不惟行滞，乃能导引入肾。惟下元血衰者，须用之。又能填骨髓，长肌肉。尺脉微者，桂、附相宜。尺脉旺者，以黄檗、知母兼用，则滋阴降火补肾。此剂泥膈，不宜独用耳。若犯铁器，令人消肾。又忌莱菔，能耗诸血，见之则无补血之功矣。

生地黄

性大寒，较熟地则宣通而不泥滞，能凉血疏血，故心家血热、折伤、瘀血、留血、衄[①]血、吐血之实热者，或凝滞者，皆当用之。其或虚而生热[②]者，不可多用，以其性大寒故也。惟劳倦伤脾而然[③]者当用。妇人崩中血不止，乃产后血上攻心闷绝，胎动下血，及老人津液枯竭，大肠结燥，便不润者，皆当用之。又实脾药中用二三分，以固脾气，使脾家永不受邪。东垣言其泻脾土之湿热，湿热除，则脾气固矣。但不可多用，恐其大寒以倒脾气故耳。或用姜汁炒过，或用酒洗，方可用。铁器亦忌。

黄芪

气味甘温，大补阳虚自汗。如痈疽已溃，用此从里托毒而出，又能生肌收口，补表故也。大抵表邪旺者，不可用，用之则反助邪气。阴虚者，宜少用，用之以升气于表，则内反虚耗

① 衄：原作“劫”，文义不顺，据《医经大旨》卷一、《本草约言》卷一改。

② 热：原作“熟”，文义不顺，据《医经大旨》卷一、《本草约言》卷一改。

③ 然：《医经大旨》卷一、《本草约言》卷一作“热”。

矣。又表虚有邪，发汗不出者，服此自汗。

半夏

属金，属土，故性燥而能燥湿，乃健脾胃之药也。今人多用其化痰，而不能审其由。不知半夏性燥而能去湿痰，故脾胃得之而健也。其于痰不大①于湿者，亦何与焉？亦当各因其自而求耳。此药为能化痰渗湿，健胃燥脾，诸血证、妊妇，及少阳伤寒而渴，及诸渴者，并不可服。由其性燥，损血耗血而燥津液故也。惟气证发渴者不忌，由动火上盛而然。惟气调，则动火亦伏，而不渴矣。固非津液虚耗及火邪作燥者，而有妨于半夏矣。

陈皮

隔年者，方可用。去白者曰橘红，性热，能除寒发表。带白者，性温，能理脾胃而和中。与白术、半夏同用，则渗湿而健脾胃②。与甘草、白术同用，则补脾胃。无甘草、白术，而多用独用，则有损脾胃③。与苍术、厚朴同用，能去中脘以上至胸膈之邪。再加葱白、麻黄之类，则能散肉分至皮表有余之邪。

苍术

气味辛烈，发汗甚速。以黄柏、牛膝、石膏下行之药引用，则治下元湿疾④。入平胃散，能去中焦湿证，而平胃中有余之气。入葱白、麻黄之类，则能散肉分至皮表之邪。大抵

---

① 大：《医经大旨》卷一作“由”，《本草约言》卷一作“属”。

② 脾胃：原作“胃胃”，文义不顺，据《医经大旨》卷一、《本草约言》卷二改。

③ 有损脾胃：《医经大旨》卷一同，《本草约言》卷二作“泻肺损脾”。

④ 疾：《医经大旨》卷一同，《本草约言》卷一作“痰”。

有邪者宜用，无邪者不用。今俗医不分虚闷及七情气闷，皆用苍术。丹溪载腹中窄狭，须用苍术。医者徒诵其言，而不察其言。所谓苍术乃辛散，有湿、实邪者用之，则邪散而湿除即止，岂谓不分虚实概用之乎？抑且虚闷者用之，则耗其气血，燥其津液，其虚火益动而愈闷矣。吾知调其正气，则闷自是而散矣。

厚朴

《衍义补遗》曰：厚朴属土而有火，气之温而能散，泻胃中之实也。而平胃散用之，佐以苍术，正为泻上焦之湿，平中焦胃土，不使之太过而复其平，以致于和而已，非谓温补脾胃。习以成俗，皆谓之补。哀哉！又云：厚朴能治腹胀，因其味辛，以平其气。此言当矣。大抵胃气盛而人壮实者，宜服；胃气弱而[①]人虚乏者，不可服。

干姜

生用味辛，能发散寒邪，行表，与生姜同功。熟用带苦，能除胃冷，守中，与生姜异同[②]。生用入发散药，能利肺气而治嗽。熟用入补中药，能和脾家虚寒。入补阴药，能治血虚发热，故产后发热当用之。盖以热用则性温，能守能助，性补故也。又入肾中，燥下湿，此又湿同寒治也。又治沉寒痼冷，肾中无阳，脉气欲绝者，黑附子为引用。又曰多用能耗散元气，是壮火食气故也。

生姜

性温，味辛，微带甘辛。本属肺、心之柔也。心惟[③]得其

① 而：原字漫漶，据《医经大旨》卷一补正。

② 同：《医经大旨》卷一同，《本草约言》卷一无。

③ 惟：《医经大旨》卷一同，《本草约言》卷一作“肺”。

所胜，则气通而宣畅，故能通神明。神明通，是心气胜，而一身之气，皆为吾所使，而亦胜矣。一身之气胜，则邪气不能容矣，故能去秽恶。抑且辛甘发散，则能散在表在上之邪也，故生姜能治咳嗽痰涎，止呕吐，开胃口，主伤风伤寒、头痛发热、鼻塞咳逆等证。《补遗》谓夜间勿食生姜，恐令人用[①]气者也。夜本收敛，姜性发散，食之反开发其气，则违天道，是以不宜。又曰：欲热即去皮，去皮则守中而热存也；要冷即留皮，留皮则行表而热散也，非皮之性本冷也。

桂

味辛、甘，性热。有四等，其在下最厚者，曰肉桂，去其粗皮，而留其近木之味重而最精者，故有桂心。入二三分于补阴药中，则能行地黄之滞而补肾，由其味辛属肺，而能生肾水，性温行血，而能通凝滞也。能通血药之凝滞，其能补肾也必矣。在中次厚者，曰官桂，由桂多品而取其品之高也，主中焦有寒。在上薄者，俗曰薄桂，走肩臂而行肢节之凝滞，肩臂引经多用之。其在嫩枝之最薄者，曰桂枝，伤寒伤风之有汗者，宜用之，以微解表也，非固表也。惟有汗者，表虚而邪微，故用此气薄辛甘之剂以轻散之，岂有辛甘之剂能固表哉？《衍义补遗》辩之明矣。

附子

《衍义补遗》曰：仲景八味丸，附子为少阴之向导，其补自是地黄，后世因以附子为补，误矣。附子走而不守，取健悍走下之性，以行地黄之滞，此言至矣。勿听子曰：附子大热，能逐冷，祛风湿。又曰：以与干姜同用，乃补中有发之功。何也？

① 用：《医经大旨》卷一作“闭”。

仲景云①其暴悍酷烈之性，大能回阳故耳。

木香

味苦、辛，性微温，苦入心，辛入肺，故能入心而调诸气。胸腹中壅滞及冷气者，多用之，经络中气滞痰结者，亦当用之。《衍义补遗》以为行肝经气者，何哉？盖心乃一身之主，一身气血之所听命者也。心有主则能帅气，肺气调则肝家动火自伏。惟人有怒气，则肝气拂逆，而反忤其气。况心有纵肝之情而不能制，则肝气于是乎盛矣。或为拂郁者有之，或为攻冲者有之。于此得木香之苦辛温散，则入心。惟苦辛温散入心，则心气疏畅，心气疏畅，则气亦从而疏畅矣。气疏畅，则肝气之拂逆者，自是其无有矣。实心之行夫肝气也，非肝气之自行也。此又不可不知。又煨用能入②大肠，多用能泄肺气。东垣以黄连制之，盖气行过于通畅，不无走泄之患也。

槟榔

味苦、涩而微带辛，其性沉如铁石，东垣所谓降也阴也是矣，故能坠诸药下行，逐水攻脚气。诸药性所谓治里急后重如神，取其坠也，非取其破气也。故兼木香用之，然后可耳。《衍义补遗》所谓纯阳，破滞气，泄胸中至高之气，何也？盖由其性沉重，坠气下行，则郁滞之气散，而至高之气下矣。一云能杀寸白虫。非杀虫也，以其性下坠，能逐虫下行也。广闽多服之者，盖以地暖，淫蒸气多，居民感③之，气亦上盛，故服此以降之耳。

---

① 云：原作“壬”，形近而误，据《医经大旨》卷一改。

② 入：《医经大旨》卷一同，《本草约言》卷一作“实”。

③ 感：原作“藏”，文义不顺，据《医经大旨》卷一改。

五味子

味酸、苦、甘而微带辛，故能引酸、苦入肺肾，以收敛肺气而滋肾水。其止咳嗽，益气，收肺气之力也；除烦热，生津止渴，补虚劳，滋肾水之功也。勿听子曰：能强筋，以其酸也。能消酒毒，盖酒毒伤肺，而肺热得此收敛，则肺气敛而热邪释矣。其又曰下气者，盖肺苦气上，惟其收敛肺气，则气自下耳。《衍义补遗》曰食之多致虚热，盖收敛之骤也，即此亦宜少用。不惟收敛太骤，抑且酸能吊痰引其嗽也。肺邪盛者，莫如用黄五味，取其辛、甘稍重而能散耳。

麦门冬

诸药性皆曰味甘、微寒，阳中微阴也。阳乃肺药，微阴则去肺中之伏火，伏火去，则肺金生而心亦清，心清而神亦保安矣。惟肺金生，则金能生水，又能强阴益精，心清神安则气血和畅，又能治血妄行。东垣曰解烦渴，治虚劳，正以其能润肺清心也。惟清其心而润其肺，则心统气行，而郁结之患可释矣。一说能复脉者，何也？盖心主脉，而百脉皆朝于肺经。若润其肺，清其心，则脉亦调和，气无所阻，必听命以遂脉之通畅，此复脉不可缺也。去[①]心，焙干用。

麻黄

性温，解散在表寒邪，去根节者能发汗，连根节者能敛汗。惟在表真有寒邪者，宜用汗之。其真无寒邪，或寒邪在里，或表虚之人，或阴虚发热，或伤风有汗，或伤食等证，虽有发热恶寒，其不头疼身疼而拘急，六脉不浮紧甚者，皆不可用。虽可汗之证，亦不可过服。盖汗乃心之液，惟不可汗而汗之，或

---

① 去：原字残缺，似作“去”，据《医经大旨》卷一补正。

可汗而过汗，则心家易①涸，而心血亦为之动矣。或至忘②阳，甚至衄血不止，而成大患害者有也。慎之！慎之！丹溪尝以麻黄、人参同用，亦攻补发③也，医可知之。

枳壳、枳实

《衍义补遗》：本是一物而损益之。何也？盖有大小之分。枳实虽小，性重而速，枳壳虽大，性稍轻而缓，泻痰下气破结之药，故能宽肠利膈，亦去宿粪。大抵实证宜用，虚证不宜用之。如脾胃湿热生痰有食者，入白术中四分之一，脾用枳实有推墙倒壁之功，胃用枳壳多损至高之气。

青皮

《衍义补遗》曰：青皮苦、辛、咸，阴中之阳，泄气滞，破积结，消食积，少阳经下药也。陈皮治高气，青皮治低气。虚弱者少用。治胁痛，醋炒为佳。又伏胆家动火，惊证药用二三分可也。

桔梗

《衍义补遗》言其能开提气血，气药中宜用之。其载诸药而行上行表，故为舟楫之剂。惟加葱白、石膏，则升气于至阴之下。虽然，亦上升也，能治气血凝滞而痰拥④等疾者。盖以开提气血，则痰亦自是而疏通矣。故疮疖痈疽及在表实证，皆宜用之。故必假是以为舟楫，载诸药而行上行表，使其气血疏

---

① 易：原作“意”，文义不顺，据《本草约言》卷一改。

② 忘：《医经大旨》卷一同，《本草约言》卷一作“亡”。忘，通“亡”。丧失，失去。《书·大诰》：“敷前人受命，兹不忘大功。”王引之《经义述闻·尚书上》：“忘，与亡同，言不失前人之大功也。”

③ 发：《医经大旨》卷一同，《本草约言》卷一作“法”。

④ 拥：《医经大旨》卷一同，《本草约言》卷一作“壅”。拥，通“壅”，阻塞，壅滞。《管子·明法》：“出而道留谓之拥。”

通，则痰亦濡润，而结核为之自释。下虚者及怒气上升者，皆不可用。

紫苏

性热，能散上膈及在表寒邪，以其性轻浮也。东垣言其下气者，由其性热而散，为能散气故耳。气虚者，不可用苏子，尤甚。俗医不分虚实，但见胸满者，多用此剂。慎之！慎之！

大腹皮

性温，疏脾胃有余之气，腹胀满者用之。气虚者，不可用。

僵蚕

《衍义》[①] 云：得金气，故僵而不化，乃火，本[②]土中有金气者也。能助肺金清化之气，治相火，散浊逆结滞之痰。

香薷

《衍义补遗》曰：香薷属金与水，而有彻上彻下之功，治水肿，利小便，甚健，助肺家清化之气，故能治暑，使火不得烁金也。

瓜蒌仁

《衍义补遗》言其味甘，性润，甘能补肺，润能降气，润肺降气导痰，治嗽之要药也。润肺，能生津液，又能治消渴。仲景论少阳经证口渴者，小柴胡内以此易半夏，其能润肺生津，抑可见也。

防风

性温而浮，去在表阳分风热，亦疗肢节拘疼。

---

① 衍义：此处当指《本草衍义补遗》。

② 本：疑为“木”之误。《本草纲目》卷第三十九“虫部”：“发明：震亨曰：僵蚕属火，兼土与金、木。老得金气，僵而不化。”可从。

荆芥

性凉而轻，能凉血疏风，诸疮疡风热，皆当用之。

升麻

能解脾胃肌肉间热，故能散手足阳明经风邪。此言是当。医书皆以为元气不足者用此，于阴中升阳则谬矣。愚以阳气下陷者，可升提之。元气不足者，升之则下虚，而元气益不足矣。可不辨哉？惟下陷者，宜用。

柴胡

能提下元清气，以泻三焦之火，此所以能除手足少阳寒热也。治劳方中多用之者，由其能提清气以祛邪热耳。用之当知其要，惟可用于下陷，不可用于下绝①。

前胡

散气清痰，故《补遗》述《本草》曰主痰满胸胁中痞，心腹结气，推陈致新。

羌活

性温，而散肌表八方风邪，故能止周身骨节疼痛，治时疫，散痈肿，风邪之在表在上者。

独活

性温，亦浮，其浮次于羌活。去周身风湿，安颈项难舒，为足少阴经引药也。

丁香

性热而浮，胃上口药也，则凡胃上有寒者，宜用之。故伤寒发噎，或胃口有寒而呕吐者，皆不可缺也。

① 绝：《医经大旨》卷一作“竭”。

白芷

性温，味辛，微带甘泥，故辛温而走于肌肉，止治足阳明头痛，而不治他经也。此剂最能排脓长肉，而散面上风邪及诸疮疡，皆当以此为佐。又云其能止崩。又以为手太阴引经之剂。意者味辛，但入肺故耳。

黄芩

味苦，性寒，治诸般实热。中飘而枯者，清肺热；条实而坚者，清大肠热。此剂又为安胎圣药，由其能降上中二焦之火，使之下行也。凡痰热者，又假此以降之，宜炒用。

黄檗

味辛，性寒，走少阴而泻火。今人谓其补肾，非也。特[①]以肾家火旺，两尺脉盛，而为身热、为眼疼、为喉痹诸疾者，用其泻火，则肾亦坚固，而无狂荡之患矣，岂诚有补肾之功哉？故肾家无火，而两尺脉微弱，或左尺独旺者，皆不宜用此剂。《内经》所谓强肾之阴，热之犹可。此又不可不知。

黄连

味辛，性寒，以姜汁炒用，则止呕、清心、清胃，且治一切时气，又解诸般恶毒秽毒。盖以姜汁炒，则和其寒，而性轻，抑且小变其性，以引至热处而使之驯化，不使有抵牾之患也。其如欲上清头目、口疮之类，酒炒尤佳；如欲去下元之热，生用亦可。勿听子曰治消中，《补遗》曰涤暑，又曰治烦躁，东垣曰疗疮疡，皆所以清心清胃也。东垣曰厚肠胃，勿听子之说亦如之，其不分寒热之混言也。盖肠胃为湿热所挠，而为利为痛，

① 特：原作“持”，形近而误，据《医经大旨》卷一、《本草约言》卷二改。

得此苦寒之剂，则湿热除而痛去，肠胃自而厚矣，非谓药有厚肠胃也。苟或肠胃有寒者，不可误用。又曰与木香同用，消心下痞满，其伏梁心积，当些少用之。其如停食受寒及伤寒下早所致者，其可以用此固冷之剂哉？其又曰除肠中混杂之红，宜矣。其如阴虚下血及损脾而血不归脾者，亦不可用也。《日华子》曰治五劳七伤，止心腹痛与惊悸，其亦不分寒热之混言耳。亦惟斟酌为用。

大黄

味苦、寒而决泄，故东垣曰夺土郁，又曰通闭[①]结，导瘀血。勿听子曰：生用则通肠胃壅塞结热，熟用能治诸毒疮疽久不收口。盖以诸毒疮疡，皆属心火，大黄熟用则能泻心，抑且宣气消痈，而除结热也。在上者，酒煮尤佳。丹溪《补遗》辟《衍义》[②]泻心火之说，当矣。然其旨隐而不发，故后人难于讲求，多致以辞害意者。殊不知彼以为心气不足，则虚火妄动而成吐衄，得大黄之苦寒，则心火亦有制而无妄动之害，非诚谓不足而反亢甚焉。

山栀

味苦，性寒，无毒。《衍义补遗》曰：屈曲下行，降火甚速，又能治块中之火。勿听子曰：能治烦闷，通淋解热。东垣曰：疗心中懊侬，治脐下血滞，小便而不得利。其又曰：凉心肾，鼻衄最宜。此数言者，语虽殊而理则一也。

酸枣仁

能安和五脏，大补心脾，故血不归脾而睡卧不宁者，多用

---

① 闭：原作“闵”，形近而误，据《医经大旨》卷一改。

② 衍义：此处指宋·寇宗奭《本草衍义》。

之。盖血不归脾，则五脏不安和，而睡卧不宁。惟能大[1]补心脾，则血归脾，而五脏安和矣。血归脾而五脏安和，则睡卧亦宁矣。

知母

味苦，性寒。《衍义补遗》曰：肾家之本药。此药为能滋阴降火，或肾虚火动而消渴烦渴者，皆当用之。又治骨蒸劳热，及虚火干肺而咳嗽者。其或肺中停寒而嗽者，及肾气虚脱无火证，而尺脉微弱者，皆不宜用。用下，用炒黄；用上，用酒炒。

贝母

味辛、苦，性微寒。辛能散郁，苦能降火，故凡心中不和而生诸疾者，皆当用之。《本草》主伤寒、烦热、淋沥、瘕疝、喉痹、金疮、腹中心下结实、咳嗽上气，《日华子》云消痰润肺，烧灰敷于恶疮而能敛口，皆取辛能散结而苦降火，则气血调畅，而疮口自是其敛矣，非贝母性本收敛而敛之也。

阿胶

味甘、辛，性微温。能保[2]肺气，养肝血，补虚，故止血、安胎、止嗽、止痢、治痿等剂皆用之。其嗽、痢、血证，惟久痢久嗽、虚劳失血者宜用。其邪胜而初发者，皆不可用，抑恐强闭其邪，致生他证也。

香附

气重，味轻而辛散。妇人之圣药也。盖妇人心性偏执，每多郁滞，所谓多气少血者，此也。此药为能疏气散郁，气疏郁散，则新血亦生，而百体和矣。其性热，用童便煮过。乌药其

---

① 大：原作“火”，形近而误，据《医经大旨》卷一及前文“大补心脾”改。

② 保：《医经大旨》卷一同，《本草约言》卷二作“补”。

为佐使也。

乌药

味辛而薄，性轻热而散，气胜于味也。佐香附，治妇人诸般气证。用于风药，则能疏风；用于胀满，则能降气；用于气沮，则能发疽。且疏寒气，又治腹疼，乃疏气散寒之剂，止以其热而辛散也。此药味薄，无滋益人，但取辛散凝滞而已，不可多用。香附治内，内和而外自释也。乌药疏散宣通，其尤畅于香附也。

缩砂

《衍义补遗》曰：缩砂，安胎止痛，行气故也。又引《日华子》曰治一切霍乱心腹痛。其能止痛行气，概可见矣①。又以止痢药中用之，盖亦取其止痛行气之意。虽云其性辛温，以热攻热，乃所以为顺治也。东垣曰：化酒食之剂。惟其辛温行气，则气行而酒食亦为运化矣。《补遗》止痛行气之说至矣。

泽泻

味咸，性寒，分利小水之捷药也。故能除湿、通淋、止渴，治水肿，止泻痢，以猪苓佐之。无此疾者，服之令人眼疾。盖以眼中有水，属膀胱，过于分利，则膀胱水涸而火生矣，抑亦渗泄而耗肾水，以致虚火上盛故也。故下虚之人，不宜服之。《衍义补遗》以仲景八味丸用之，亦不过接引桂、附归就肾经，盖咸寒仅能引补药入肾耳。止阴汗、生新水、补阴不足、止泄精为正剂，皆非也。若以此渗泄之剂而直治夫数者之证，其不渐至于危者，几希矣。戒之！又淋渴水肿，肾虚所致者，皆不可用。

---

① 见矣：原作“矣见”，文义不顺，据《医经大旨》卷一、《本草约言》卷一乙正。

猪苓

无他能，一于渗淡。虽能利水，而下虚者皆不可用，盖有损而无益也。诸药性皆曰味甘，岂知味之真者哉？皆因旧说之说，而不能审察者也。勿听子曰止遗精者，盖谓脾家有湿，流入肾经，因而渗泄，用剂于渗湿药中，遂能中病，故以为能止遗精，其可守以为常哉？医者不可不知。其曰消渴，利水消肿，当矣。虽然，亦不可主剂，但可佐泽泻而已，宜少用之。又渴与肿，肾虚所致者，不可用，恐虚其虚也。

枸杞

味苦、甘，性寒，无毒。故能明目去风，止虚劳寒热，治下血腰疼。根名地骨皮，治骨蒸尤妙。本草曰枸杞益寿延年，补肾故也。

甘菊

味苦、甘，平，无毒。能补阴气。《衍义补遗》曰：单叶花小而黄，味甘而应节开者佳。其在山野而苦者，曰苦薏，不可用。此剂能明目聪耳，治头眩及胸中烦热。盖数证皆由水不足而风火上盛，故得补阴之剂，则水盛而火自熄矣。抑且肾窍通耳，目中黑睛属肾，肾气盛则窍通睛明，清气升则头目清，烦热降，故能治夫数者之证也。

桃仁

《衍义补遗》详矣。但血闭血结，不分虚实，未[1]也。又云治血燥，此又大不宜。彼既言其破血，血燥者又可用哉？血闭血结，实者固可，虚者亦不可也。但用滋血补血之剂，自是其濡润而无闭结之患矣。

---

① 未：《医经大旨》卷一作“何”。

红花

《衍义补遗》曰多用则能破血，少用则能养血，味辛性温故也。辛温则血调和，故少用能养血。过于辛温，则血走散，故多用能破血。此产后血晕、口噤、腹内恶血、胎死腹中，并酒煮服。又通经药中宜服之。东垣曰补血虚，盖兼补血药用之，斯行血养血，而有补血之功也。本草言其止产后败血者，血既已败，用此行而败血，有何止血之意也?

皂角刺

《衍义补遗》曰治痈疽已溃，能引至溃处，甚验。又引《神仙传》，以为崔吉一旦双眼齐昏，咫尺不辨人物，眉发自落，鼻梁崩坏，皮肤疮癣，至为恶疾，难救。有一道流，使其服皂角刺灰，每服浓煎大黄汤，服一钱，七旬日，而眉发再生，疾自释矣。及以皂角腐铁之力证之，观数言，乃疮家之圣药也。则凡痈疽已溃者，皆不可无。其未破者，能开窍。其已破者，能引排脓药至脓处。又诸恶疮癣及厉风中之要药也。盖以皂角气味辛畅，而小有毒，故能引至毒处而疏散之，且能通气导痰，又搐鼻即嚏，风邪自释，皆疏散之力也。况刺，其质干中之尤锐者，故其功尤胜焉。观其善涤垢腻，概可见也。

牛膝

引诸药下行，酒浸炒用，性寒故也。

薄荷

其性辛凉而轻浮，散在上风热。

败龟板

大能补阴，又能补心。其阴虚发热，骨蒸骨痿，劳倦，皆当用之。或酥或酒或猪脂炙用。东垣言其治崩，强阴故也。《补遗》言其去瘀血，盖由阴强而气血调和，则瘀血自去也。

苏木

能破疮疡死血，除产后恶血及一切跌扑[①]损伤、金疮，用以去瘀血、和新血之剂，皆不可无。又月水不调者，当用之。

连翘

性凉而轻散，故能散诸[②]经之客热，而消诸经之痈肿也。勿听子曰：除心热，破瘿瘤。盖以诸痛疮疡，皆属心火，连翘性凉而轻散故耳。其曰堪行月水，则未之知也。意者叶韵，配偶之意焉。

桑白皮

《补遗》曰：气寒，味苦、酸。主伤中五劳羸瘦，补虚益气，除肺中水气，止唾血，消水肿，利水道，须炒而用之。是数言者，其要在于气寒而能利水，酸苦而能补虚故耳。东垣《珍珠囊》曰主喘息，又曰泻肺气有余而止咳嗽，其亦除肺中水气之意也。益元气不足而补虚，其亦伤中五劳羸瘦、补虚益气之意也。二者之说当矣。

牡丹皮

诸药性皆曰味苦、辛，阴中微阳。一曰治肠胃积血，一曰除结气，破瘀血，其又曰治吐血衄血之要药及无汗骨蒸。意者，其能养真血而去坏血，固真气而行结气故耳。

杜仲

洁古云：性温，味辛、甘，气味俱薄，沉而降阳也。东垣云：能壮筋骨，治腰痛。宜炒去丝，倍用之。

---

① 扑：原作“蹼”，文义不顺，为撲（扑）之形近而误，据前后文义改。

② 诸：《医经大旨》卷一同，《本草约言》卷一作“心”。

滑石

属金而有土之水。无甘草以和之，勿用。丹溪以二味为天水益元散，善燥湿，实大府，分水道，化食毒，行积滞，逐凝血，解燥渴，降妄火之要药也。本草云：滑石惟白有腻文①者佳，其余黄色、乌色、青黑色，有杀②人毒，勿用。

常山

属金而有火与水，乃蜀漆根也。性暴悍，善驱逐，能伤其真气，病人稍近虚怯，切不可用。疟子药中少加之则截。

肉苁蓉

属土而有水与火，峻补精血，骤用反致动大便滑。宜去鳞甲，酒洗用之。阳事不举，不可缺也。

① 文：原字漫漶，似作“文”，据《医经大旨》卷一补正。

② 杀：原字漫漶，似作“杀”，据《医经大旨》卷一补正。

元　集

卷之一

通治诸病门

夫病必资于医，医必资于药，药如不备，术何由施？故曰牛溲马勃，蓄用无遗者，医之良也。譬之工欲善事，先利其器，将欲取胜，预淬其兵，此理之自然，无足怪者。奈何世医仓卒视病，虽切知方剂，顾无成药可假而用，危迫之际，不过付之叹惜而已。乃今深惩其弊，于此书之首，备列通用诸方丸散，使医者知所预焉，庶免孟氏求三年之艾之诮云。

神仙太乙紫金丹一名紫金锭，一名万病解毒丹，一名玉枢丹　解诸毒，疗诸疮，利关窍，通治百病。此药真能起死回生，尝制十数万锭，济人奇效，不可尽述。凡居家出入，兴大工，动大兵，及闽、广、云、贵仕宦行兵，尤不可无之。

山茨菰①南北处处有之，俗名金灯笼。叶似韭，花似灯笼，色白，上有黑点，结子三棱，二月开花，三月结子，四月初苗，枯即挖地得之，迟则苗腐烂，难寻矣。与有毒老鸭蒜极相类，但蒜无毛，茨菰上有毛包

---

① 山茨菰：即山慈菇的别名。

裹，宜辩①。去皮，洗极净，焙。二两　川文蛤一名五棓子。捶破，洗刮倍净，焙干。三②两　麝香拣尽血、毛、皮、壳，细研，净。三钱　千金子一名续随子。去壳，拣色极白者，用纸包裹，换纸，研数十次，去尽油，以色白，再研，纸无油、成霜为度。一两　红芽大戟杭州紫大戟为上，江南土大戟次之。去芦根，洗极净，焙干。一两半。北方绵大戟色白者，太峻③利，反能伤人，弱人服有吐血者，慎之！慎之！

上制法，宜端午、七夕、重阳或天月德黄道上吉日修合。量药多寡，预期数日前，主人及医生俱斋戒沐浴，易瀚濯④及新洁衣巾履袜，于僻静净室焚香。将前五味，各为极细末，设盥洗盆，出入必净手熏香，各用新洁器盛，纸盖。至期夙兴，主人率医生焚香，陈设药品，拜祷天地毕，用数盆，各逐盆配合分两，搅⑤和数百次，极匀。仍重罗两遍。依方用糯米浓饮调和，于木臼内杵数千下，极光润为度。每锭一钱，每服一锭。病势重者，连服，通利一两行无妨，用温粥补住。要在斋心至诚，极其洁净，如法修制。毋令丧服、体气不具足人、妇人、鸡、犬见之。

一方加雄黄、辰砂、山豆根、紫河车即金线重楼。各一两。

治一切饮食、药毒、蛊毒、瘴气、恶菌、河豚、吃死牛马驼骡等诸毒，并用凉水磨服。南方蛊毒、瘴疠伤人，才觉意思不快，即磨服一锭，或吐或利，随手便愈。

---

① 辩：通“辨”，分别。见前注。

② 三：建邑书林本、日本抄本同，《摄生众妙方》卷一作“二”。

③ 峻：原作“唆”，形近而误，据建邑书林本、日本抄本及《摄生众妙方》卷一改。

④ 瀚濯：即洗涤。

⑤ 搅：原作“揽”，形近而误，据建邑书林本、日本抄本及《摄生众妙方》卷一改。

痈疽发背、对口、天蛇头、无名疔肿、杨梅等一切恶疮，诸风瘾疹，赤肿未破时，及痔疮，并用无灰淡酒磨服，及用凉水调涂疮上，日夜各数次，觉痒立消。已溃出浓①血者，亦减分数。

阴阳二毒，伤寒心闷，狂言乱语，胸②膈壅滞，邪毒未发，及瘟疫及喉闭、缠喉风，冷水薄荷一小叶研下。

心气痛并诸气，用淡酒或淡姜汤磨服。

赤白痢疾、泄泻、肚腹急痛、霍乱、绞肠痧等症及诸痰症，并用薄荷汤磨服。

男子妇人，急中颠邪，喝叫乱走，鬼交鬼胎鬼气，狂乱失心，羊儿、猪颠等风，中风中气，口眼歪斜，牙关紧急，语言蹇③涩，筋脉挛缩，骨节风肿，手脚腰腿周身疼痛，行步艰辛，诸风诸痫，并用暖无灰酒下。

自缢、溺水死心头暖者，惊死、鬼迷死未隔宿者，冷水磨灌下。

毒蛇风④犬，一应恶虫伤，冷水磨涂伤处，另用淡酒磨服。

久近疟疾，临发时，东流水煎桃柳枝汤磨下。

小儿急慢惊风，五疳五痢，脾病黄肿，瘾疹疮瘤，牙关紧急，并用蜜水、薄荷小叶同磨下及搽，量儿大小，一丸作二

① 浓：建邑书林本、日本抄本、《摄生众妙方》卷一同。浓，用同“脓”。如浓包，即脓包。《明成化说唱词话丛刊·包龙图断曹国舅公案传》：“喝骂包家手下人，我们都是浓包汉。”

② 胸：建邑书林本、日本抄本作“脑”。

③ 蹇：通“謇”，口吃，言语不流利。清·段玉裁《说文解字注·足部》：“蹇，言难亦谓之蹇。”

④ 风：癫狂，后作“疯”。《古今韵会举要·东韵》：“风，又狂疾。”《正字通·风部》：“风，今俗狂疾曰风，别作疯。”

三服。

牙痛，酒磨涂，及含药少许，良久吞下。

汤火伤，流水磨涂伤处。

打扑伤损，炒松节，无灰酒下。

年深日近，头疼，太阳疼，用酒入薄荷研烂，磨纸花贴太阳穴上。

诸蛊肿胀，大麦芽煎汤下。

妇人、女子经水不通，红花煎汤下。有孕妇人，不可服。

一家患传尸劳，兄弟五人，已死者三。方士令服此药，遂各进一锭，一下恶物如浓状，一下死蛊[①]如蛾形，俱获生。其人遂以此药广济，尸证无不验者。

一女子久患劳瘵，为尸虫所噬，磨一锭服之，一时吐下小虫十余条。后服苏合香丸，半月遂如常。药品虽不言补，羸瘦人服之，并效，诚济世卫身之宝也。每料费银不过二钱，可救数十人。内用山茨菰、千金子，皆有子可种。仁人君子，合以济人，阴功不小。

一牛马六畜中毒，亦以此药救之。历试，治诸疮极效。

秘传化滞丸见《乾坤生意》　理一切气，化一切积。夺造化，有通塞之功；调阴阳，有补泻之妙。久坚沉痼，磨之自消；暴积乍留，导之即去。

南木香坚实者，不见火　丁香去苞，不见火　青皮四花者，去瓤　红橘皮水浸，去白　黄连大者。各二钱五分　京三棱慢火煨　莪术慢火煨。各四钱八分　半夏曲拣白净，半夏研末，捣生姜自然汁，和为饼，晒干。二钱五分

① 蛊：建邑书林本、日本抄本及《摄生众妙方》卷一作“虫”。

以前八味，晒干，和研为细末。次以巴豆去壳，滚汤泡，逐一披开，去心膜，以瓦器盛，用好醋浸过一指，慢火熬至醋干，称六钱，重碾细。将前药末和，再碾令匀。入后乌梅膏、巴豆若干，止用四钱五分，乌梅用肉厚者，打碎去核，细剉，火焙干，为细末，称五钱重。用米醋调略清，慢火熬成膏，和入前药，通和匀了，用白面八钱重，水调得所，慢火调糊，为丸如粟米大。每服五七丸，人盛者十丸，五更空心用橘皮汤下。

常服磨滞，不欲通泄，津液咽下。停食饱闷，枳壳汤下。但有所积之物，取本汁冷下。因食吐不止，津液咽下，立止。食泻不休及霍乱呕吐，须用冷水下。赤痢，冷甘草汤下；白痢，冷干姜汤下；赤白痢，冷甘草干姜汤下。

心痛，石菖蒲汤下；诸气痛，生姜橘皮汤下；小肠气痛，茴香酒下。妇人血气不调，当归汤下。

若欲宣积，滚姜汤下，仍加丸数；未利，再服，利。多饮冷水，一口补住。

小儿量岁数，加减丸服。疳积，常服，米饮下，不拘时服。孕妇勿服。此药得热则行，得冷则止。

七转灵应丹　治男子妇人一切山岚瘴气、蛊毒，不问新旧，诸积，诸般积气，十膈五噎，咳嗽痰喘，五劳七伤，脾胃不和，三十六种风，七十二般气，伏梁，小肠疝气，疟疾痢证，左瘫右痪；妇人赤白带下，血瘕血闭，经络不调，产后诸积；小儿惊疳，诸风，肚大面黄，一切心痛，并皆治之。此丹四时宜①服，不动真气，无病之人，春秋各服一服，终岁无疾。孕妇不可服。

牵牛　槟榔　大黄各五两，取净末，三两　芜荑五钱，取净末，四

① 宜：原作“宣”，建邑书林本、日本抄本同，形近而误，据文义改。

钱　木香五钱，取净末，三钱　雷丸四钱，取净末，二钱　锡灰一两，煅，取净末，三钱

上各取净药，一处拌匀，葱白汤露一宿，为丸如黍大，每服四分①。病深年远者，加至五分，用葱白汤露一宿，早晨空心冷下，取出病根，日晚用温粥补之。忌生冷、硬物、荤腥等物三十日。若失音声，加沉香、琥珀各五钱。又方，以茵陈、皂角各四两，煎膏为丸，或入使君子、鹤虱各五钱为末更好。

紫府元君震灵丹　此丹不犯金石飞走有性之药，不僭不燥，夺造化冲和之功。大治男子真元虚惫，五劳七伤，脐腹冷疼，肢体酸痛，上盛下虚，头耳眩晕，心神恍惚，血气衰微，及中风瘫痪，手足不遂，筋骨拘挛，腰膝沉重，容枯肌瘦，目暗耳聋，口苦舌干，饮食无味，心肾不足，精滑梦遗，膀胱疝坠，小便淋漓，夜多盗汗，久泻久痢，呕吐不食，八风五痹，一切沉寒痼冷，服之如神。及妇人血气不足，崩漏虚损，带下久冷，胎脏无子，服之无不愈者。每服三丸，空心温酒下，冷水亦可。尝②服，镇心神，注颜色，温脾肾，理腰膝，除尸疰蛊毒，辟鬼魅邪疠③，久服轻身，渐入仙道。忌猪羊血，恐犯药性。凡妇人，醋汤下。极有神效，不可具述。

禹余粮　代赭石俱用醋煅七次　赤石脂　紫石英各四两　五灵脂酒飞，去土　乳香明清者。各二两　没药　朱砂用水飞过。各一两

上各为极细末，等分，用川米粉煮糊，杵为丸，捣及千万

① 分：建邑书林本、日本抄本作“钱”。

② 尝：通“常”。唐·卿云《送人游塞》：“雪每先秋降，花尝近夏生。”

③ 疠：建邑书林本同，日本抄本作“厉”。

下，即成丹，晒干，出光色者佳。每服三丸，空心用温酒或井水。常服，精神百倍。妇人用淡醋汤下。肥人、妊娠者，勿服。

妇人血崩者，附末汤下；赤白带，艾醋汤下。心痛①不宁，麦门冬汤下。遗精白浊，米饮调茯苓末下。自汗、盗汗，黄芪煎汤下。伤寒热症，冷水下。阴症自痢②，煎附子汤下。沉寒痼冷，温酒下。休息痢疾，乌梅汤下。肠风便血，百草霜汤下。走失泄泻，米饮汤下。老人血痢，白梅细茶煎汤下。

牛黄清心丸

羚羊角末，一两　白茯苓去皮，一两二钱五分　防风去苗，一两五钱　阿胶炒，一两七钱半　牛黄研，一两二钱　犀角末，二两　龙脑研，一两　白芍药一两五钱　甘草剉，炒，五两　麦门冬去心，一两五钱　大枣一百个，蒸熟，去皮、核，研膏　黄芩一两五钱　神曲研，二两半　白蔹七钱五分　人参去芦，二两五钱　肉桂去皮，一两七钱五分　芎䓖一两二钱五分　干姜炮，七钱五分　白术一两五钱　麝香研，一两　雄黄研，飞，八钱　干山药七两　桔梗一两二钱五分　金箔一千二百箔内，四百箔为衣　柴胡去苗，一两二钱五分　杏仁去皮尖、双仁，麸炒黄，一两二钱五分，别研　大豆黄卷一两七钱五分　蒲黄二两半，炒　当归去苗，一两五钱

上除枣、杏仁、金箔、犀角末及牛黄、麝香、雄黄、龙脑四味，别为末，入余药，和匀，炼蜜枣膏为丸，每两作十丸，以金箔为衣，外用黄蜡包裹。

专治男妇诸风，缓纵不随，言语謇涩，痰涎壅盛，卒然晕

---

① 痛：建邑书林本、日本抄本作“病”。
② 痢：建邑书林本、日本抄本作“利”。

倒，口眼相引，手足挛搐①，脊背强直，口吐涎末，或心怔忡健忘，癫狂②痫病，言语错乱，神不在舍，或歌或哭，或痴或呆，忽如见神鬼，或惊悸恐怖，心神恍惚，梦寐不安，或积热吐血，骨蒸痨病，每用一丸，或用半丸，切开，去蜡皮，薄荷汤或滚白汤化下。及小儿五痫，天吊，急慢惊风，潮热发搐，头目仰视，或发痘疹，郁结不出，惊过昏迷，每一丸分作四次，亦依前薄荷汤下，或滚白汤化下。

活命金丹 治诸风之证，解一切药毒酒毒，不问老幼男妇，俱宜服之。

贯众 甘草 板蓝根 甜硝 干姜各一两。一作干葛 龙脑研 麝香研 青黛各三钱 牛黄研 生犀 珠子末 薄荷各半两 大黄一两半 辰砂四钱，另研，一半入药，一半为衣 桂心三两

上为细末，与研药和匀，炼蜜同水浸蒸饼为剂，每两作十丸，以朱砂为衣，就湿以真金箔四十箔为衣，腊月修合，磁器收贮，多年不坏。如疗风毒，茶清化下；解药毒，新冷水化下；汗后余热劳病及小儿惊热，薄荷汤化下。已上并量病人大小，加减用之，大有效。一方无贯众。

苏合香丸

犀角二两，剉碎 冰片一两，另擂 麝香二两，另擂 白术二两 檀香二两，剉碎 木香二两 安息香二两，酒浸 荜茇二两 沉香二两，剉碎 苏合油一两 朱砂二两，另擂 诃肉二两 乳香一两 丁香二两 香附米二两

---

① 搐：原误作“墄”，据建邑书林本、日本抄本及《摄生众妙方》卷一改。

② 狂：原误作“狃”，据建邑书林本、日本抄本及《摄生众妙方》卷一改。

上将各味剉成粗片，碾为细末，入冰片、麝香、安息香、苏合油①，同药搅匀，炼蜜为丸。每丸称过一钱，用蜡包裹。

遇仙丹 治邪热上攻，痰涎壅滞，翻胃②吐食，十隔③五噎，齁哈，酒积，虫疾，血积气块，诸般痞疾，疮热肿疼，或大小便不利，妇人女子，面色萎黄，鬼产癥瘕，食吞铜铁银物，悉皆治之。五更时，用冷茶送下三钱，天明，可看去后之物。此药有疾去疾，有虫去虫，不伤元气，亦不损伤脏腑，功效不能尽述。小儿减半，孕妇勿服。宝之！宝之！

白牵牛头末四两，半炒半生　白槟榔一两　茵陈五钱　蓬术五钱，醋煮　三棱五钱，醋煮　牙皂五钱，炙，去皮

上为细末，醋糊为丸如绿豆大。依前数服行后，随以温粥啖之。忌食他物。

金花如圣散 治男子、妇女、小儿一切诸般病证。

苍术六两，米泔水浸一宿，去皮　川乌四两，火煨　蝎稍五钱　草乌四两，生用　川芎三两五钱　细辛二两半，净　防风二两五钱，去芦，生用　白芷二两五钱　白术二两五钱　雄黄五钱，研，净④

上十味，为细末，每服二钱或一钱半，量其人大小轻重，加减用之，好酒送下，汗出为度。忌热物。半日得汗时，切忌不可见风。

---

① 苏合油：原作“酥合油”，按方名“苏合香丸”及方中药物“苏合香”，当作“苏合油”，故据改。后文中凡“苏合油”写成“酥合油”者，一律依此例改，不再出校。

② 胃：原作“冐”，形近而误，据建邑书林本、日本抄本及《摄生众妙方》卷一改。

③ 隔：通“膈”。《管子·水地》：“脾生隔，肺生骨。”戴望校正：“宋本隔作膈。”

④ 研净：嘉靖三十七年本、日本抄本同，《摄生众妙方》卷一作“净研”。

金刀伤，用小便洗，贴上药。

割伤，破伤风，牙关紧，好酒调服一钱，著[①]被盖蒙头，约重车行五里地，汗出即愈。如无汗，出涎水亦好。若涎水、汗俱无，再服一服。

伤寒，用药一钱，热酒服，汗出立效。

蝎螫，用唾津调贴。

蛇虫伤，用飞矾和药贴患处，酒服一钱。

妇人产后淋血不止，红花煎酒服一钱。

多年恶疮，刺去痂，水洗净，贴净药。

脑风，口噙药，吹入鼻，或用生姜调贴两太阳穴。

诸般疮，或茶，或薄荷汤，服一钱，出汗。

火烧疮，用凉水调贴。

咳嗽，用白桑皮汤服一钱，同酒送下。

多年疮，用小便洗，贴。

恶疮、疽疖、鱼眼、红丝疔疮，调药，用鹅翎扫上患处。

偏正头风，用口噙药水，吹入鼻内。

遍身疥癣、瘰疬、杖疮有血者，将水贴药，继服二钱，温酒不拘时候。

舌根疮、外臁疮及一切无名肿毒，新汲凉水调贴患处。

诸风倒地，不省人事，好酒调服一钱，被盖出汗，立效。

骡马等畜揭鞍风并诸药不效，抽身抱膝者，药五钱，酒半碗灌下，将毡盖，出汗，立效。此药加蕲州白花蛇一条，重七

---

① 著：嘉靖三十七年本、日本抄本作“着”。义同。著，穿着、附着。唐·慧琳《一切经音义》卷十二引《桂苑珠丛》：“著，附也。”《广韵·药韵》：“著，服衣于身。”

八钱或三钱，尤妙①。

金枣丹 治蛊胀证。

广木香一两，为末 哈芙蓉五钱，为末 肉豆蔻一两，每个用面和，包如弹子样，灰火炮，面熟为度，拆出皮面，取出前裹，擂为末用 枣肉一斤，先于温水淘洗，蒸熟，去皮、核，取肉，和前三味合作一处，捣烂为丸，每丸以人大小用之

瘴疟，冷气攻心，烧酒送下。赤白痢疾，水泻，米汤送下。咳嗽，噙化。风虫牙，塞在患齿牙缝中，即效。梦遗精，水酒送下。

金丝万应膏 治一切疯气寒湿，手足拘挛，骨节酸疼，男子痞积，女人血瘕，及腰疼胁疼，诸般疼痛，结核，转筋，顽癣，顽疮，积年不愈，肿毒初发，杨梅肿块未破者，俱贴患处。肚腹疼痛，泻痢疟疾，俱贴脐上。痢白而寒者，尤效。咳嗽哮喘，受寒恶心，胸②膈胀闷，妇人男子面色萎黄，脾胃等症，及心疼，俱贴前心。负重伤力，浑身拘痛者，贴后心与腰眼。诸疝、小肠气等症，贴脐下。治无不效。

生地黄 川芎 木香 牛膝 当归尾 细辛 白芷 秦艽 蓖麻子 枳壳 独活 防风 大风子 羌活 黄芩 南星 赤芍药 半夏 苍术 贝母 两头尖 杏仁 白蔹 艾叶 甘草节 连翘 川乌 肉桂 威灵仙 良姜 续断 荆芥 金银花 藁本 丁香 丁皮 青风藤 藿香 红花 乌药 白鲜皮 僵蚕 草乌 苏木 五加皮 玄参 桃仁 山栀 川山甲 牙皂

① 尤妙：建邑书林本、日本抄本、《摄生众妙方》卷一无。

② 胸：建邑书林本、日本抄本、《摄生众妙方》卷一作“脑”。

苦参　茅香　五倍子　蝉蜕　蜂房　鳖甲　降真节　全①蝎　麻黄　苍耳头　骨碎补　白及以上各一两　大黄二两　蛇蜕三条　蜈蚣三十一②条　桃、柳、榆、槐、桑、楝、楮七色树皮，各三七二十一寸

上切为粗片，用真麻油一十二斤，浸药在内，夏浸三宿，春五宿，秋七宿，冬十宿，方煎，以药枯油黑为度，用麻布一片，滤去滓，贮磁器内，另以片子、松香，不拘多少，先下净锅，熔化后，方加药油，量香二斤，用油四两，试水软硬，仍滤入水缸中，令人抽扯，色如黄金，即成膏矣。每制一料，计膏七十斤，约用银八九钱，量摊中大膏药一万有余，可济人五千之数，所费者少，所济者众。富者固不俟言，少有力之家，亦可制此，贫者又可以资身，诚妙方也。此膏尝施数③万人，无一不效，盖不止于百试百验耳！

比天膏

片脑　牛黄　乳香　没药　龙骨　血竭④　赤石脂　麝香　轻粉　麻黄　川芎　白芷　薄荷　草乌　全蝎各一两　连翘　防风　黄芩　黄连　大黄　知母　贝母　当归　苍术　羌活　栀子仁　桔梗　柴胡　荆芥　五倍子　白及　川山甲　海螵蛸　木鳖子　大风子　椿枝　桑枝　槐枝　乱发以上各三两　蛇蜕三条　柳枝长一尺，七条

上片脑、麝香、牛黄、乳香、没药、龙骨、血竭、赤石脂、

① 全：原作“金”，形近而误，据建邑书林本、日本抄本、《摄生众妙方》卷一改。

② 三十一：建邑书林本、日本抄本及《摄生众妙方》卷一作“二十一”。

③ 数：《摄生众妙方》卷一同，建邑书林本、日本抄本作“救”。

④ 竭：原作“蝎”，形近而误，据建邑书林本、日本抄本、《摄生众妙方》卷一及后文煎服法中药物“血竭”改。

轻粉，另研细末，其诸药俱切碎，用油浸一宿。外用密陀僧二斤，研细。每药一料，用麻油三斤，以浸过为度，文武火煎药，枯发焦无迹[①]影，退火。待冷，去滓，复入火。以密陀僧四五钱，时时入内，用柳枝不住手搅，令冷，水一碗，滴药成珠不散，方下乳香五[②]味搅匀，退火。待温，方下片脑、麝香、牛黄三味，搅匀，入磁罐内，收过一七，方可用。如贴身疼痛及半身不遂、风湿等疾，取生姜捣汁，炒热，擦患处二三十遍，火烘膏药贴上，如觉痒，则揭起，少顷再烘，贴上。此药治疾，无不效者。如贴噎隔、气蛊，加狗肾三钱。若无牛黄、狗肾，加天鹅油三钱代之。

灸痨瘵法门

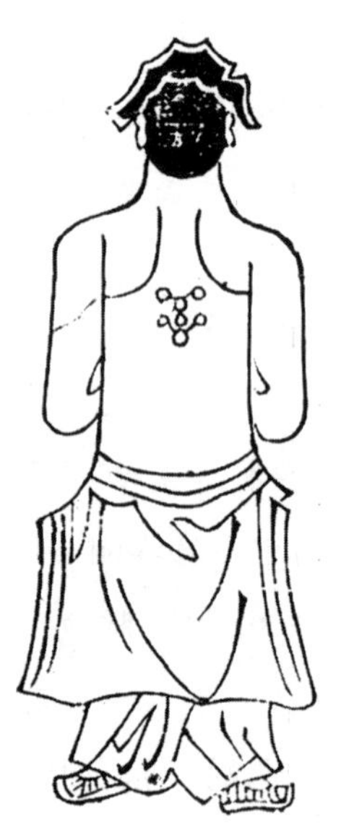

《青囊经》云：此四花穴法，医者固要精于点取，患者全在慎于保养，不然，何能取效？男女五痨七伤，气虚血弱，骨蒸盗汗，形容憔悴，咳嗽痰喘，五心烦热，诸虚体衰，腹中积聚，久病痼疾，凡有所见，悉皆治之。

灸四花穴法[③]

第一次二穴　先令患人平身正立，取一细绳，用蜡蜡之，勿令展缩，以绳于男

---

① 迹：建邑书林本、日本抄本、《摄生众妙方》卷一作“踪”。

② 五：根据制备方法前后文，当作“六”。

③ 法：此后《摄生众妙方》卷一有“治诸般痨瘵等症”。

左女右脚大拇趾端比齐，顺脚底下蹦[①]定，引绳至脚跟直上，循脚肚至曲脉中大横纹截断。又令患人解发，分开两边，要见头缝，自囟门平分至脑后，乃平身正坐，将先比绳子一头于鼻端上，按定引绳，向上循头缝至脑后，贴肉垂下，当脊骨正中绳头尽处，以黑[②]点记之。此非是灸穴。妇人缠足，不遂生成之理，若以足，则不及。当于右肩髃[③]穴点记，以绳头按其穴上，伸手引绳向下，至中指尖截断为法。令患人合口，另将绳子于鼻根斜下，至两口角作人字样，就齐口角两头截断，将此绳展令直，折取中，以墨点记之。将于先脊骨墨点处，即以此绳子中心正压脊骨墨点上，两头取平，勿令高下，于绳子两头，以墨点记之，此是二穴也。

次二穴　又令患人平身正坐，稍缩臂膊，取一蜡绳绕项，自[④]大顀[⑤]骨上，按[⑥]住，向前双垂，与鸠尾尖齐，鸠尾是心蔽骨，人无心蔽骨者，从胸前岐骨下，量取一寸，即是鸠尾也。即双截断，就转绳头向项后，将绳于喉咙结骨上按住，以其绳夹项双垂，循脊

---

① 蹦：踩、践踏。元·关汉卿《王闰香夜月四春园》第二折："则我这绣鞋儿莫不蹦着那青苔溜，这泥污了我这鞋底尖。"

② 黑：建邑书林本、日本抄本同，《摄生众妙方》卷一作"墨"。

③ 髃：原作"颙"，建邑书林本、日本抄本及《摄生众妙方》卷一同，据文义及《针灸甲乙经》卷三"肩髃"穴名改。髃，肩前骨、肩头。肩髃，中医穴名。《针灸甲乙经》卷三："肩髃，在肩端两骨间，手阳明、跷脉之会。"

④ 自：建邑书林本、日本抄本同，《摄生众妙方》卷一作"至"，义胜。

⑤ 顀：原作"颧"，文义不顺，据建邑书林本、日本抄本及《摄生众妙方》卷一改。顀（chuí），脊椎骨，后作"椎"。《广韵·脂韵》："顀，项顀。"《字汇·页部》："顀，脊骨。"

⑥ 按：原作"柱"，建邑书林本、日本抄本同，文义不顺，据《摄生众妙方》卷一改。

骨上[①]正中绳头尽处，以墨记之。即[②]令患人合口，以短绳于口上横量两吻如一字样，于两口角尽处截断，如前折中，点墨于脊骨上墨记处，横量如前，绳子两头尽处，以墨记之，此是又[③]二穴也。

已上是第二次点穴，通前共四穴，谓之四花穴。同时灸各七壮至二七壮，或百壮以及百五十壮，为妙，候火疮发，方依后[④]法再灸二穴。已上四穴，今止灸二七壮或三七壮。

又次二穴　以第二次量口吻短绳子，于第二次穴双绳头尽处脊骨上墨点处，以短绳中墨点压脊骨上墨点处，上下直放，务要中正相停，于上下绳头尽处，以墨点记之。此二穴，今止灸一七壮。

已上第三次点穴，谓之四花穴，共六穴，灸二次，各一百壮，取火日灸之。唯用三月三日艾最佳。百日内慎饮食房室，安心静处将息。若一月后，仍觉未瘥，复于初灸穴上，再灸方愈。

凡骨蒸之候[⑤]所起，辨验有二十二种，并依上项灸之。

一、胞蒸，小便赤黄。

二、玉房蒸，男遗尿失精，女月漏不调。

三、脑蒸，头眩热闷。

---

① 上：原作“止”，形近而误，据建邑书林本、日本抄本及《摄生众妙方》卷一改。

② 即：建邑书林本、日本抄本及《摄生众妙方》卷一作“却”。

③ 是又：建邑书林本、日本抄本作“又是”，义胜。

④ 后：此后原衍“后”，据建邑书林本、日本抄本及《摄生众妙方》卷一删。

⑤ 候：原作“后”，建邑书林本、日本抄本同，文义不顺，据《圣济总录》卷一九三改。

四、髓蒸，觉[1]沸热。

五、骨蒸，齿黑。

六、筋蒸，甲焦。

七、血蒸，发焦。

八、脉蒸，急缓不调。

九、肝蒸，或时眼前昏眩。

十、心蒸，舌焦，或疮，或时胸满。

十一、脾蒸，唇焦坼[2]，或口疮。

十二、肺[3]蒸，口干生疮。

十三、肾蒸，耳干焦。

十四、膀胱蒸，右耳焦。

十五、胆蒸，眼目失光。

十六、胃蒸，舌下痛。

十七、小肠蒸，下泄不禁。

十八、大肠蒸，右鼻孔痛。

十九、三焦蒸，乍寒乍热。

二十、肉蒸，别人觉热，自[4]冷。

---

① 觉：建邑书林本、日本抄本同，此后《圣济总录》卷一九三有“髓”，义胜。

② 坼：原作“折”，建邑书林本、日本抄本同，文义不顺，据《圣济总录》卷一九三改。坼（chè 彻），分裂，裂开。《淮南子·本经训》：“天旱地坼。”这里指口唇干裂。

③ 肺：原作“脾”，文义不顺，据建邑书林本、日本抄本及《圣济总录》卷一九三改。

④ 自：建邑书林本、日本抄本同，此后《圣济总录》卷一九三有“觉”，义胜。

二十一、皮蒸，皮粟生鸡肉起①。

二十二、气蒸，遍身壮②热，不能安息。

柴胡梅连散 治骨蒸痨热，久而不痊，及五痨七伤，虚弱皆治，其效如神。

胡黄连三钱 柴胡三钱 前胡三钱 乌梅三钱

每服一钱，童便一盏，猪腰一枚，猪脊髓一条，韭根白五分，同煎至七分，去滓温服。

莲心散 治虚痨或大病后，心虚脾弱，盗汗遗精。

人参 白茯苓 莲肉各一两 白术 甘草 白扁豆炒 薏苡炒 桔梗炒 干葛炒 黄芪炒。各二两 当归五钱 桑白皮 半夏曲 百合 干姜炮 山药炒 五味子 木香 丁香 杏仁 白芷 神曲炒。各一两

上㕮，每服三钱，生姜三片，枣，同煎，空心温服。

乐令建中汤 治脏腑虚损，身体消瘦，潮热自汗，将成痨瘵。此药退虚热，生血气。

前胡 细辛 黄芪 人参 橘皮 麦门冬 桂心 当归 白芍药 茯苓 甘草炒。各一两 半夏七钱

上㕮，每服四钱，姜三片，枣一枚，水煎服。

黄芪鳖甲散 治虚痨客热，肌肉消瘦，四肢烦热，心悸盗汗，减食多渴，咳嗽有血。

生地黄三两 桑白皮 半夏各三两半 天门冬五两 鳖甲醋煮，五两 紫菀二两五钱 秦艽三两三钱 知母 赤芍药三两五钱 黄芪

---

① 皮粟生鸡肉起：原作"皮肉生难肉起"，建邑书林本、日本抄本同，文义不顺，据《圣济总录》卷一九三改。

② 壮：建邑书林本、日本抄本同，《圣济总录》卷一九三作"躁"，义胜。

三两五钱　人参　肉桂　桔梗各二两六钱　白茯苓　地骨皮　柴胡各三两三钱　甘草二两五钱

上㕮，每服一两，水煎服。

十灰散　治痨症呕血、咯血、嗽血，先服此，以遏之。

大蓟　小蓟　柏叶　茅根　茜根　大黄　山栀　牡丹皮　花蕊石　棕榈

上等分，烧灰存性，细研，纸包，碗覆地上一夕，出火毒。用时，以藕节捣汁，或萝卜捣汁，亦可以汁磨真京墨半碗，调灰五钱，食后服。病轻，用此立止，病重，出血升斗者，亦如神效也。

保和汤　治痨嗽肺燥成痿者，服之神效。

知母　贝母　天门冬　麦门冬各三钱　款冬花三钱　天花粉　薏苡　杏仁炒。各二钱　五味子　粉草炙　兜铃　紫菀　百合　桔梗各一钱　阿胶炒　当归五分　生地黄五分　紫苏五分　薄荷五分

上以水煎，生姜三片，入饴糖一匙，入药内服之，每日三服，食后进。

一方，无百合，有地黄。血盛，加蒲黄、茜根、藕节、大蓟、小蓟、茅根；痰盛，加南星、半夏、橘红、苓、壳、枳实、瓜蒌实；喘盛，加桑皮、陈皮、大腹皮、萝卜子、葶苈、苏子；热盛，加山栀、炒黄连、黄芩、黄柏、连翘；风盛，加防风、荆芥、金沸、甘草、细辛、香附；寒盛，加人参、芍药、桂皮、五味。

保真汤　治痨症体虚骨蒸，服之神效。

当归　生地黄　熟地黄　赤茯苓　人参　白术　白茯苓　黄芪各五钱　天门冬　麦门冬　赤芍药　白芍药　知母　黄柏炒

五味子　柴胡　地骨皮　甘草　陈皮各二钱　莲心五分

上以水煎，生姜三片，枣一枚，食后服。惊悸，加茯神、远志、柏子仁、酸枣仁；淋浊，加萆薢、台乌梅、猪苓、泽泻；便涩，加木通、石韦、萹蓄；遗精，加龙骨、牡蛎、莲须、莲子；燥热，加滑石、石膏、青蒿、鳖甲；盗汗，加浮麦子、炒牡蛎、黄芪、麻黄根。

太平丸　治痨症咳嗽日久，肺痿肺壅，并宜噙服。

天门冬　麦门冬　知母　贝母　款冬花　杏仁各二钱　当归　黄连　生地黄　阿胶炮。各一两半　蒲黄　京墨　桔梗　薄荷各一两　白蜜四两　麝香少许。一方，有热姜

上将蜜炼和丸如弹子大。食后浓煎薄荷汤，先灌漱喉中，细嚼一丸，津唾送下。上床时，再服一丸。如痰盛，先用饴糖拌消化丸一百丸，送下后，即噙嚼此①，仰面睡，从其流入肺窍。

消化丸　治痨症咳嗽日久，肺痿肺壅，痰甚气喘，与太平丸兼服。

白茯苓二两　枳实一两半　青礞石煅黄金色，二两　白矾枯　橘红二两　牙皂火炙，二两　半夏二两　南星　枳壳一两半　薄荷一两

上为末，以神曲打糊，丸②如梧桐子大。每服一百丸，上床时饴糖拌吞下，次噙嚼太平丸，二药相攻，痰嗽扫迹除根。

以前六方，出痨症《十药神书》内。用有次第，如呕吐咯嗽血者，先以十灰散遏住，血止之后，其人必倦其体。次用独参汤一补，令其熟睡一觉，不要惊动，睡起，病去五六分，后

---

① 此：此后建邑书林本、日本抄本有“丸”字。

② 丸：原无，建邑书林本、日本抄本同，据前后文义补。

服诸药。保和汤止嗽宁肺，保真丸补虚除热，太平丸润肺除痿，消化丸下痰消气。服此药后，若有嗽，可煮润肺膏①食之，续煮白凤膏食之。固其根源，完其根本。病可之后，方可合十珍丸服之。此为收功起身之妙用也。

青蒿散 治虚痨骨蒸，咳嗽声嗄②，皮毛干枯，四肢倦怠，夜多盗汗，时作潮热，饮食减少，日渐瘦弱。

青蒿 秦艽 香附子炒去③毛 桔梗去芦 天仙藤 鳖甲醋炙 前胡去苗。各一两 乌药半两 川芎二钱半 甘草炙，一两半

上为末，每服三钱，水一盏，生姜三片，红枣一枚，煎至六分，滤柤④，食后服。

清骨散 治男子妇人五心烦热，欲成痨瘵。

北柴胡 生地黄各二钱 熟地黄 人参去芦 赤茯苓 防风去芦 秦艽各一钱 薄荷叶七分 胡黄连五分

上作一服，水二钟，煎至一钟，食远服。

团参饮子 治忧思喜怒，饥饱失宜，以致脏气不安，咳唾脓血，增⑤寒壮热，肌肤消瘦，将成痨瘵。

人参 紫菀去土 阿胶蛤粉炒 细辛去叶 杏仁去皮、尖 款冬花 天门冬去心 半夏汤泡⑥七次 经霜桑叶 五味子 百合

---

① 膏：建邑书林本、日本抄本作“丸”。

② 嗄（shà 霎）：声音嘶哑。《玉篇·口部》：“嗄，声破。”

③ 去：原作“朱”，文义不顺，据建邑书林本、日本抄本改。

④ 柤：原作“粗”，建邑书林本、日本抄本同，为“柤”之形近而误，据前后文义改。柤，煎药滓。《广韵·麻韵》：“柤，煎药滓。”

⑤ 增：通“憎”。《墨子·非命下》：“《仲虺之诰》曰：我闻有夏人矫天命于下，帝式是增，用爽厥师。”清·孙诒让闲诂引江声曰：“‘增’当读为‘憎’。”

⑥ 泡：原作“炮”，建邑书林本、日本抄本同，据文义改。文中半夏凡言“炮”者，均依此例改。

蒸。各一钱　甘草炙，五分

上作一服，水二钟，生姜五片，煎至七分，食后服。

因气而成嗽者，加木香。吐血有丝者，加生地黄。咳而唾血，有寒者，加钟乳粉。因疲极而咳嗽者，加黄芪。因损嗽而唾血者，加没药、藕节。咳而呕逆，腹满不食者，加白术，仍倍加生姜。咳而小便多者，加益智仁。咳而大便溏者，去杏仁，加钟乳粉。咳而气逆者，加沉香、橘皮，同煎。

救危病门

汉神医华佗，字元化，曾云人有[①]危病，急如风雨，命医不及，须臾不救，观其横夭，实可哀怜。予因暇日选危病诸妙方，以救横夭，详录于后。

中风不语痰厥

其证卒然晕倒，不省人事，不能言语。

惺松[②]散　治中风，急以真正苏合香丸调姜汁，灌醒后用。

白术　天麻　当归　川芎　薄荷　桂皮[③]　南星　陈皮

上㕮咀，各等分，用水一钟半，煎至七分，临服，加竹沥一酒盏，姜汁二茶匙，调匀，同服之。

又方

一时紧急，药未便，速用香油一盏，灌入喉中，仍用鹅毛探吐，痰涎立出，神效。

① 人有：原作“有人”，文义不顺，据建邑书林本、日本抄本乙转。

② 惺松：同“惺忪”。苏醒貌。宋·杨万里《风花》诗：“花如中酒不惺松。”

③ 桂皮：建邑书林本、日本抄本及《摄生众妙方》卷一作“桂枝”。

又方名竹沥饮

用淡竹，或苦竹，或青水竹，去枝叶，截作一尺余长，劈作二片，每用不拘多少，或五六十片，以新汲井水浸一宿，如用急，只浸一二时，却以砖二片，侧立，阁①竹于砖上，砖内以热火烘竹青热，砖外以碗盛竹流下清水，以瓦瓶收贮，外以冷水浸瓶收用，或沉井底亦好。每用半钟，与病者服之，或入煎药内服，亦可。

又方

用肥皂角一个，猪油搽七次，火上焙七次，先搽后焙毕，碾为末，好酒一盏灌下，去痰为愈。

又方

急取盐汁，温热，徐徐灌之，痰坠即苏。

霍乱吐泻

其证始因饮冷，或冒寒，或失饥，或大怒，或乘舟车，伤动胃气，令人上吐不止，因而下泻，吐泻并作，遂成霍乱，头旋眼晕，手脚转筋，四肢逆冷，用药迟缓，须臾不救。

吴茱萸　木瓜　食盐各五钱

上三味，同炒焦，用磁罐盛水三升，煮令百沸，却入前药，同煎至一二升以下，倾一盏，随病人意，冷热服之，药入即苏。

又方

用枯白矾末，每服一钱，用百沸汤点服。

① 阁：搁置，放置。《三国志·魏志·王粲传》："然正复精意覃思，亦不能加也。"南朝宋·裴松之注引《典略》："粲才既高，辩论应机。钟繇、王朗等，虽各为魏卿相，至于朝廷奏议，皆阁笔不能措手。"

又方

用盐一撮，醋一盏，同煎八分，温服。或盐梅咸酸，皆可煮服。

缠喉风喉闭

其证先两日胸膈气紧，出气短促，蓦然咽喉肿痛，手足厥冷，气闭不通，顷刻不治。

巴豆七粒，三生四熟，生者去壳，生研，熟者去壳，炒去油，存性　雄黄皂子大，明者，研　郁金一个，蝉肚者，研为末

上三味研，每服半字，茶调细呷。如口噤咽塞，用小竹管纳药吹喉中，须臾吐利即醒。

又方

用川升麻四两，剉碎，水四碗，煎一碗，灌服。

又方

用皂角三锭，捶碎，挼水一盏，灌服，或吐，或不吐，即安。

吐血下血

其证皆因内损，或因酒色劳损，或心肺膜破，血气妄行，血如涌泉，口鼻俱出，须臾不救。

侧柏叶蒸干　人参焙干。各一两

上二味，为末。每服二钱，入飞罗面二钱，新水调和如稀糊服。

又方

用荆芥一握，烧过，盖在地上出火毒，碾如粉，陈米饮调下三钱，不过二服。

又方

用釜底墨，研如粉，服三钱，米饮下，连进三服。

中砒霜毒

其证烦燥[1]如狂，心腹搅痛，头旋，欲吐不吐，面口青黑，四肢逆冷，命在须臾。用黑铅四两，磨水一碗，灌之。

又方

用青蓝两握，研，井水调一碗，灌之。

又方

用青油二升许，灌服，其毒即解。

又方

掘地，用水作浆，浓吃一二碗。土用黄色者，佳。

尸厥

其证奄然死去，四肢逆冷，不省人事，腹中气出如雷鸣。

焰硝五钱　硫黄二两

上研如粉，作三服。每服用好旧酒一大盏煎，觉焰硝起，倾于盏内，盖着[2]，服如人行五里，又一服，不过三服，即醒。兼灸百会穴四十九壮，脐下气海、丹田三百壮，身温止。

又方

用附子七钱重，炮熟[3]，去皮脐，为末，分作二服，用酒三盏，煎一盏服。

又方

用生姜自然汁半盏，酒一盏，同煎，令百沸，并灌二服。仍照前灸。

---

① 燥：焦躁，烦躁。《西游记》第六十回："此时三藏解燥除烦，清心了意。"

② 着：建邑书林本、日本抄本作"著"。注同前。

③ 熟：原作"热"，建邑书林本、日本抄本及《摄生众妙方》卷一同，据前后文义改。

中恶鬼气

其证暮夜或登厕，或出郊野，或游冷室，或行人所不至之地，忽然眼见鬼物，鼻口吸着恶鬼气，蓦然倒地，四肢逆冷，两手握拳，鼻口出清血，性命逡巡，须臾不救。此证与尸厥同，但腹不鸣，心腹俱暖。凡中恶，蓦然倒地，切勿移动其尸，即令亲戚众人，围绕打鼓烧火，或烧麝香、安息香、苏合香、樟木之类，直候省记人事，方可移归。

脱阳

其证多因大吐大泻之后，四肢冷，元气不接，不省人事，或伤寒新瘥，误与妇人交，小腹紧痛，外肾紧缩，面黑气喘，冷汗自出，须臾不救。先以葱白数茎，炒令热，熨脐下。次用：

附子一枚，重一两，剉八片　白术　干姜各半两　木香二钱半

上四味，各研末，用水二碗，煎八分，碗放令冷，灌服，须臾，又进一服，合滓并服。

又方

用桂皮二两，好酒二升，煎一升，分作二服，灌之。

又方

用葱白连须三七根，细剉，沙盆内研细，用酒五升，煮至二升，分作二服灌之，阳气即回。先用炒①盐熨脐下气海，勿令气冷。

又方

用生姜二七片，依前法服。

① 炒：原作“妙”，形近而误，据建邑书林本、《摄生众妙方》卷一改。

鬼魇鬼打

其证，初到客舍馆驿及无人居冷房，睡中觉鬼物魇打，但其人吃吃作声，便令人叫唤，如不醒，此乃鬼魇也，不救即死。

牛黄一钱　雄黄一钱　朱砂五分

上研为末，和匀，每挑一钱，床下烧，次挑一钱，调酒灌之。

又方

用桃柳枝东边者，各折七寸，煎汤灌下。

又方

用灶心土捶碎末，服二钱，并水调灌。更挑半指甲许，吸入鼻中。更用艾灸人中穴，并灸两脚大拇趾内离甲一韭叶，各灸七壮。

卷之二

虚损门

《治明正治》曰：盖虚损之证，不可指于一途。虚者，气血津髓空少之虚也；损者，劳苦负行、饥饱惊夺、淫欲恐惧、寒热有所之损也。故经曰：惊而夺精，汗出于心，则有损于脉也；持重远行，汗出于肾，则有损于骨也；疾走恐惧，汗出于肝，则有损于筋也；摇体劳苦，汗出于脾，则有损于肉而四肢也；饮食饱甚，汗出于胃，则有损于肠也。感寒则损于阳，感热则损于阴也。形不足而脉迟濡者，气之虚也；精不足而脉无力者，血之虚也；膀胱不足，舌下燥者，津之虚也；肾水不足，入房少者，髓之虚也。虚者补之，损者益之。又曰：形不足者，温之以气；精不足者，补之以味。如脉损者，牛膝、川芎、红花以益之；筋损者，以木瓜、故纸、杜仲而益之；肉损者，以大枣、山药、甘草而益之；皮毛损者，以瓜蒌、桂枝、黄芪而益之；骨损者，以苁蓉、虎胫骨①、锁阳而益之；气虚，以参、芪、附子而补之；血虚，以当归、地黄、川芎而补之；津虚，以天花粉、玄参、升麻以补之；髓虚，以鹿脊髓、五味子、鹿肾子而补之。又如心虚，以苦参、肉桂、鹿心血而补之；肝虚，以当归、阿胶、吴茱萸而补之；脾虚，以圆眼肉、白术、南枣而补之；肺虚，以人参、黄芪、天门冬而补之；肾虚，以黄柏、

① 虎胫骨：原作“虎颈骨”，据建邑书林本、嘉靖四十年覆刻本、日本抄本改。凡文中“虎颈骨”校本作“虎胫骨”者，皆依此例改。

五味子、菟丝子而补之。此治虚损大略之法耳。夫若损之症，多由脾胃虚败而成[①]此症者甚之，次及酒色。何也？然脾胃健顺，能纳五谷运化，虽有虚损之症，复之亦速。不信，且视村夫樵子，终日负重远行而无损者，何也？盖因脾胃健顺，能纳化五谷故也。

凡治虚损之症，必先调理，脾胃健顺，然后用其本经之药，无不大效，此治虚损大要之法也。俗不知此意，便与治虚损之药，其脾胃不能纳化，则药不灵也。医见其不效，反疑为他病，以别法治之，则计愈多而差愈远矣。以此误人，轻症转重，重症转危。如是之故，学者不可不知。

主法治

八物汤 治气血两虚。

人参去芦，一两 白术麸炒，一两五钱 当归酒洗，一两半 熟地黄二两 白茯苓一两 白芍药一两 粉甘草五钱 川芎一两半

上㕮为粗末，每服八钱，枣一枚，水煎服。

四君子汤 治气虚者，加黄芪。

人参去芦 白术麸炒 茯苓去皮 甘草炙。各等分

上㕮为粗末，每用[②]五钱，枣一枚，水煎服。

加陈皮、半夏，名六君子汤。

四物汤 治血虚。

川归二钱 川芎 芍药各一钱五分 熟地黄二钱

上细切，作一服，水煎服。春倍川芎，夏倍芍药，秋倍地黄，冬倍当归。

① 成：建邑书林本、嘉靖四十年覆刻本、日本抄本作“遂”。
② 用：建邑书林本、嘉靖四十年覆刻本、日本抄本无。

十全大补汤 治气血俱虚而挟寒者。

人参 黄芪 白术 茯苓 甘草 芍药 熟地黄 肉桂 当归 川芎各等分

上㕮为粗末，每服八钱，姜三片，枣一枚，水煎服。

茯神汤 治神不守舍①。

白术炒，一两 酸枣仁去壳，八钱 人参五钱 当归一两 茯神去皮、木，一两半 黄芪炙，五钱 黄柏五钱 甘草炙，二钱 朱砂二钱，另研极细，点舌上，药汤送下

上㕮为粗末，每服六钱，灯心十根，水煎服。

补中益气汤

黄芪一钱 甘草炙，五分或七分 人参病甚者，一钱 白术 当归各七分 陈皮五分 升麻三分 柴胡三分

上细切，作一服，水二盏，煎至一盏，去渣，温服。

双和散 补血益气，治虚劳少力，不热不寒，温而有补。

白芍药一钱 黄芪 熟地黄 川芎 川归各六分 甘草炙 肉桂各四分

上细切，作一服，生姜三片，大枣二枚，水一盏半，煎至一盏，温服。大病后血虚气乏者，以此调治。

补养门

大造丸 治男妇诸虚之症。

紫河车一具，用男子初胎者佳，米泔水洗净，瓦上焙干，为末 败龟板年久者良，童便浸七日，酥炙，二两 黄柏去粗皮，盐酒炒褐色，一两五钱 杜仲酥炙，去丝，一两五钱 牛膝去苗，酒浸，晒干，为末，一两二

① 舍：建邑书林本、嘉靖四十年覆刻本、日本抄本作“室”。

钱　生地黄四两，入砂仁末六钱，白茯苓一块重二两，稀绢袋盛入磁罐内，好酒煮干，添酒七次，去茯苓、砂仁不用，只将地黄一味研，为饼　天门冬去心，一①两二钱　麦门冬去心，一②两三钱

一方，有人参一两。

上各为末，连地黄饼子石臼捣极匀，酒米糊为丸如梧桐子大。空心临卧，白汤、盐汤、姜汤任下。冬月用好酒尤妙，夏月加五味子五钱。妇人服，加当归二两，去龟板；男子遗精，妇人带下，并加牡蛎一两五钱。一云，男子亦加当归。

二至丸　气血两虚，皆可治之。

熟地黄三两，肥大沉水者佳，酒和，九蒸九暴③，竹刀切碎　生地黄二两，肥大者，酒浸洗过，晒干，竹刀切碎　菟丝子一两，酒浸一宿，煮熟，捣碎作饼，晒干，为末　山茱萸鲜红者，用六两，水泡去核，取净肉二两　肉苁蓉一两，刷去浮甲，割去中心白膜，无灰酒浸一日，酥炙，竹刀切碎　败龟板三两，酒浸一夜，酥炙黄，石器捣碎　人参肥白人，用一两，苍黑瘦健人，止用五钱　黄芪一两，去皮，微黄色，肉中白，绵柔者，最佳　黄柏三两，坚厚鲜黄者，酒浸，春秋一日半，夏一日，冬三④日用，炒至褐色　牛膝一两，长大柔润者，酒浸一宿，洗用　枸杞子一两，甘州者佳　破故纸一两，炒黄　五味子一两，肥大者佳　白术三两，无油者，麦麸炒　白芍药一两，酒浸一时，去皮，炒　当归二两，大者有力，酒洗　虎胫骨一两，酥炒黄色　杜仲一两，酒浸，炒去丝　山药一两，白而无皮，手可粉者　知母二两，肥者，酒浸一宿，炒　陈皮一两，薄而陈者，

---

① 一：建邑书林本、日本抄本同，嘉靖四十年覆刻本作“二”。

② 一：建邑书林本、日本抄本同，嘉靖四十年覆刻本作“二”。

③ 暴（pù曝）：晒。《广韵·屋韵》：“暴，日干也。”

④ 三：嘉靖四十年覆刻本、《摄生众妙方》卷二同，建邑书林本、日本抄本作“二”。

水泡去白　白茯苓一两，坚白，去皮、赤筋

上方共药二十二味，名二至丸，取冬至一阳生、夏至一阴生之义，其效如神。如法制造，为末，取分两净数，蜜①为丸如梧桐子大。每服八十丸或百丸，无灰酒及盐汤，不拘时送下。

生精健脾二至丸　补血气，壮筋骨，理脾胃，却百疾，养寿生子。

当归身去芦，酒浸洗，一两五钱　川芎一两　白芍药酒浸洗，晒干，二两　熟地黄肥壮沉实者，酒浸，晒干，二两　人参去芦，坚实者，五钱　白茯苓洁白坚实者，去皮，一两　白术坚白者，去梗，洗净，一两五钱　陈皮晒干②，红薄者，洗净，一两　枸杞子鲜红润小者，二两　山茱萸鲜红肉厚者，酒浸，去核，晒③干，二两　菟丝子酒淘，洗去土，酒浸，捣成饼，晒干，一两　锁阳酥炙，五钱　杜仲去粗皮，细切，生姜汁拌，炒去丝，净，一两　肉苁蓉竹刀刮去鳞，酒浸，细切，晒干，一两　巴戟天连珠者，酒浸，去心，晒干，一两　远志甘草水浸，去心，晒干，一两　干山药一两　莲蕊白莲者佳，一两　牛膝去芦，酒浸，晒干，一两　辽五味五钱

上各精制如法，品各为细末，炼蜜入人乳半碗，为丸如梧桐子大。每服五七十丸，空心，淡盐汤送下。

丹溪加味虎潜丸

人参　黄芪　芍药炙　当归酒洗　黄檗坚厚金色者，酒浸，炒

① 蜜：此前建邑书林本、嘉靖四十年覆刻本、日本抄本及《摄生众妙方》卷二有“炼”。

② 晒干：此二字建邑书林本、嘉靖四十年覆刻本、日本抄本及《摄生众妙方》卷二在“红薄者”之后。

③ 晒：原无，据建邑书林本、嘉靖四十年覆刻本、日本抄本及《摄生众妙方》卷二补。

山药各一两　甘州枸杞　锁阳比苁蓉干而色淡者①　虎胫骨酒浸一宿，酥炙黄　龟板同上制　菟丝子酒浸，炒。各五钱。蒸，另研，再浸再蒸三五次，方可为末　破故纸炒　杜仲炒去丝　五味子各七钱五分　牛膝酒洗，二两　熟地黄四两

上为末，炼蜜和猪脊髓，丸如梧桐子大。每服百丸，温酒或盐汤下。

滋阴大补丸即还少丹无楮实，而分两不同

牛膝酒浸　山药各一两五钱　杜仲酒和，姜汁浸，炒断丝　巴戟去心　山茱萸鲜红者，去核　肉苁蓉酒浸，新瓦②焙干　五味子　白茯苓去皮　茴香炒　远志甘草同煮，去心。各一两　石菖蒲　枸杞子各五钱　熟地黄一两

上为末，红枣煮取肉，和炼蜜为丸如梧桐子大。每服八十丸，淡盐汤或酒空心下，与上虎潜丸相间服之佳。所谓补阴和阳，生血益精，润肌肤，强筋骨，性味清而不寒，温而不热，非达造化精微者，未足与议于斯。已上二方，乃草窗刘氏所定者。

加味补阴丸

甘州枸杞盐酒炒，二两　知母盐酒炒，二两　黄柏盐酒炒褐色，三两　熟地黄酒洗过，姜汁炒，二两　生地黄酒洗，一两　天门冬去心，一两五钱③　麦门冬去心，七钱　干山药微炒，一两　杜仲姜汁炒去丝，二两　牛膝去芦，酒洗，一两　当归去芦，酒浸，一两　山茱萸去核，一两　锁阳酥炙，一两五钱。大便软者，去五钱　原方有菟丝子酒浸一

① 者：此后建邑书林本、嘉靖四十年覆刻本、日本抄本及《摄生众妙方》卷二有“酥炙黄”。

② 瓦：此后建邑书林本、嘉靖四十年覆刻本、日本抄本及《摄生众妙方》卷二有“上”。

③ 生地黄……一两五钱：此16字原无，据建邑书林本、嘉靖四十年覆刻本及《摄生众妙方》卷二补。

宿，炒，取末，一两　人参去芦，七钱

上依前法制过，为细末。用好白米①与前药末相等，为咀，用铜锅熬，先以水六大碗，熬至一碗，取出听用。再以水五碗，熬至一碗，取出听用。再以水四碗，熬至一碗。通前共水连渣，以静②袋滤过，文武火熬成膏，和前药末，为丸如梧桐子大。每服五七十丸，空心淡盐汤送下。忌食白萝卜、诸血。

神仙既济丹

人参二两五钱　白茯苓二两五钱　当归一两五钱，用身，酒洗　干山药一两五钱　山茱萸肉一两五钱　川牛膝一两五钱，酒洗　柏子仁一两五钱　生地黄一两五钱，酒洗，另捣　杜仲一两五钱，酒制，炒断丝　五味子一两　枸杞子　龙骨末一两五钱，火煅，另研　远志一两，去心　石菖蒲一两　菟丝子二两，酒浸炒，另研　麦门冬一两，去心　天门冬一两，汤泡去心　熟地黄一两，酒浸，另捣

上件共为细末，炼蜜丸如梧桐子大。每服八十丸，空心淡盐汤送下。

神仙延寿丹又名延龄丹③　能养血，黑须鬓，延年益寿。宜清晨服。

天门冬二两，去心　远志二两，去骨　山药二两，去苗　巴戟二两，去骨　赤石脂一两，炒　车前子一两，炒　石菖蒲一两，炒　柏

---

①　白米：建邑书林本、日本抄本作“白木”，嘉靖四十年覆刻本、《摄生众妙方》卷二作“白术”，义胜。

②　静：清洁。《增韵·静韵》：“静，澄也。”《诗经·大雅·既醉》：“笾豆静嘉。”郑玄笺：“笾豆之物，絜清而美。”唐·杜甫《渼陂行》“菱叶荷花静如拭”，一本作“净。”

③　延龄丹：原作“延寿丹”，与“神仙延寿丹”名重，据建邑书林本、嘉靖四十年覆刻本、日本抄本及《摄生众妙方》卷二改。

子仁一两　泽泻一两　川椒一两，去目　熟地黄一两，生用　生地黄一两，生用　枸杞子一两　白茯苓一两　覆盆子一两　杜仲一两，炒去丝　菟丝子一两，酒炒　肉苁蓉四两，炒干　川当归一两　川牛膝一两，酒洗　地骨皮一两　五味子一两　山茱萸一两　人参一两

上药二十四味，共为细末，炼蜜为丸如梧桐子大。每服二三十丸，温酒或盐汤送下。服至百日后，颜色永无衰朽，发白反黑，虽是八十老人，阴阳强健，目视十里，气力不衰，常行远地不乏。

枸杞子丸

枸杞子八两　生地黄二两，酒洗　熟地黄二两，酒洗　天门冬酒洗，去心，二两　麦门冬去心，二两　当归去芦，全用，酒洗，四两　白芍药酒拌匀，晒干，炒，二两　锁阳酥炙，二两　人参去芦，一两　黄柏酒炒，忌铁，一两

上除枸杞子、生熟地黄、天麦门冬捣膏外，余各为细末，同前药捣匀，米糊为丸如梧桐子大。每服五七十丸，空心淡盐汤下。

延寿方

昔日西川有一大夫，名陈转运，到于青城山下，见一妇人，在高山上，望南行走如飞，约年三十余岁，手执棒一条，赶一百岁老儿。转运问妇人曰：因何打老儿？妇人答曰：是女之孙。吾乃五百余岁，老儿一百一十岁，是老儿不肯修炼服药，所以打之。转运下马跪拜，曰：愿求此方传留，救济世人。因名为打老儿丸。能治五劳七伤，阳气不举，真气衰弱，精神短少，不能行走，小便无度，眼目昏花，腰膝疼痛，两脚麻冷，不能行立。

石菖蒲雷公云：味辛①，温。去须毛，铜刀刮去皮节，嫩桑枝条相伴蒸，出，晒干，去桑条用。不可犯铁器，令人吐逆　**川牛膝**雷公云：味苦、酸，平。凡要使，去头并尘土。用黄精自然汁浸，漉出，酒浸一宿。若无黄精汁，浸三日，漉②出，细剉，焙干，可用　**干山药**蒸，出，暴干用　**远志**雷公云：味苦，温。凡使，去心，用熟甘草浸一宿，漉出，晒干用　**巴戟**雷公云：味辛、甘，微温。凡使，去心，枸杞子汤浸一宿，待稍软漉出，却用酒浸一伏时，漉出。用菊花同焙令黄，去菊花，用布拭干用　**续断**雷公云：味辛、苦，微温。凡使，去向里硬筋，酒浸一伏时，焙干用　**五味子**雷公云：味酸，温。凡用，以铜刀劈作两片，用蜜浸蒸，从巳至申，漉出，却以浆水浸一宿，焙干用　**茯苓**雷公云：味甘③，平。凡用，去皮、心、神了，捣令细，于水盘④搅令浊，浮者去之，是茯苓筋。若误服之，令人眼中童⑤子并黑睛点小，兼暗目，甚忌之　**楮实子**雷公云：味甘，寒。凡用，水浸三日，将物搅，沉者用，浮者去之，然后漉出，晒干，却用酒浸一伏时，漉出，蒸，从巳至亥，出，焙干用　**杜仲**去皮，酥蜜炒去丝用　**山茱萸**雷公云：凡使，勿用雀儿苏，真似山茱萸，只是核八棱，不入药用。使茱萸，须去内核，每修事，去核了，一斤，取肉皮用，只秤四两已来，缓火焙之方用。能壮元气，秘精。核能滑精　**熟地黄**雷公云：采生地黄，去皮⑥，磁锅

---

① 辛：原作“新”，音近而误，据建邑书林本、嘉靖四十年覆刻本、日本抄本及《摄生众妙方》卷二改。

② 漉：原作“疪”，建邑书林本、嘉靖四十年覆刻本、日本抄本及《摄生众妙方》卷二同，文义不顺，据上文“漉出”改。

③ 甘：原作“干”，建邑书林本、嘉靖四十年覆刻本、日本抄本及《摄生众妙方》卷二同，音近而误，据上下文义改。

④ 水盘：建邑书林本、嘉靖四十年覆刻本、日本抄本、《摄生众妙方》卷二作“水盆”，义胜。凡文中“水盘”校本作“水盆”者，皆同此例。

⑤ 童：通“瞳”。《正字通·立部》：“童，与瞳通。”《汉书·项籍传》：“舜盖重童子，项羽又重童子。”颜师古注：“童子，目之眸子。”

⑥ 皮：建邑书林本、嘉靖四十年覆刻本、日本抄本及《摄生众妙方》卷二作“白皮”。

上柳木甑蒸之，摊冷①气歇，拌酒再蒸，又出，令干。勿令犯铜铁器，令人消，并白发，男损荣，女损卫也　肉苁蓉雷公云：凡使，先须用清酒浸一宿，至明，以棕刷出沙土、浮甲尽，劈破中心，去白膜一重，如竹丝草样，是此偏隔人心，前气不散，令人上气不出。凡使用，先须浸并刷草了，却蒸，从午至酉，出。又用酥炙得所　枸杞子去蒂②用　小茴香酒浸一宿，漉出，炒干用

上将前药制度，拣净，为细末，各等分，酒打面糊，为丸如梧桐子大。每服三十丸，空心温酒送下，或滚白汤亦可。服五日，便觉身轻；服至十日，精神快爽；服至二十日，语言轻响，手足汗出；服一年，头白再黑，行走如飞；久远服之，百病消除，容颜顿如童子一般，如平地升仙。若曰君子不信，便将白犬服药一百日，变成黑犬，是其药之验，可信服也③。

八宝丹

何首乌赤、白各一斤，用竹刀刮去粗皮，米泔水浸一宿。用黑豆二斗，每次用豆三升三合三勺，用水泡涨，将豆铺一层，何首乌铺一层，重叠铺足，用砂锅蒸之，豆熟为节。将豆屏④去，何首乌晒干，如此九次，为末，听用

赤茯苓一斤，用竹刀刮去粗皮，为末，用盘盛水，将末倾入水内。其筋膜浮在水面者，捞而弃之，沉在盘底，留用。如此三次，湿团为块。就用黑牛乳五碗放砂锅内，慢火煮之，候乳尽入茯苓内为度，仍研为细末，听用　白

---

① 冷：建邑书林本、嘉靖四十年覆刻本、日本抄本、《摄生众妙方》卷二作“令”，义胜。

② 蒂：原作“旁”，建邑书林本、嘉靖四十年覆刻本、日本抄本、《摄生众妙方》卷二同，文义不顺，据本书卷二“延龄聚宝丹”中“甘州枸杞子……去蒂”改。

③ 可信服也：建邑书林本、嘉靖四十年覆刻本、日本抄本无。

④ 屏（bǐng 丙）：除去，排除。《诗经·大雅·皇矣》：“作之屏之，其灾其翳。”唐·陆德明释文：“屏，除也。”

茯苓一斤，制法同上，亦湿团为块，就用人乳五碗，放砂锅内煮之，候乳尽入茯苓内为度，仍研为末①，听用　川牛膝八两，去芦，酒浸一日，使何首乌蒸七次，将牛膝同铺黑豆内蒸之，至第九次止，晒干，研为末，听用　破故纸四两，用黑芝麻炒，以芝麻熟为度，去芝麻，研末，听用　当归八两，酒浸，晒干，为末，听用　怀山药四两，研末，听用　枸杞子八②两，酒浸，晒干，研末，听用　菟丝子八两，酒浸生芽，研为泥，晒干，为末，听用

以上俱不犯铁器，炼蜜为丸，先丸如弹③子大者一百五十丸。每日三丸，清晨酒浸一丸，午姜汤一丸，晚盐汤一丸。余为梧桐子大，每日清晨五七十丸，酒与盐汤任下。乌须延寿，极有效验。

延年益寿④不老丹

生地黄二⑤两，酒洗一宿，取出，晒干　熟地黄三两，酒洗净，晒干　天门冬三两，酒浸一二时，取出，去心，晒干　地骨皮五两，酒洗净，晒干　人参三两，好者方用　麦门冬三两，酒浸一二时，取出，去心，晒干　何首乌半斤。鲜者，用竹刀刮去皮，切作片；干者，用米泔水浸软，刮去皮，切作片用。砂锅内，先用乌羊肉一斤，乌豆二⑥合，量著水，于上加竹

---

① 末：此前建邑书林本、嘉靖四十年覆刻本、日本抄本及《摄生众妙方》卷二有“细”。

② 八：原字漫漶，似作“八”，据建邑书林本、嘉靖四十年覆刻本、日本抄本及《摄生众妙方》卷二补正。

③ 弹：此前建邑书林本、嘉靖四十年覆刻本、日本抄本及《摄生众妙方》卷二有“大”。

④ 寿：原无，据建邑书林本、嘉靖四十年覆刻本、日本抄本及《摄生众妙方》卷二补。

⑤ 二：原字漫漶，似作“二”，据建邑书林本、嘉靖四十年覆刻本、日本抄本及《摄生众妙方》卷二补正。

⑥ 二：建邑书林本、嘉靖四十年覆刻本、日本抄本同，《摄生众妙方》卷二作“三”。

篦，放此药后，覆盖，蒸一二时，取出，晒干　白茯苓五两，去粗皮，切作片，酒洗过，晒干

共为细末，炼蜜为丸如梧桐子大。每服三五十丸，用酒送下，清晨服之。此药千益百补，服之或十日，或一月，自已知为另等人也。常服，功效难言。得此药者，不可以为容易而轻传，实吕祖之初梯也。

延龄聚宝丹一名保命丹

何首乌四两，去皮，赤白为雌雄　生地黄八两，酒洗，用鲜肥嫩者　白茯苓四两，鲜嫩者，去黑皮　熟地黄四两，鲜肥者，宋方用八两，酒蒸　莲花蕊四两　麦门冬二两，去心　石菖蒲二两，一寸九节　槐角子四两，炒黄色，十一月十一日采　干菊花四两，用花①头　桑椹子四两，紫者方熟。宋方用二两　苍耳子二两，炒，捣去刺　五加皮二两，真正者　肉苁蓉二两，黄酒洗。宋方洗去鳞盐　天门冬二两，去心　甘草一两，如粉者，炙，去皮　黄精二两，鲜者　天麻二两，如牛角尖②者　茅山苍术二两半，米泔浸一宿，不犯铁器，去皮　当归二两，鲜嫩者，或云去头尾　防风二两，去芦　甘州枸杞子二两，去蒂，研碎　人参二两，去芦　白术二两，极白者可用，油黄者不用　牛膝二两，肥者，去须苗　细辛二两，洗净　杜仲二两，姜汁浸一宿，炒断丝　沙苑白蒺藜一两，炒，舂去刺。宋方不炒

上二十七味，味味照方择净，称定分两，务要真正药材，切为粗片，装入生绢袋，用无灰高酒，用好磁坛③约盛九升酒

---

① 花：嘉靖四十年覆刻本、《摄生众妙方》卷二同，建邑书林本、日本抄本作“干”。

② 牛角尖：原作“牛脚尖”，建邑书林本、嘉靖四十年覆刻本、日本抄本同，据《摄生众妙方》卷二改。

③ 坛：原作“磹”，建邑书林本、嘉靖四十年覆刻本、日本抄本及《摄生众妙方》卷二同，为坛之异体字“壜”形近而误，据文义改。下同。

者，将药袋入坛，春浸十日，夏秋浸七日，冬浸十四日，取出药袋，控干，晒，碾为末，入炼蜜为丸如梧桐子大。清晨淡盐汤下，将药酒每日空心、午间、晚睡各服三五钟。忌生冷、葱、韭、蒜、鱼腥、白萝卜。

补虚方 治气血不足，腰膝疼痛，虚损之症。

何首乌白者为雌，赤者为雄，各半斤，用竹刀割去粗皮，为细片，用柳木甑以黑豆寸余一层放此，铺上，再以黑豆加之，砂锅内以滚水蒸上，以米半酒盏，待饭熟为度，取出，晒干 甘州枸杞子四两 生地黄酒洗，四两 川牛膝四两 熟地黄四两，酒浸蒸过，不犯铁器，俱石臼舂①为饼

上同为细末，炼蜜丸如梧桐子大。每服七十丸，白滚汤加盐少许送下，冬月盐酒亦可。

何首乌丸

八月采，赤白各半，极大者佳。竹刀削去皮，切碎，用米泔水浸一宿，漉出，晒干，以人乳汁拌晒三度，候干，用木臼舂为末，罗细。以北红枣密云者佳于砂锅内煮熟，去皮、核，取肉和药末，千杵为丸，焙燥，以磁器盛之。初服二十丸，每十日加十丸，至百丸止，空心盐酒盐汤送②下。忌诸血、萝卜。

又方 乔白岩服。

何首乌三斤，用铜刀或竹刀切作片 牛膝去苗，剉，一斤

上二药，以黑豆一斗，淘洗净，用甑一具，先以豆薄铺甑底，后薄铺何首乌，又铺豆，又铺牛膝，重重铺尽，安于釜上

---

① 舂：此后建邑书林本、嘉靖四十年覆刻本、日本抄本及《摄生众妙方》卷二有“烂”。

② 送：建邑书林本、嘉靖四十年覆刻本、日本抄本及《摄生众妙方》卷二作“任”。

蒸之，令豆熟为度，去豆取药，暴干，又换豆蒸之，如此三次，去豆，取药为末，蒸枣肉为丸如梧桐子大。每服三五十丸，食前温酒下。忌萝卜、葱、蒜。何首乌干者，以米泔水浸稍软，切之。

又方

何首乌就产处，以竹木为锄取得之，以竹刀刮去皮，切碎，米泔水浸一宿，晒干，为末，和红枣肉，捣千杵，为丸如梧桐子大。每服百丸，空心不拘盐汤、好酒任下。

又方　郑岩山中丞所服。

白何首乌色如赤茯苓，无纯白者，去粗皮，阴干，忌铁，以石臼杵末

赤何首乌去粗皮，制如前作

上末[①]，各八两，每日侵早，用无灰酒调服三钱，服药后，用擦牙散。

取[②]香附子四两，斗子青盐一两，共一处，以手蘸擦牙，白滚汤嗽[③]咽下。

延寿丹

赤白何首乌各净一斤[④]，竹刀刮去皮，切片　川牛膝去芦，剉碎，净，半斤。用黑豆二[⑤]升，并何首乌，以木甑一处蒸之，去黑豆，取牛膝，去

① 上末：建邑书林本、嘉靖四十年覆刻本、日本抄本及《摄生众妙方》卷二作“末”，连上读，义胜。

② 取：建邑书林本、嘉靖四十年覆刻本、日本抄本及《摄生众妙方》卷二无。

③ 嗽：通“漱”，漱口。《史记·扁鹊仓公列传》：“齐中大夫病龋齿，臣意灸其左大阳明脉，即为苦参汤，日嗽三升，出入五六日，病已。”

④ 各净一斤：此4字建邑书林本、嘉靖四十年覆刻本、日本抄本及《摄生众妙方》卷二在“竹刀刮去皮”之后。

⑤ 二：建邑书林本、嘉靖四十年覆刻本、日本抄本及《摄生众妙方》卷二作“三”。

心，共捣成泥，晒干，研细用　赤茯苓去粗皮，切片，净，一斤。用牛乳五升，文武火煮干，晒干用之　白茯苓去粗皮，切片，净，一斤。用人乳五升，文武火煮干，晒用之。用①金银器，如无，磁器亦可　菟丝子半斤，酒煮成泥块，研开，晒干，为末用之　破故纸半斤，炒香熟，为末用之

上六味，皆不犯铁器，制出，共为末，拌匀，加生地黄、熟地黄各一斤，熟地酒浸蒸九次，生地酒浸研烂，炼蜜熟，滴水珠，退火毒三日，和前药为丸如弹子大。每服一丸，每日进服三次。

乌须固本丸

何首乌半斤，米泔水浸三宿，竹刀刮去粗皮，切片，黑豆五升，同首乌滚水泡一时，蒸熟，去豆用②　黄精四两，用黑豆二升同煮熟，去豆。忌铁器　生地黄二两，酒浸　熟地黄二两，酒浸　天门冬　麦门冬各二两，去心　白茯苓二两　赤茯苓二两，各去心　片术二两　人参二两　五加皮二两　巨胜子　柏子仁　核桃仁　松子仁　西枸杞子③各二两

上为细末，炼蜜为丸如梧桐子大。每服七八十丸，空心温酒、盐汤任下。

七宝美髯丹一名七珍至宝丹　功效甚大，不能细录，与延寿丹差二味。

何首乌赤白各一斤，水润，用竹刀去皮，切碎如棋子大　牛膝半斤，同何首乌，用黑豆五升铺木甑底，上铺药，砂锅蒸烂，去豆，共捣成泥　枸

---

①　用：原无，据建邑书林本、嘉靖四十年覆刻本、日本抄本补。《摄生众妙方》卷二作“煮用”。

②　用：建邑书林本、嘉靖四十年覆刻本、日本抄本及《摄生众妙方》卷二无。

③　子：建邑书林本、嘉靖四十年覆刻本、日本抄本及《摄生众妙方》卷二无。

杞子半斤，酒浸洗净，晒干，为末　茯苓白，一斤，人乳浸，赤，一斤，牛乳浸，俱一宿，晒干　当归半斤，酒浸一宿，晒干，全用　菟丝子半斤，酒浸三日，晒干，为细末　破故纸半斤，炒黄色，为末

上七味，各不犯铁器，炼蜜为丸如弹子大。日进三丸，空心酒、午后姜汤、临睡盐汤下。

一方，用乌梅肉，不用破故纸，各药为末，以人乳五斤，牛乳五斤，和药，入磁瓶，重汤煮之，稍干，入炼蜜一斤，为丸。

庆世丹

何首乌用赤白者，各①四两　生熟地黄各二两　菊花园中甘者，二两　车前子二两　地骨皮净，二两，去粗皮，用近骨者　茯神白者，二两　远志二两，用柑子水煮，去心　山药二两　石菖蒲二两，九节者，米泔水浸一宿　川牛膝二两，酒浸　肉苁蓉二两，酒洗，去鳞　巴戟天二两，酒炒，去心　甘州枸杞子二两，酒浸

上各为末，春夏用酒糊为丸，秋冬炼蜜为丸。每服百丸，清晨滚白汤送下，或淡盐酒任下。或加柏子仁、酸枣仁各一两。

秘传益补元气种子仙方

人参去芦，八两，入乳浸　枸杞子拣净，八两，酒浸，晒干　天门冬去心，八两，晒干　麦门冬去心，八两　生地黄酒浸，晒干，八两　熟地黄酒浸，九蒸，晒干，八两　杜仲炒去丝，八两　牛膝十两，酒浸，晒干　巴戟天八两，酒浸，去心　当归十两，同人乳、酒浸，晒干　沙

---

① 各：建邑书林本、嘉靖四十年覆刻本、日本抄本及《摄生众妙方》卷二无。

菟蒺藜酒浸，晒干，八两。得马乳浸更妙[①] 黄柏八两，人乳浸四两，酒浸四两 知母八两，人乳浸四两，酒浸四两 白茯苓八两，人乳浸三次用 白术[②]八两，炒 白芍药八两，炒 桑椹子十两，净 芡实粉十两，净[③] 龙眼肉十两，捣烂 鹿角胶十两，煎法，用旬日内取宰鹿角，锯断寸许，长流水浸，用银锅桑柴煎煮七昼夜，以茯苓末少许同炼成胶。忌见鸡犬、孝子、妇女

上件各为末，用雄鹿血和匀，同炼蜜量鹿血多少入药，为丸如梧桐子大。每服五六十丸，空心淡盐汤下，或酒亦可。

雀卵丸

真正菟丝子，拣去灰土，用水淘净，另将无灰好酒浸一宿，令涨，就将原浸酒于砂锅内煮极烂时，如未，徐徐添酒，令浮上一寸，煮至三昼夜，方可[④]，用石臼捣烂，成薄饼子，晒干，磨细末。一切俱忌[⑤]铁器。

每一斤，用雀卵五百个，加用尤妙，去黄，止用卵白汁和，为丸如梧桐子大。每服八十丸，空心用盐[⑥]汤下，酒亦可服。

其制度菟丝子，不拘斤数，作薄饼法，欲易干之意，不拘大小也。如腰痛，加杜仲四分之一，盐拌，炒去丝；如下元冷，加破故纸十分之一。雀卵须于二三月取之，过时则抱损无力矣。药末须预制之，遇有雀卵，勿拘多少而用之。

---

① 妙：此后原衍“白术八两炒”，据建邑书林本、嘉靖四十年覆刻本、日本抄本删。

② 术：原作“木”，形近而误，据建邑书林本、嘉靖四十年覆刻本、日本抄本改。

③ 净：建邑书林本、嘉靖四十年覆刻本、日本抄本无。

④ 可：建邑书林本、嘉靖四十年覆刻本、日本抄本作“止”。

⑤ 一切俱忌：建邑书林本、嘉靖四十年覆刻本、日本抄本作“忌一切”，义胜。

⑥ 盐：此前建邑书林本、嘉靖四十年覆刻本、日本抄本有“淡”。

补肾丸 此药有补不燥。

熟地黄八两，酒浸，蒸用 菟丝子八两，酒浸蒸 当归身酒浸洗，二①两半 肉苁蓉酒浸，洗去甲，五两 山茱萸去核，三两半 黄柏酒炒 知母酒浸，一两 破故纸酒拌炒，五钱

上为细末，酒糊丸如梧桐子大。每服五十丸，空心盐酒任下。

益寿丸

人参六两 破故纸六两，芝麻炒香熟 何首乌一斤八两 秦当归六两，酒洗 五加皮六两 川牛膝六两 生地黄六两 枸杞子六两

上各为末，炼蜜丸如梧桐子大。每服五十丸，白汤送下。

还少乳乌丸

何首乌二两 枸杞子一两 牛膝一两，酒浸 茯苓 黄精 甘桑椹各一两 天门冬一两，去心 麦门冬一两，去心 生地黄四两，酒浸，晒干 熟地黄一两，酒浸

上各味，俱不犯铁器，共为细末，炼蜜丸如梧桐子大。温水或盐汤，每服一百丸，日进三服②。

制何首乌，先用柳甑砂锅，黑豆、红枣相间蒸熟，晒干，如半斤，用人乳浸过，晒干，再浸，再晒一斤，制成约有半斤，方可入前药用也。

延龄益寿丹

此季全真传与政和县蔡学官，能存精固气，通达二十四经脉，三百六十骨节，满注一身毛窍，使肾水满而养精，精能养气，气能满而养神，神能满而养身。服之半月，精满气盈，元

---

① 二：建邑书林本、日本抄本同，嘉靖四十年覆刻本作“三”。

② 服：建邑书林本、嘉靖四十年覆刻本、日本抄本及《摄生众妙方》卷二作“次”。

气壮胜，武①火下降，相火自灭，阳消阴长，滋益肾水，能补丹田，滑泽皮肤，百战百胜。男人精冷绝阳而补兴，妇人胎寒绝阴而补孕。服之一月，白发返黑，面如童颜，此妙②不可述尽。

何首乌四两，竹刀去皮，切片，用黑豆九蒸九晒，后用人乳拌一次　当归一两，酒洗净　知母二两，酒炒，去毛　川芎一两　杜仲去粗，姜汁炒去丝，二两　白茯苓一两，去皮　青盐一两，净洗　茯神一两，去皮、心　远志一两，去芦、心，甘草煎水浸半日　牛膝酒洗　川椒一两，去目，出汗，留红皮，去白肉　朱砂一两，研碎，打零，炒　蜜一斤，炼过镜光止　黄柏二两，去皮，酒浸，日晒夜浸　姜汁二两　破故纸酒洗　小茴香去土，盐水洗，炒黄　天门冬去心，一两　麦门冬去心，一两　核桃肉，四两，去油，炒黄　旱莲四两，水煎五滚　石菖蒲盐水洗，炒，一两　生地黄　熟地黄各一两，俱酒洗　石乳去油，一两　川巴戟酒洗，净，一两　山精用米泔水三两碗浸半日，竹刀刮去粗皮，四两，烂者不要，要选好的，切碎捣烂，放砂锅内，水三碗，煎至锅内汁干，取出，砂锅内浸，要换米泔水一二次，然后酒煎成膏，同旱莲汁、姜汁拌诸药末

上二十七味，炼蜜为丸如梧桐子大。每服七十丸，早晚盐汤温③酒任下。不饮酒，滚白汤下。一月见效。

神仙训老丸　益元补阴，黑须发，坚齿，童颜不老。

---

① 武：原作“或”，文义不顺，据建邑书林本、嘉靖四十年覆刻本、日本抄本及《摄生众妙方》卷二改。

② 妙：建邑书林本、嘉靖四十年覆刻本、日本抄本及《摄生众妙方》卷二作“道”。

③ 温：建邑书林本、日本抄本同，嘉靖四十年覆刻本、《摄生众妙方》卷二无。

何首乌雌雄，一斤　山茱萸　菟丝子　当归酒洗，净①　白茯苓　地骨皮　甘州枸杞子　川芎　天门冬去心　麦门冬去心　远志　淮生地黄　淮熟地黄　川牛膝酒洗　甘菊花　山药　甘草炙　肉苁蓉酒浸洗　酸枣仁　杜仲酒炒去丝　补骨脂　生黑豆末　桑椹子以上各四两

上为末，炼蜜丸如梧桐子大。每服六七十丸，空心温酒送下。

八仙添寿丹　此药能乌须发，壮神，强筋骨，调营卫，久服延年。

何首乌六两，用竹刀切片，用瓦甑蒸。蒸时用黑豆五升，一层豆，一层药，蒸一时，取出，晒干。如此九次，豆烂，换好者，曝干，听用　川牛膝六两　知母　山茱萸肉　柏子仁　黄檗　当归各四两　败龟板四两，酥炙

上同为极细末，炼蜜丸如梧桐子大。每服空心酒送下三十丸，七日后，添十丸至七十丸止。忌烧酒、萝卜、辛辣之物。

秋石五精丸

秋石一两。童男女洁净无体气者，沐浴更衣，各聚一室，用精洁饮食及盐汤与之。忌葱、蒜、韭、薤②、牛肉不洁之物，椒茶不用尤妙。聚便各盈缸，然后男女童便各另熬成秋石，各另用。另盛瓦罐，盐泥固济，铁线固定，打一火炷香为度，连换铁线，打七火，然后男女秋石称匀，和成一处。如成块研开，用龙水将纸七层滤过，用锅仍熬成秋石，其色雪白。初生男胎，洁

---

① 净：建邑书林本、嘉靖四十年覆刻本、日本抄本及《摄生众妙方》卷二无。

② 薤：建邑书林本、嘉靖四十年覆刻本、日本抄本及《摄生众妙方》卷二无。

净妇人香浓乳①汁和成，日晒夜露，但干即添乳汁，待日精月华，取足四十九日后入药，用五精丸方见效　莲肉五钱，净②　小茴香五钱　白茯苓一两

上为丸，用人乳汁吞下，取初生男胎者。

仙传斑龙丸

歌曰：尾闾不禁沧海竭，九转神丹都谩说。惟有斑龙顶上珠，能补玉堂关下穴。

此药理百病，养五脏，补精髓，壮筋骨，益心志，安魂魄，令人注颜轻身，延年益寿。

鹿霜　鹿胶　菟丝子酒浸二日，蒸，焙干，为末　柏子仁去壳，另研　熟地黄酒浸二日，蒸，焙干，为末。各十两

上为细末，先将鹿胶用无灰酒于磁器内慢火化开，却将胶酒煮糊和药，杵二千下，丸如梧桐子大。每服五十丸，空心盐汤送下，或酒亦可。或有加减者，于前人立方之意，恐有不宜。

煮鹿角胶霜法：用新麋鹿角三对，各长二寸，截断，长流水浸三日，刷去垢，每一斤，用净楮实子一两，桑白皮、黄蜡各二两，砂锅河水，慢火鱼眼汤，桑柴煮三昼夜，不可断火，常添热水，不可添冷水，毋令露角。三日取出角，竹刀削去黑皮，晒干，碾为末，即为鹿角霜。将煮鹿角汁滤去滓，慢火熬胶，倾磁器内，候冷凝，阴干为胶。

鹿血丸

黄柏去皮，盐酒炒，二两　知母去毛，酒炒，二两　山茱萸去核，

---

①　乳：原误作“死”，据建邑书林本、嘉靖四十年覆刻本、日本抄本及《摄生众妙方》卷二改。

②　莲肉五钱净：建邑书林本、嘉靖四十年覆刻本、日本抄本及《摄生众妙方》卷二作“莲肉五钱真川椒方佳”，文义皆不顺。《本草纲目》卷五十二“人部”作“莲肉六两，真川椒红五钱”。

二两　枸杞子二两五钱　天门冬去心，二两半　麦门冬去心，二①两七钱　熟地黄酒洗，二两　生地黄酒洗，二两半　人参二两　龟板酥炙，三两②　白茯苓去皮，二两　川萆薢二两　山药二两半　五味子去梗，二③两三④钱　当归身酒洗，二两五钱　泽泻去毛，一两二钱　牡丹皮一两　牛膝去芦，酒洗，二两

上为细末，即杀鹿取血，加酒二三盏，就入药末内和成丸如梧桐子大。每服九十丸，渐加至百丸、至百五十丸，空心用滚水送下。

鹿肝丸

熟地黄酒洗，二两　生地黄　当归身各酒洗，二两　枸杞子二两　甘菊花一两　天门冬去心，二两　冬青子二两　白蒺藜去刺，炒，一两三钱　玄参一两五钱　川芎一两三钱　白芍药酒炒，一两半　黄连酒洗，一两三钱　槐角炒，用子，一两　茺蔚炒，一两

上共为细末，用鹿肝去膜，捣烂，和丸如梧桐子大。每服八九十丸，临睡时，或下午食后稍远，用滚白水送下。

斑龙二至丸

鹿角锯成寸段，长流水浸七日，入砂锅内，用桑柴火煮七昼夜，取出，外去粗皮，内去血瓤，研为细末，净，一斤　麋角制法同前，净，末，一斤　黄柏去皮，切为粗片，酒炒老黄色，为末，净，半斤　知母去皮，盐、酒

---

①　二：原字漫漶，似作“二”，据建邑书林本、嘉靖四十年覆刻本、日本抄本及《摄生众妙方》卷二补正。

②　人参……三两：此10字原无，据建邑书林本、嘉靖四十年覆刻本及《摄生众妙方》卷二补。日本抄本“三两”作“二两”。

③　二：建邑书林本、嘉靖四十年覆刻本、日本抄本同，《摄生众妙方》卷二作“一”。

④　三：原字漫漶，似作“三”，据建邑书林本、嘉靖四十年覆刻本、日本抄本及《摄生众妙方》卷二补正。

炒老黄色，为末，净，半斤　生地黄酒浸一宿，晒干，为末，净，四两　熟地黄酒浸一宿，晒干，为末，净，四两　天门冬酒浸，去心，晒干，为末，净，四两　麦门冬酒浸，去心，晒干，为末，净，四两　当归全用，酒洗，晒干，为末，净，二两　何首乌去皮，用人乳拌匀，九蒸九晒，为末，净，二两。已上俱不许犯铁器　白茯苓去皮，为末，用水淘去筋膜，净，二两

上末共为一处，拌匀，炼蜜为丸如梧桐子大。每服五十丸，空心黄酒送下，或盐汤亦可。

鹿角霜丸

黄柏八两，去粗皮，用人乳拌匀，晒干，又如此三次，炒重褐色用之。或七两或六两，随时加减用之　鹿角霜八两　天门冬去皮、心　麦门冬各二两　人参一两或二两　生地黄置水中大浮，酒浸一宿，二两　熟地黄酒浸一宿，晒干，二两

上为细末，炼蜜丸如梧桐子大。每服六七十丸，加至百丸，空心用淡盐汤送下，或酒亦可①。

太极丸　人五脏配天五行，一有不和，则为疾。药有五味，各主五脏，可使调和，或曰太极。

知母属金，主清润肺金，苦以降火，佐黄柏，为金水相生之理。去毛，酒浸一宿，略炮，为净末，二两四钱　黄柏属水，主滋肾水，苦以坚精。去皮，盐酒浸三日，略炮②褐色，为净末，三两六钱　破故纸属火，主收敛，神气明，能使心包之火与会③门火相通，故元气坚固，骨髓充实，涩以治脱也。用新瓦炒香，为净末，二两八钱　胡桃仁属木，主润血气。凡血属阴，

① 可：嘉靖四十年覆刻本、《摄生众妙方》卷二作“佳”。

② 炮：嘉靖四十年覆刻本、《摄生众妙方》卷二同，日本抄本作“炒”。

③ 会：嘉靖四十年覆刻本、《摄生众妙方》卷二同，日本抄本作“命”。

阴恶燥，故油以润之。佐故纸，有木火相生之妙。古书云：黄柏无知母，破故纸无胡桃仁，犹水母之无虾也。去黄皮，待各药成末，将此三两二钱研为浆，无渣，和入诸药内　砂仁属土，主醒脾开胃，引诸药归补丹田，香而能窜，和合五脏冲和之气，如天地以土为冲气也。去壳。先将五钱用花椒一两炒，去椒不用，又用五钱，不炒，共为净末，一两

上五味，各制如法，足数，拌匀，炼蜜为丸如梧桐子大。每早夜用白汤或茶酒随意送下。服至三年，效不可言；服至终身，地行仙矣。

坎离丸　此药取天一生水、地二生火之意，药轻而用功大，久服而取效速，先贤王道之药，无出于此。大能生精益血，升水降火。

当归全用，好酒浸洗三日，晒干，剉碎，为末①　白芍药温水洗，剉碎，用好酒浸一日，晒干，炒赤　川芎大者，小者不用，清水净洗，剉碎。各四两　厚黄柏去皮，八两。内二两酒浸、二两盐水浸、二两人乳浸、二两蜜浸，俱晒干，炒赤　知母去毛，四制，与制黄柏同　熟地黄八两，怀庆者佳，四两用砂仁，四两用白茯苓，同入绢袋，入好酒二壶，煮干，去砂仁、茯苓二味，只用地黄

上八味，修制和合一处，平开三四分厚，夜露日晒，三日三夜，收天地之精、日月之华，研细末。用正冬蜜一斤八两，加水半碗，共炼至滴水成珠；再加清水一碗，煎滚。和前药，丸如梧桐子大。每服八九十丸，空心盐汤送下，冬用温酒送下。

加味坎离丸　夫心属火，肾属水，水火升降，五脏俱实，百病不生。世人或因酒色过度，劳心费力，精耗神衰，心血少而火不能下降，肾气衰而水不能上升，脾土无所滋养，渐至饮食少进，头目昏花，耳作蝉声，脚力酸软，肌肤黄瘦，遍身疼

① 为末：嘉靖四十年覆刻本、日本抄本、《摄生众妙方》卷二无。

痛，吐痰咳嗽，胃脱停积，梦遗盗汗，泄泻，手足厥冷。此方下滋肾水，上降心火，中补脾土，除风，添精补髓，强阴壮阳，杀九[1]虫，通九窍，补五脏，益精气，止梦遗，身轻体健，延年增寿，久服有效。

人参二两　五味子去梗，一两　麦门冬二两　牛膝酒浸，二两[2]　黄芪蜜炙，一两　菟丝子酒浸，成饼用，二两　小茴香盐炒，二两　白茯苓去皮，二两　川椒去目、合口，微炒[3]　木香一两　黄柏酒浸，炒，四两　天门冬去心，五两　肉苁蓉酒浸，二两　山茱萸去核，二两　杜仲炒断去丝，二两　巴戟去皮，酒浸，二两　当归酒浸，二两[4]

上为细末，秋冬酒糊为丸，春夏炼[5]蜜为丸，如梧桐子[6]。每服五七十丸，空心盐汤、好酒任下。

六味地黄丸

干山药　山茱萸各四钱　泽泻二钱　牡丹皮　白茯苓各三钱　熟地黄八钱

上为细末，炼蜜丸如梧桐子大。每服五十丸，清汤空心下。

人参固本丸　此方虽人所常知，而中和平易，实冠诸方也。

---

① 九：原作“丸”，形近而误，据建邑书林本、嘉靖四十年覆刻本及《摄生众妙方》卷二改。

② 五味子……酒浸二两：此18字原无，据建邑书林本、嘉靖四十年覆刻本、日本抄本及《摄生众妙方》卷二补。

③ 目合口微炒：此5字原脱，据建邑书林本、日本抄本及《摄生众妙方》卷二补。

④ 当归……二两：此6字原无，据建邑书林本、嘉靖四十年覆刻本、日本抄本及《摄生众妙方》卷二补。

⑤ 炼：建邑书林本、嘉靖四十年覆刻本、日本抄本及《摄生众妙方》卷二无。

⑥ 子：此后建邑书林本、嘉靖四十年覆刻本、日本抄本及《摄生众妙方》卷二有“大”。

天门冬　麦门冬　生地黄　熟地黄　人参

上为细末，炼蜜丸如梧桐子大。盐汤或酒空心服五十丸。

还童丹　专治肾水不足，髭须苍白，眼目昏花，腰腿疼痛。固精壮阳，大有神效。

熟地黄酒拌蒸，临时杵成膏，忌铁，五两　牛膝去芦，酒洗，四两　黄芪破开，蜜水拌透，炙，四两　五味子去核，二两　覆盆子四两　地骨皮去骨　白茯苓去皮　白蒺藜另杵，净，炒　桃仁去皮、尖。各四两　胡桃仁温水浸去皮，五两　菟丝子五两，先用水洗净，次用好酒拌，浸透，半湿时杵成饼，焙干，为末

上除胡桃仁、桃仁、熟地黄捣成膏，余药同为细末，和入前药，再入炼蜜，共杵匀，为丸如梧桐子大。每服五七十丸，晨晚好酒进服，或间用盐汤下。忌葱、蒜、萝卜。或五十以前人服，可减胡桃仁二两，恐其太滑，大[①]便燥，不必减也。

长生保命丹

昔天师府龙虎山，有[②]道士服此药，一百二十岁，往蜀中，白日升天，留下此方，救济世人。此药能返老还童，一切病疾[③]皆除。服至五十日，诸病皆无；百日能记万古言，容貌红泽，髭发[④]白者复黑；二三年，骨髓坚实；四五年，行步如飞，

---

① 大：原作“太”，形近而误，据建邑书林本、嘉靖四十年覆刻本、日本抄本及《摄生众妙方》卷二改。

② 有：此后建邑书林本、嘉靖四十年覆刻本、日本抄本及《摄生众妙方》卷二有“一”。

③ 病疾：建邑书林本、嘉靖四十年覆刻本、日本抄本及《摄生众妙方》卷二作“疾病”。

④ 发：原作“法”，音近而误，据建邑书林本、嘉靖四十年覆刻本、日本抄本及《摄生众妙方》卷二改。

鬼神俱伏。凡合此药，择吉日，勿令妇人、鸡、犬见之。

地骨皮去梗，酒浸，二两　牛膝去芦，酒浸　甘菊花　枸杞子酒浸。各二两　石菖蒲竹刀切，晒干①，一两　远志去心，酒浸，二两　生地黄忌铁器，二两

上为细末，炼蜜丸如梧桐子大。每服五六十丸，温酒送下。

菟丝子丸

菟丝子色鲜明者，先以水洗净，晒干，再用好酒浸一宿，砂器内酒煮，捣烂，作小饼，晒干，又捣为末用，二十两　白茯苓去皮，取中心坚白者，四两　干山药刮去皮，取洁白坚实者，十一两　石莲肉去心，即莲肉也，八两

上四味，为细末，以好酒和，捣令匀，丸如梧桐子大。每服六十丸，淡盐汤空心送下。

古方用酒煮山药糊为丸，但山药生则滑，热则滞，惟酒捣和，使其能升能降，有清上补下之功。

还少丹　能养血消痰，乌须黑发，男女可以服之。

莲花蕊　生地黄　熟地黄怀庆者佳　五加皮海州者佳　槐角子各三两　没实子六个，三阴三阳，有孔阴，无孔阳

上药木杵石臼捣碎，将绢缝袋一个，长八寸，宽六寸，装药。用无灰好酒十斤，入不津磁坛同浸，春冬一月，夏十日，秋二十日。满日取药，晒干，仍用木杵石臼捣为细末，炼蜜为饼。又以薄荷为末，一层饼，放一层末，每饭后取数饼噙化，其酒任意饮之，以醉为度。酒须连日饮尽，若久收，恐味变也，酒药尽而须发黑矣。若欠黑，再照前制作二三料可矣，多不过四料。若饼子难噙化，可作丸子，以酒咽之。

---

① 干：原无，据建邑书林本、嘉靖四十年覆刻本、日本抄本及《摄生众妙方》卷二补。

秘传十子丸

天仙吕祖传世度人，能治百病，修制丸成，斋戒沐浴，焚香，先献天地祖宗，择六庚开成吉日，方许人服。每服五六十丸，空心淡盐汤送下，以干物压之。服至百日，功效无穷，能添精补髓，不老不死。专主男子汞精不坚，女人血铅不足，调和阴阳，生育男女，神效立应。又治五劳七伤，心神恍惚，梦遗鬼交，五痔七疝，诸般损疾。女人血铅不足，去柏子，易香附子，加当归、川芎、生熟地黄各四两。男子酒色过度，精不生育，加鹿角霜八两，连珠巴戟肉、山茱萸、生地黄、黄柏、枳壳、何首乌蒸七次，各四两或二两。共十子，均为细末，炼蜜丸如梧桐子大，服之。三生有幸者，得传此方，真济世养身至宝，勿妄传非人。

覆盆子　枸杞子　槐角子和何首乌，蒸七次　桑椹子　冬青子共蒸。各八两　没石子①　菟丝子酒蒸，捣烂　蛇床子　五味子炒②干　柏子仁各四两。先捣烂入

上为末，加减如总论内修制丸服。

十补丸　一补神，二补精，三补气，四补脾，五补血，六补肉，七补丹田，八补髓，九补大腹，十补小腹。

黄芪蜜炒　熟地黄酒浸九次，陈米饭蒸　白茯苓　山药　枸杞子　肉苁蓉去皮　牛膝去芦　香附子各一两③

---

① 没石子：即“没食子”别名。

② 炒：建邑书林本、嘉靖四十年覆刻本、《摄生众妙方》卷二同，日本抄本作“焙”。

③ 各一两：原无，据建邑书林本、嘉靖四十年覆刻本、日本抄本及《摄生众妙方》卷二补。

上为细末，醋煮蒸饼糊丸如梧桐子大。每服五十丸，空心温酒下，盐汤亦可。年五十以下者，用枳壳；以上者，用香附子麸炒去毛。

十珍汤 服之宜子。

人参 白术 当归酒浸 黄芪蜜炙 肉苁蓉酒洗。各一钱 白茯苓 白芍药 熟地黄 麦门冬去心。各八分 陈皮 半夏姜汁浸，水洗七次 肉桂去皮 五味子 砂仁 川芎各七分 木香 甘草炙 龙骨火煅 牡蛎煅。各五分

上㕮咀，用水二钟，姜三片，枣三枚①，煎至八分，早服，渣再煎，至晚服。

补损百验丹 专治诸虚，遗精白浊，血少无精神，四肢倦怠，脾胃不佳，大肠不实，虚寒虚眩，头眩目花等症。

菟丝子一斤，拣净，以无灰腊酒浸一日一夜，次早去酒，以小甑蒸之，晒至暮，又换酒浸蒸晒九次，然后在星月下碾为细末 生地黄半斤，无灰酒煮，浸三日三夜，再换酒，洗净，放在磁钵内，捣至极烂用

上二味，和为细丸。空心食前，用无灰酒下②，每服八九十丸，或米汤、淡盐汤下亦可。

长春真人保命丹 治五劳七伤，虚损无力，四肢困倦，脚手顽麻，血气耗散，面黄肌瘦，阳事不升，虚晕恶心，饮食减少。

茯苓 天门冬 山药 熟地黄 枸杞子 何首乌各四两 干姜二两 青盐少许 大茴香炒，一两 鹿角胶四两 莲实半斤，去皮 破故纸四两，净，香油炒 没石子十个 胡桃仁半斤，净肉 新小米

---

① 枚：建邑书林本、嘉靖四十年覆刻本、日本抄本及《摄生众妙方》卷二作“个”。

② 下：建邑书林本、嘉靖四十年覆刻本、日本抄本及《摄生众妙方》卷二无。

一升，同茯苓、牛乳煮粥，晒干　旱莲草晒干，一斤　麦门冬四两

上为细末，空心白汤调匀二三匙，日进二服。不拘老少男女皆效。

松梅丸　饥肠健体。

松脂一斤，炼熟者　怀庆地黄十两，酒蒸　乌梅六两，净肉

上为丸，空心米饮、盐汤任下。

此方得之南吏部林尚书大人者。自云：西域异人见惠，服无虚日，且诸士夫服饵，最能加饮食，致身肥健，小便清，大便润，及精神不倦。

《本草》云：松脂，味苦、甘，温，无毒。安五脏，除热，去胃中伏火、咽干、消渴，久服轻身不老，聪耳明目，固齿，润肺，辟邪气，去历节①风、疠风酸痛不可忍。须得明净者十余斤。先以长流水入砂锅内，桑柴火煮拔三次，再淋桑灰汁，仍煮七八次，扯拔，又用好酒煮二次，完则以长流水煮过一次，扯拔，色白、味不苦涩为度。阴干，入石臼内，木杵捣，取净末，依方配合，再捣一日，作丸，须要日干乃佳。

熟地黄，味甘，无毒，填骨髓，补五脏不足及男女劳伤，通血脉，益气力，利耳目。一名地髓。久服轻身不老，黑发，增寿。服此味，须忌三白，禁铜铁器。取沉水者佳，晒干称用。以清酒洗净木甑，砂锅蒸半日，入臼捣用。

乌梅肉，味酸，平，无毒。能下气除热，安心神，疗肢体痛，生津液，及好睡，口干，去痹，消痰，治骨蒸虚劳羸瘦，解烦毒。故东垣有言，凡酸味最补元气，谓其有收之义耳。取润大

① 历节：原作“疬疖”，于义不顺，据建邑书林本、嘉靖四十年覆刻本、日本抄本及《摄生众妙方》卷二改。

者，三五斤，以温酒洗，甑内蒸熟，去核取肉，捣和前二味成丸。

四圣不老丹

好松脂透明者，一斤四两。以无灰酒砂锅内桑木①柴火煮数沸，竹杖搅稠黏，住火，以磁瓶盛水，倾入水内，结块，又复以酒煮之九遍，一日煮讫，次日亦如是。如此者三日，通计二十七遍，其脂莹然如玉，尝之不苦不涩乃止。为细末，净用，十二两。凡煮脂，不宜酒少，少则易干焦，煮之三分之二，就可倾入水　白茯苓去皮，为细末，净用，八两　黄菊花家种味甘者，去梗、蒂，净，八两　柏子仁去壳，纸裹捶去油，净，八两

上四味，如法制末，炼蜜为丸如梧桐子大。每服七十二丸，清晨好酒送下。修合时，必择天医黄道吉星，毋得妇人、鸡、犬见之。服药者②，亦择吉日服之。

此方云阳王都宪五一翁所传，云渠方伯③陕西时授之一总戎。总戎年九十余，自幼服此，精力倍加，胃气强健，饮食日增，寿故弥长，秘而不传。翁恳得之，如法为服④，不间寒暑，今年八十有六矣，行步不筇⑤，不人⑥而谈论亹亹⑦，饮酒可百

① 木：建邑书林本、嘉靖四十年覆刻本、日本抄本及《摄生众妙方》卷二无。

② 者：建邑书林本、嘉靖四十年覆刻本、日本抄本及《摄生众妙方》卷二无。

③ 方伯：古代诸侯中的领袖之称，为一方之长。《礼记·王制》："千里之外设方伯。"明清时用作对布政使的称谓。

④ 为服：建邑书林本、嘉靖四十年覆刻本、日本抄本及《摄生众妙方》卷二作"服之"。

⑤ 筇（qióng 穷）：原指筇竹做的手杖，这里作动词，指拄杖。

⑥ 不人：建邑书林本、嘉靖四十年覆刻本、日本抄本及《摄生众妙方》卷二同，《济世全书》卷四"震集"作"逢人"。两义皆通。不人，谓视人若己，不分人我。《庄子·庚桑楚》："至礼有不人，至义不物。"

⑦ 亹亹（wěi wěi 伟伟）：勤勉不倦的样子。《诗经·大雅·文王》："亹亹文王，令闻而已。"南朝梁·钟嵘《诗品》："词旨葱蒨，音韵铿锵，使人味之，亹亹不倦。"

盏，饭碗许，而羞馔果核尽其广，遍尝之，不辍口，且室御数女，皆能有子，人以仙称之。

青娥丸 能滋肾水，壮阳，益筋骨，治腰①足疼痛。

补骨脂即破故纸，四川合州②者，洗净，酒浸少顷，纸炒香为度，四两 萆薢真正者，四两，切片，分作四分，用一两盐水，一两童便，一两米泔水，一两无灰好酒，各浸一宿，晒干 杜仲姜汁炒去丝，四两 胡桃肉汤泡去皮，八两 黄柏蜜炒，四两 知母蜜炒，三两 牛膝酒洗，去芦，四两

上为细末，春夏用糊，秋冬用蜜。其糊用糯米一碗煮粥，将胡桃仁捣烂为膏，和匀，石臼椿③千余下，为丸如梧桐子大。每服五十丸至八十丸，空心盐汤或盐酒送下，以干物压之。

三味补阴丸 治酒色过伤少阴。

龟板半斤，酥炙 黄柏一斤，酒炒 知母半斤，酒炒

上炼蜜为丸如梧桐子大。每服四十丸，空心酒送下，或盐汤亦可。

驻景丸又名补肾丸

车前子一两 当归酒洗，五钱 熟地黄二两 楮实一两 川椒炒，去黑子，一两 五倍子炒，一两 枸杞子去核，一两 菟丝子酒浸，洗净，一两

上为末，炼蜜丸如梧桐子大。每服三十丸，清茶或酒空心服下。

---

① 腰：此后建邑书林本、嘉靖四十年覆刻本、日本抄本及《摄生众妙方》卷二有“膝”。

② 州：嘉靖四十年覆刻本、《摄生众妙方》卷二同，建邑书林本、日本抄本作“川”。

③ 椿（chōng 充）：击，撞。《玉篇·木部》：“椿，橦也。”

白砂丸[①]

熟地黄二两　白茯苓二两　大川乌一两　干山药二两　苍术二两，米泔浸　大茴香二两，与大川乌头炒　粉草二两，即大甘草　川椒四两，去目

上八味，为细末，酒糊为丸如梧桐子大。每服三十丸，空心温酒送下，盐汤亦可。服后五日，唇口红润，手足温暖，面有光泽；半月之后，声清目明，夜思饮食，香入脑中。

封髓丹　降心火，益肾水。

黄柏三两　缩砂一两五钱　甘草一两

上为细末，稀糊为丸如梧桐子大。每服五十丸，用肉苁蓉半两，切碎，用酒一大钟，浸一宿，次日早，空心煎三五沸，去渣，以清酒送下。

乌龙丸　四川何总兵常服。

九香虫一两，半生半熟　车前子四钱，微炒　陈皮四钱　白术五钱　杜仲八钱，酥炙

上为细末，炼蜜丸如梧桐子大。每服一钱五分，盐白汤或盐酒送下，空心服，临卧仍服一次，尤妙。此方有大奇效，能理膈间之滞气，助肝肾之亏损，久服延年。妙在九香虫一物，其虫一名黑兜子，如小指顶大，产在贵州赤水卫河中，至冬，伏于石下，取之，其地方居人多有收者。此虫惊蛰后即飞出，不可用。

少阳丹

苍术乃天[②]之精也。用米泔水浸半日，刮去黑粗皮，晒干，捣罗细末，

---

① 丸：建邑书林本、嘉靖四十年覆刻本、日本抄本同，《摄生众妙方》卷二作“丹”。

② 天：此后原衍“地”，据建邑书林本、嘉靖四十年覆刻本、日本抄本及《摄生众妙方》卷二删。

一斤　地骨皮乃地之精也，即枸杞子根。掘出去苗，以温水洗净，用槌打扁，去心，取嫩皮，晒干，捣罗为细末，一斤　桑椹乃人之精也。用黑熟者，二十斤。入磁盘①内，以手握②揉揣烂，入绢袋内压汁，去渣不用

上前二味药末，投入椹汁内调匀，倾磁罐内，用细绢蒙口，阁放在净棚上，昼采日精，夜采月华，专待日月自然煎干为度，再捣罗为细末，炼蜜丸如梧桐子大。每服三十丸，渐至五十丸，用无灰好酒或淡盐汤送下，日进三服。一年，发白返黑，三年，面如童子，寿与天齐。此药若总合，恐阴雨损坏，必须旋合旋晒，一二日就干，采日精月华四十九日，从新为末，如法丸用。纵使总合，亦须十数大盆晒③，免雨坏。

秘传先天④丸

干先天一两。即女子首经　紫河车四具，即头生男胞衣，用米泔水洗净，新瓦上焙干，为末　甘州枸杞子四两　野枸杞叶一斤，洗净，晒干　熟地黄四两，酒拌蒸　生地黄四两，先酒洗，后用稠豆汁一大碗，浸干为度　金雀花四两　赤石脂一两　红花二两　白茯苓旱莲蓬汁浸，晒干，又以人乳汁浸，晒干，九次为度　真乳香一两　仙鹤骨一副⑤，酥炙　辰⑥砂一两，透明如榴子者，另研极细　绿毛龟九个。釜底用活鲤鱼

① 盘：建邑书林本、嘉靖四十年覆刻本、日本抄本及《摄生众妙方》卷二作“盆”。

② 握：建邑书林本、嘉靖四十年覆刻本、日本抄本及《摄生众妙方》卷二作“搓”，义胜。

③ 晒：此前《摄生众妙方》卷二有“分”。

④ 先天：原作“天先”，文义不顺，据建邑书林本、嘉靖四十年覆刻本、日本抄本、《摄生众妙方》卷二及下文“干先天”乙转。

⑤ 副：建邑书林本、嘉靖四十年覆刻本、日本抄本、《摄生众妙方》卷二作“付”。

⑥ 辰：原作“唇”，形近而误，据建邑书林本、嘉靖四十年覆刻本、日本抄本及《摄生众妙方》卷二改。

同水以筛子瞒住，上放龟蒸熟，取肉晒干，甲酥炙　川牛膝四两①，酒浸，去芦　嫩鹿茸二两，酥炙　石菖蒲二两，寸生九节者佳　真秋石二两　干乳三伏时，用大磁盘一个，将乳汁倾于内，以纱筛盖之，晒干，再倾再晒，如此则干。四两

上十九味，俱各净制分两，为细末，用白蜜一斤四两，好酒一斤，和匀，炼过，将药末入内和匀，于石臼内捣五百余杵，丸如豌豆大。每服五六十丸，空心淡盐汤或温酒任下。忌萝卜、诸血。

红铅接命神方　海上异人传。

用无病室女月潮首行者为最，次二、次三者为中，次四、五为下，然亦可用。取法：以黑铅打一具，形如黄衣冠子样，俟月信动时，即以此具令老媪置阴户上，以绢幅兜住接具，取起，顿磁器中，再用前具再取约二三钟许，澄沉底，红如朱砂，此为母气真元也；其面有黄色浮起，此为发水也，即用绵纸轻轻拖添去，却用极细白净好白茯苓为末，用热水浮去木札，取沉底②者晒干，捣入红铅中，如和面然，多寡软硬，以意消息，打作薄薄饼子，阴干待用，不可犯铁器。既干，研成细末，以麻黄一大把，剉，煎成极浓膏子，用棉布一块纽③滤去渣滓，入前末中，以成丸为度，丸④如绿豆大。以好老坑辰砂细末为

---

① 四两：原无，据建邑书林本、嘉靖四十年覆刻本、日本抄本及《摄生众妙方》卷二补。

② 底：原无，据建邑书林本、嘉靖四十年覆刻本、日本抄本及《摄生众妙方》卷二补。

③ 纽：通“扭”。《农桑辑要·栽桑·桑杂类》：“椹子煎：采熟椹，盆内微研，以布纽汁。”

④ 丸：原作“尤”，据建邑书林本、嘉靖四十年覆刻本、日本抄本及《摄生众妙方》卷二改。

衣，用银药罐盛之，收存，以黄蜡[①]封口，每服五十丸或七八十丸。服后，静坐无风处所，略有微汗验。药性流行，充溢四肢经络皮毛之间。如服后发热作渴，此元气虚，药性到也，须服乳汁数盏以止之。服药后三日内蔬食，不可吃油腻之物。此药一年进二三次，或越三五年，又进二三次，立见气力焕发，精神异常。草木之药千百服，不如此药一二服也。盖人自十六岁以往者，精气渐减，不但男女之欲足以损败，一与事应，则视听言动，皆耗散神气之原。故禅氏面壁，仙家坐关筑基，炼己苦行，以防耗此神气，便是长生之术。天尝倾西北，地不满东南，女娲[②]炼石以补之，天且弗能免，而况于人，可无补培之法乎？补培之法，又未有神妙如此方者。此药采之人身本来面目，非若金石草木有偏胜之害，一补益之功。及其至风寒暑湿之气俱不能侵，何异于炼石之手也？妙夺造化，非天下之至神，其孰能与于此哉？养身君子，留心试之。少坡山人朱诰书。

接命丹 治男妇血气[③]衰弱，痰火上升，虚损之症，左瘫右痪，中风不语，手足臂体疼痛，动履不便，饮食少进，甚效。

以人乳二酒盏，香甜白者为佳，以好梨春汁一酒盏，倾放银镟中或锡器内，入汤锅内，顿滚热，有黄沫起开青路为度，每日五更后一服。能消痰，补诸虚，生血延寿，乃以人补人，

---

① 蜡：原作“腊”，形声俱近而误，据建邑书林本、嘉靖四十年覆刻本、日本抄本及《摄生众妙方》卷二改。

② 娲：原作“锅”，形近而误，据建邑书林本、嘉靖四十年覆刻本、日本抄本及《摄生众妙方》卷二改。

③ 血气：建邑书林本、嘉靖四十年覆刻本、日本抄本及《摄生众妙方》卷二作“气血”。

其效无加。其中风不语，半身不遂，曾照此方治验。

又方

用人乳二酒盏，加无灰好酒八分盏，以银镟、锡器顿滚，每日照前服，尤佳。

水芝丸　补虚益损。

莲实去皮，不拘多少，酒浸一宿，入大猪肚内，用水煮熟，取出，焙干，为末，酒煮糊，和丸如梧桐子大。每服五七十丸，食前用温酒送下。

女真丹

冬青子，《本草》谓之女真实，去梗叶，酒浸一昼夜，粗布袋擦去皮，晒干，为末。待有旱莲蓬草出，多取数石，捣汁，熬浓，丸前末如梧桐子大，少则以蜜炼过加入。其功不旬日，使膂力加数倍，又能变白发为黑，强腰膝，强阴不走。初服后，便能使老者无夜起之功。每夜酒送百丸。

固本酒

生地黄　熟地黄　天门冬　麦门冬　白茯苓各二两　人参一两

用磁瓶盛好酒十大壶，将前药切碎，投入瓶内，浸二三日，用文武火煮一二时，以酒黑色为度。如上热，去人参五钱；如下虚或寒，将韭子炒黄色，为细末，空心服三五盏，每盏用铜锅炒韭末一钱饮之。妇人下虚寒，久饮能生子，用核桃连皮做引子食之。此药甚平和，治劳[1]疾，补虚弱，乌须发，久服面如童子。忌萝卜、葱、蒜，食之与地黄相反，令人易白发，肉、面不忌，亦忌豆饭。

---

① 劳：建邑书林本、嘉靖四十年覆刻本、日本抄本及《摄生众妙方》卷二作“痨”。

仙人饭

黄精，耐老不饥。其法，可将瓮子去底，釜上安顿，得所盛黄精令满，密盖蒸之，候气漏①即暴之，如此九蒸九暴。凡生时有一石，熟有三四斗方好。蒸之不熟，则刺人咽喉。既熟②，暴干。食之甘美，补中益气，安五脏，润心肺，轻身延年。饥岁可以与老小休粮。《食疗》：饥，根、叶、花、实皆可食之。但相对者是。不对者，名扁精，不可食。

仙人粥 治气血不足，面色黄肿，手足疼痛软弱，行履不便，身体羸瘦。

用何首乌，白者雌，赤者雄，得一二斤，大者为佳。不可用铁器。以竹刀刮去粗皮，切成片，细细如棋子面大。每日五钱，用砂锅以白水滚烂，放白米三合，洗净，入内煮粥，每日空心服。

保真膏附制度四法③ 此膏能存精通气，固本坚硬，壮筋骨，有百战之功，最不泄精。兼治男女下元虚冷，遗精白浊，赤白带下，子宫久冷绝孕，风湿，肚疼，痞块，并皆治之。

先浸油方法

天门冬 麦门冬 远志 谷精草 生地黄 熟地黄 附子 小茴香 大茴香 羌活 独活 木鳖子各一两

上俱切成片，用香油一斤，将药入内浸三日，连药油入锅，熬药黑色，捞去药渣，放磁罐内，澄清，听用。

---

① 漏：建邑书林本、嘉靖四十年覆刻本、日本抄本及《摄生众妙方》卷二作“溜”。

② 熟：原作“食”，文义不顺，据建邑书林本、嘉靖四十年覆刻本、日本抄本及《摄生众妙方》卷二改。

③ 附制度四法：原无，据原目录补。

治药方法

用大鲫鱼一尾，去鳞甲、肠，洁净。次将雄黄、朱砂为末，各五钱，硫黄末三两，拌匀，装入鱼肚内，以绵纸包裹数层，外用面包，放入灰火内煨熟。取出晾冷，择出三味药来，将鱼刺连头去了，却将鱼肉与药同捣如泥，为丸如绿豆大，白面为衣，晒干，听用。

喂鸡方法

用白雄乌骨鸡一只，饿三日，加与米泔水饮之后，将鸡粪门缝住，却将前药徐徐喂之，药尽，急将鸡杀死，取出鸡肫，内连肠内择出，晒干，为细末。

熬药方法

松香三两，前听用　香油三两　葱汁　酸醋各半钟

先将葱汁、醋、油熬，滴水不散，成珠，后下松香末，熬时渐渐入前药，片时取下，晾，急下后细药末：

乳香　没药　母丁香炒　干姜各五钱　肉桂一两　川山甲五钱，拌土炒　麝香二钱

搅匀，熬成膏药，用磁罐盛之。每用绢一方，摊药三钱，临晚用。先将葱汁、姜捣烂擦脐，热后贴药，饮好酒一二钟，次加火，手熨磨一百度，阳事自然坚壮。每药一个，须用一月可换。如欲精通，须去此膏。累有效验，妙不可述。

千金不易比天助阳①补精膏

灵龟衰弱最难全，好把玄书仔细看。助老精神还少貌，常

① 阳：原无，据建邑书林本、嘉靖四十年覆刻本、日本抄本及《摄生众妙方》卷二补。

时勤服返童颜。金龟出入[1]超凡圣，接补残躯越少年。虽然不到天仙位，却向人间作地仙。

解曰：此药专添精补髓不泄，善助元阳，滋润皮肤，壮筋骨，理腰疼，下元虚损，五痨[2]七伤，半身不遂，或下部虚冷，膀胱病症，脚腿酸麻，阳事不举。男子贴之，行步康健，气力加添，奔走体轻。女人贴之，能除赤白带下，砂淋血崩。兼不生一疮疖，通二十四道血脉，坚固身体，返老还童，并[3]治喘户，善遇鼎气，不泄真精，不泄真气，去膏药方泄，则有孕矣。此药百无所忌。

真香油一斤四两　甘草二两　远志去心　牛膝去苗　虎胫骨炙　川续断去苗　熟地黄焙干　肉苁蓉去鳞、芦、甲　鹿茸炙　蛇床子拣净　天门冬去心　生地黄　菟丝子拣净，捣烂　肉豆蔻面煨　川楝子去核　紫稍花去草　木鳖子去壳　杏仁去皮、尖　官桂去皮　大附子去皮、脐　谷精草

上㕮咀，入香油内煎至黑色，去渣，方下飞过黄丹八两，黄香四两透明，柳条不住手搅，不散为度，再下雄黄、硫黄、龙骨、赤石脂各二钱，火再熬沸，又下沉香、蟾酥、木香、乳香、没药、母丁香、阳起石煅、阿芙蓉为末，再熬沸，滤为末。将铜茶匙挑药滴水不散为度，又下黄蜡五钱。将膏子收贮，磁罐盛之，封口严密，入水浸五日，去火毒，然后红绢摊。每一个重七钱，贴脐上或两腰肾上，每一个贴六十日方换。其效如神，不可

---

① 入：原作“人”，形近而误，据建邑书林本、嘉靖四十年覆刻本、日本抄本及《摄生众妙方》卷二改。

② 痨：建邑书林本、嘉靖四十年覆刻本、日本抄本及《摄生众妙方》卷二作“劳”。

③ 并：建邑书林本、嘉靖四十年覆刻本、日本抄本及《摄生众妙方》卷二作“专”。

尽述。此方宜谨藏，宁将千金与人，灵膏不可轻授，此之谓也。

天门冬膏 去积聚风痰，补肺，疗咳嗽失血，润五脏，三虫伏尸，除瘟疫，轻身益气，令人不饥，延年不老。

生天门冬，不拘①多少，用滚水泡过，去皮心，捣烂绞汁，以砂锅盛之，用炭文武火煮，勿令大沸，以十斤为率，熬至三斤，却入蜜四两，熬成膏，滴水不散，取出，以磁瓶盛之，埋地中七日，去火毒。每早晚用一匙，白汤调下。若动大便，以酒调服。

茯苓膏

大白茯苓，不拘多少，为细末，用水漂去浮者。漂时先令少用水，如和面之状，令药湿，方入水漂澄，取下沉者，以净布纽去水，晒干，再为末，再漂再晒，凡三次，复为细末。每末一斤，拌好白蜜二斤令匀，贮长磁瓶内，箬皮封口，置锅内，桑柴火悬胎②煮尽一日，抵晚，连瓶坐埋五谷内；次早倒出，以旧在上者装瓶下，旧在下者装瓶上，再煮，再入五谷内。凡三日夜，次早取出，培净土中七日，出火毒。每早晚用三四③匙噙嚼少时，以白汤下，治痰火，殊效。

琼玉膏

生地黄四斤　白术四两　白茯苓十二④两　人参六两　白蜜二斤半

---

① 拘：原作“俱”，建邑书林本、嘉靖四十年覆刻本、日本抄本同，文义不顺，据《摄生众妙方》卷二改。

② 胎：原作“贻”，形近而误，据建邑书林本、嘉靖四十年覆刻本、日本抄本及《摄生众妙方》卷二改。

③ 三四：原作“二四”，文义不顺，据建邑书林本、嘉靖四十年覆刻本、日本抄本及《摄生众妙方》卷二改。

④ 十二：建邑书林本、嘉靖四十年覆刻本、日本抄本及《摄生众妙方》卷二作“十三”。

上以地黄捣汁和蜜，以参、苓、术为末，拌入蜜汁，用瓶贮。以纸箬包其口，用桑柴火蒸煮三昼夜，取出，再换蜡纸包封十数重，沉井底一昼夜，取起，再如前蒸煮一日，白汤点服。须于鸡犬不闻处制之。臞仙曰：今予所制此方，沉香、琥珀二味，各五钱，其功效异于世传之方。

人参膏

治伤寒汗吐下后及行倒仓法吐下后，用此补之。韩飞霞曰：人参炼膏，回元气于无何有之乡，王道也。又肺虚嗽，亦宜人参膏补之。如肺虚兼有火邪者，人参膏与天门冬膏对服之，妙。用好人参，去芦，或一斤、二斤，随意切片，入磁锅，水浮于药一手背，文武火煎干一半，倾置一瓶盛之。又将渣煎，又如前，并之于瓶。凡煎三次，验参渣嚼无味乃止。却将三次所煎之汁，去渣，仍入磁锅内，文武火慢慢熬成膏，如一斤参，只好熬得一饭碗足矣。及成膏入碗，隔宿必有清水浮上，亦宜去之，只留稠膏。

白术膏

用上好片术切开，全无一些苍色者，煎法同前。

又方

每白术一斤，人参四两，切碎，以沸过熟水十五碗，浸一宿，次日桑柴文武火煎成膏。仍成一斤四两，入炼熟蜜四两，以白沸汤调服。

当归地黄膏

当归一斤　生地黄一斤

俱用竹刀切碎，亦同煎人参膏法。

凡煎膏，只要用慢性人，不疾不徐，不令焦与泛溢。凡盛膏，须用净磁瓶，每三四日在饭锅上蒸一次，使不生白花。凡服膏，须自以意消息之。自觉因言、因怒与劳伤气，精神短少，言语不接续，便服人参膏。若觉肠脾胃不和，饮食无味，便服白术膏。或血少生疮疡，肌肤燥痒，自汗遗精，便多服当归膏。平时二件间用。若嫌苦，入炼蜜一二匙。

地黄膏

男妇血虚者，用生地黄不拘多少，取汁，熬成煎；生麦门冬不拘多少，取汁，熬成煎。二煎入作一处，滤过，入砂锅内同熬一时，四分入蜜一分，再熬一时，取出，纳磁罐收之。亦照琼玉膏法服之。

牛膝膏

亦照前煎人参膏法。

男子肾虚及腰膝疼痛，或痿弱者用之，女人血虚及有血病者用之。

苍术膏

存精固气，通达二十四关脉，系三百六十骨节，流注一身毛窍，使水流而养精，精流而养气，气流而养神，神流而养身。服之半月，精满气盈，元阳壮盛，能补丹田，能减相火，阴消阳长。男子精冷绝阳，妇人胎冷不孕，服之一月，发白返黑，齿落更生，颜面如童。

苍术十斤，米泔浸一宿，削去皮，碓①舂如泥，大②锅内，文武火煮水二桶，约有十余碗，取出，冷定，绢滤去渣，入磁罐内，加众药　人参　生地黄　熟地黄　黄柏　远志各四两　杜仲炒　川芎　核桃肉

① 碓：原作“確（确）”，形近而误，据前后文义改。碓（duì 对），捣，舂。

② 大：原作“人”，形近而误，据建邑书林本、嘉靖四十年覆刻本、日本抄本及《摄生众妙方》卷二改。

川椒　破故纸各四两　碎青盐二两　碎朱砂一两　当归四两　旱蓬莲①取汁，二碗　姜汁②四两

上各药共入前苍术膏磁罐内，封固，大锅水煮，香二炷为度，取出，埋地七日。每日空心酒一盏，或白汤服下。

金髓煎

用枸杞子不拘多少，逐日旋采红熟者，去梗，拣令洁净，即以无灰酒于净瓮内，浸至两月为度，用蜡纸封固紧密，勿令透气。候日数足，捞起，石盆内研令极烂，以细布滤过③滓，取净汁，同前渍药酒搅匀，量银锅内所盛多少，作数次慢火熬成膏。须不④住手搅，恐粘底不匀。候稀稠得所，倾出，磁器贮之，勿令泄气。每早晨用温酒半盏，化开二大茶匙服之，夜卧再服。至百岁，身轻气壮，积年不废，可以羽化。

金樱膏

经霜后，以竹夹子摘⑤取，于木臼中转杵⑥却刺⑦，勿损之。

---

① 旱蓬莲：建邑书林本、嘉靖四十年覆刻本、日本抄本同，《摄生众妙方》卷二作“旱莲草”。

② 姜汁：建邑书林本、嘉靖四十年覆刻本、日本抄本同，《摄生众妙方》卷二此前有“蜂蜜二斤”。

③ 过：建邑书林本、嘉靖四十年覆刻本、日本抄本及《摄生众妙方》卷二作“去”。

④ 不：原作“下”，形近而误，据建邑书林本、嘉靖四十年覆刻本、日本抄本及《摄生众妙方》卷二改。

⑤ 摘：原作“敵”，形近而误，据建邑书林本、嘉靖四十年覆刻本、日本抄本及《摄生众妙方》卷二改。

⑥ 杵：原作“柞”，建邑书林本、嘉靖四十年覆刻本、日本抄本及《摄生众妙方》卷二同，形近而误，据本书卷十秘传金锁思仙丹中金樱子制法“木臼中转杵却刺”改。

⑦ 刺：原作“次”，音近而误，据建邑书林本、嘉靖四十年覆刻本、日本抄本及《摄生众妙方》卷二改。

擘为两片①，去其子，以水淘洗过，烂捣，入大锅，以水煎，不得绝火，约水耗半，取出，澄滤过，仍重煎似②稀饧。每服取一匙，用暖酒一盏调服。其功不可具载。

沈存中③云：金樱子，即野棠梨，止遗泄，取其温且涩。世之用者，待红熟取汁熬膏，大误也。红熟则却失本性，取半黄时采为妙，十一月、十二月④采佳。《本草》云：疗脾泄下痢，止小便利，涩精气，久服令人耐寒轻身。

水陆二仙丹

鸡头实晒干，去皮，生用，为末，盛贮听用　金樱子外去刺，内去子，以石臼杵烂，新绢纽去滓，用瓦锅熬成蜂蜜一样

上每服一二匙，调前鸡头实末二三匙，用酒化，清晨服。俱忌铁器。

又方

用芡实、莲花蕊各等分，为细末，调金樱子膏为丸，如梧桐子大。每服八十丸，空心温酒或盐汤送下。

自汗盗汗门

丹溪曰：自汗盗汗之证，原由心肾二经大虚，则为此证。

---

① 片：原作“斤”，形近而误，据建邑书林本、嘉靖四十年覆刻本、日本抄本及《摄生众妙方》卷二改。

② 似：原作“以”，形近而误，据建邑书林本、嘉靖四十年覆刻本、日本抄本及《摄生众妙方》卷二改。

③ 中：原作“忠”，形声俱近而误，据建邑书林本、嘉靖四十年覆刻本、日本抄本及《摄生众妙方》卷二改。

④ 月：原作“日”，建邑书林本、嘉靖四十年覆刻本、日本抄本同，文义不顺，据《摄生众妙方》卷二改。

故经曰汗乃心之液。法当大补心肾二经，以十全①大补汤加牡蛎、麻黄根、麦门冬、小麦之类主之。

当归六黄汤 治二汗之圣药。

当归 生地黄 熟地黄 黄柏 黄芩 黄连各一钱

上剉，每服六钱，水煎服。

四炒白术丸

白术②四两。一两黄芪炒，一两石斛炒，一两牡蛎炒，一两麸皮炒，止取白术，为末

每服三钱，粟米煎汤送下。

黄芪建中汤 治外感挟气虚自汗。

黄芪 甘草 桂枝 芍药各等分

上剉，用生姜三片、枣二枚煎，去租，入饧，微火令烊，温服。呕者，不用饧。

补中益气汤方见内伤。

治气虚自汗甚者，少加附子、麻黄节、浮小麦，其效捷如影响。

正气汤 治盗汗。

黄柏 知母各一钱五分③ 甘草炙，五分

上剉，水煎服。

调卫汤 治湿胜自汗，补卫气虚弱，表虚不任风寒。

---

① 全：原作“存”，文义不顺，据建邑书林本、嘉靖四十年覆刻本、日本抄本及《摄生众妙方》卷二改。

② 白术：原作“白木”，据建邑书林本、嘉靖四十年覆刻本、日本抄本及方名“四炒白术丸”改。

③ 分：此后建邑书林本、嘉靖四十年覆刻本有“炒”。

麻黄①根　黄芪各一钱　羌活七分　生甘草　当归稍　黄芩　半夏各五分　苏子　红花各一分　五味七个　门冬　生地黄各二分　猪苓二分

上剉，水煎服。

① 麻黄：原作“黄麻”，文义不顺，据建邑书林本、嘉靖四十年覆刻本乙转。

卷之三

诸风门

丹溪曰：中风大率有气虚，有血虚，有痰盛。丹溪先生分治最详。东南人皆湿，土生痰，痰生热，热生风也，非比西北二方真为风所中者，故上古《局方》，概以外感风邪施治，少合病情，孤疑不决。东垣《发明》，如重于外感者，先祛外邪，而后补中气；重于内伤者，先补中气，而后祛外邪。或以散风药为君，滋补药为臣，或以滋补药为君，散邪药为臣，亦有中腑中脏之殊。治有汗吐下法之异，全在活法，必须少汗，亦须少下，多汗则虚其卫，多下则损其荣，慎毋胶柱以调瑟也。

血虚有痰，治痰为先，次养血行血。或属虚挟火与湿，又须分气虚、血虚。半身不遂，大率多痰。在左，属死血、瘀血；在右，属痰、有热并气虚。左以四物汤，加桃仁、红花、竹沥、姜汁；右以二陈汤、四君子等汤，加竹沥、姜汁。痰壅盛者，口眼㖞斜者，不能言者，皆当用吐法。一吐不已，再吐。轻者，用瓜蒂一钱，或稀涎散，或虾汁。

肥人中风口㖞，手足麻木，左右俱作痰治。

贝母　瓜蒌　南星　荆芥　防风　羌活　黄柏　黄芩　黄连　白术　陈皮　半夏　薄桂　甘草　威灵仙　天花粉

多食湿面，加附子、竹沥、姜汁，酒一匙，行经。

小续命汤

麻黄去节　人参　黄芩　芍药　防己　川芎　杏仁　甘草

桂各一两　附子五钱　防风一两五钱

上剉，每服五七钱，加生姜五片，水煎，食前热服。

《金匮要略》加石膏、当归，无附子。

凡中风，不审六经之加减，虽治之，不能去其邪也。《内经》云：开则淅[①]然寒，闭则热而闷。知暴中风邪，宜先以加减续命汤随证治之。

中风无汗，恶寒，麻黄续命主之，依本方麻黄、防风、杏仁各加一倍。

中风有汗，恶风，桂枝续命主之，依本方桂枝、芍药、杏仁各加一倍。

上二证，皆太阳经中风也。

中风有汗，身热，不恶寒，白虎续命主之，依本方甘草加一倍，外加石膏、知母各二两。

中风有汗，身热，不恶风，葛根续命主之，依本方桂枝、黄芩各加一倍，外加葛根二两。

上二证，皆阳明经中风也。

中风无汗，身凉，附子续命主之，依本方附子加一倍，甘草加三两，外加干姜二两，去太阴之贼。此太阴经中风也。

中风有汗，无热，桂枝续命主之，依本方桂枝、附子、甘草各加一倍。此少阴经中风也。

中风，六证混淆，系之于少阳、厥阴，或肢节挛痛，或麻木不仁，宜羌活连翘续命主之，小续命八两，外加羌活四两，连翘六两。

---

① 淅：原作“浙”，建邑书林本、日本抄本同，形近而误，据嘉靖四十年覆刻本及文义改。《素问·风论篇》作“腠理开则洒然寒”。淅然，同“洒然”，寒栗貌。《灵枢·百病始生》：“毛发立则淅然。”

防风通圣散

防风　川芎　当归　芍药　大黄　芒硝　连翘　麻黄带节　蒌蔺①各五钱　石膏　桔梗　黄芩各一两　荆芥穗　白术　山栀各二钱半　滑石三两　甘草二两

上㕮，每服一两，加生姜水煎服。

三化汤

厚朴　大黄　枳实　羌活

上㕮，每服一两，水煎。

大秦艽汤

秦艽　石膏各二两　甘草　川芎　当归　芍药　羌活　独活　防风　黄芩　白芷　生地黄　熟地黄　白茯苓　白术各一两　细辛五钱

上㕮，每服一两，水煎。天阴雨，加生姜七片；春夏，加知母一两。

愈风汤　疗产后中风口噤，手足瘛疭如角弓状，亦治血晕，四肢强直。

荆芥略炒，为末

上每服三钱，豆淋酒调下，童便亦可，其效如神。

又方，加当归等分，入酒少许，水煎，灌下即醒。

黑虎丹　专治三十六种风。

乳香　朱砂　天麻　两头尖各二钱半　草乌火炮　川乌火炮　苍术米泔浸一日。二两　何首乌　当归酥油炮　川芎　石斛　防风　麻黄　荆芥　甘草　细辛　白芷各五钱

上为细末，炼蜜为丸如弹子大。每服一丸，热酒送下。

---

① 蒌蔺：薄荷的别名。

左瘫右痪，热酒送下；口眼歪斜，朱砂汤送下；肚腹疼热，茶汤送下；偏正头风，茶汤送下；上吐①咳嗽，姜汤送下；耳作蝉声，花椒汤送下；妇人黄肿，当归汤送下；赤白带下，干姜汤送下；手足顽麻，酒送下；膀胱疝气，艾醋汤送下；胎前产后，红花汤送下；小儿惊风，薄荷汤送下；口证狂言，朱砂汤送下；小儿伤食，茶送下；饭食失味，皂角汤②送下；伤寒吐逆，烧蒜、防风汤送下；百节疼痛，乳香汤送下；心疼肠满，人参汤送下。

捉虎丹　专治男女风寒暑湿脚气，不拘远年近日，一切走注疼痛，叫唤不可忍者。发时，空心服一丸，赶到脚面上，赤肿痛不散；再服一丸，赶到脚心，黑汗出，乃除根，永不发。如病在上，食后服之，临睡好酒送下，自然汗出，痛止为验。如风肿瘫痪、麻木不仁、手足不能屈伸、偏枯等症，皆酒下二丸，连进二服。初中风，不省人事，牙关不开，热酒磨化二丸，灌下立效。

麝香二钱五分　京墨烧净烟，一钱五分　乳香　没药各七钱五分③　当归酒浸，晒干，七钱五分　白胶香一两五钱，另研　草乌去皮脐，一两五钱　川芎一两　木鳖子一两五钱，去油　五灵脂去沙土，七钱五分　地龙去土，七钱五分，水④浸打糊

---

①　吐：原作“肚”，形近而误，据建邑书林本、嘉靖四十年覆刻本、日本抄本及《摄生众妙方》卷三改。

②　汤：原无，据建邑书林本、嘉靖四十年覆刻本、日本抄本及《摄生众妙方》卷三补。

③　分：原作“钱”，据建邑书林本、嘉靖四十年覆刻本、日本抄本及《摄生众妙方》卷三改。

④　水：原作“小”，形近而误，据建邑书林本、嘉靖四十年覆刻本、日本抄本及《摄生众妙方》卷三改。

上共为细末，糯米粉、地龙打糊，为丸如鸡头子大。每服一丸，空心酒下。

十龙换骨丹 专治左瘫右痪、口眼歪斜、半身不遂、中风诸症。

独活 羌活 川乌火炮，去皮 草乌火炮，去皮 当归酒浸，去粗皮 防风 川芎 天麻 何首乌去黑皮 海桐皮去粗皮

上十味，为细末，蜜[1]为丸。每一两，作十服，金箔为衣，好酒送下，茶亦可。

疏风顺气丸 专治三十六种风，七十二般气，去上热下冷，腰腿疼痛，四肢无力，多睡少食，渐渐羸瘦，懒动，颜色不完，赤黄恶疮，口苦无味，积年癖块，男子伤虚，女人无嗣，久患寒热疟疾，吐逆泻痢，便成痨瘵，百节酸疼。初生小儿、百岁老人，皆可服之。

大黄五两，用酒洗过，蒸黑色 麻仁微炒，刬，去壳取仁，二两 山茱萸酒浸，取皮，二两 山药二两 郁李仁汤去皮，二两 菟丝子淘，浸酒，煮，二两 独活一两 牛膝酒浸，二两 枳壳去瓤，面炒，一两 槟榔二两 车前子酒浸，二两半

上为末，炼蜜为丸如梧桐子大。每服三五十丸，茶酒任意下，百无所忌，平旦、临卧各一服，大能补精注颜，疏风顺气。

此方出《医林集要·脚气门》，专以大黄一味为君，以麻仁、槟榔等八味为臣，而以枳壳、独活二味为佐使。本方大黄原是五两，盖中年以后之人，过用厚味酒肉，多有痰火，且不能远房事，往往阴虚火动，动则生风，医书所谓一水不能胜五

① 蜜：此前建邑书林本、嘉靖四十年覆刻本、日本抄本及《摄生众妙方》卷三有“炼”字。

火是也，故此方惟降火疏风为主。后人不知立方之旨，恐其性太猛，乃以五两改作五钱，而又妄加当归、地黄等三味，使古方服之无效，甚可叹也！

大神效活络丹 治风湿诸痹，筋骨疼痛，清心明目，宽胸，益血养气，暖膝，腰臂疼痛，口眼㖞斜，行步艰难，筋脉拘挛，年四十以上每服一丸，至老不生风疾，大效。

白花蛇酒浸，焙干　乌稍蛇酒浸，焙干　麻黄去节　防风　甘草炙　官桂去粗皮　草豆蔻　羌活　玄参　天麻　藿香去土　何首乌　白芷　黄连　黄芩　大黄　熟地黄酒浸　木香以上各二两　细辛去土　赤芍药　朱砂另研　没药另研　丁香去土　僵蚕炒　天竺黄　败龟板酥炙　乳香另研　人参去芦　虎胫骨酥炙　天台乌　安息香　青皮　黑附子炮，去皮脐　香附子　白豆蔻　骨碎补　茯苓去皮　白术　当归酒浸　沉香以上各一两　全蝎二两半，去毒　葛根一两半　威灵仙①酒浸，二②两半　血竭七③钱半　犀角屑　地龙去土　麝香另研　松香脂去土。各五钱　两头尖酒浸，二两　贯芎二两　牛黄二钱半，另研　片脑一④钱半，另研　金箔为衣

上五十二味，为极细末，炼蜜为丸如弹子大。每服一丸，细嚼，温酒或茶清送下，随病证上下，食前、食后服之。如头风，擂茶送下。

---

① 仙：原无，据建邑书林本、嘉靖四十年覆刻本、日本抄本及《摄生众妙方》卷三补。

② 二：嘉靖四十年覆刻本、《摄生众妙方》卷三同，建邑书林本、日本抄本作“一”。

③ 七：建邑书林本、日本抄本、《摄生众妙方》卷三同，嘉靖四十年覆刻本作“五”。

④ 一：建邑书林本、日本抄本同，嘉靖四十年覆刻本、《摄生众妙方》卷三作“二”。

辰砂羌活丸一名灵砂①丹　治风热郁结，气血蕴滞，头目昏眩，鼻塞声重，清涕，口苦舌干，咽嗌不利，胸膈痞闷，咳嗽痰实，肠胃燥涩，小便赤黄，或肾水阴虚，心火炽甚，及偏正头疼，发落牙痛，遍身麻木，疥癣疮疡，一切风热，并皆治之。

天麻　独活去芦　羌活　细辛去叶　石膏　防风去芦　连翘　薄荷以上各二两　川芎　栀子　荆芥穗　当归　黄芩　大黄生　菊花　全蝎去毒，微炒　人参　白术以上各五钱　朱砂二两，为衣　寒水石　桔梗以上各二两　砂仁二钱半　甘草生，二两　滑石四两

上为细末，炼蜜为丸，每两作十丸，朱砂为衣。每服一丸，细嚼，茶清送下。

夺命还真丹　张秋显惠庙中、泰山二处石刻。专治风疾，百发②百中。

全蝎一两　蛤蚧一对　茴香二两　白僵蚕一两　天麻一两半　拣参一两半　木香一两③　甘菊花一两　菟丝子一两半　羌活三两　防风去芦头，二两　白术一两半　藁本一两半　川芎一两　白芍药二两　知母二两　半夏泡④七次，生姜制，二两　杜仲炒去丝　白茯苓去皮　柴胡各二两，去芦　黄芩一两　麻黄去节　桔梗二两半，炒微黄　陈皮一两，去瓤　枳壳三两，炒，去瓤　熟地黄一两　蔓荆子一⑤两

---

①　砂：建邑书林本、嘉靖四十年覆刻本、《摄生众妙方》卷三同，日本抄本作“妙”。

②　发：原作“废”，据建邑书林本、嘉靖四十年覆刻本、日本抄本及《摄生众妙方》卷三改。

③　一两：建邑书林本、嘉靖四十年覆刻本、日本抄本及《摄生众妙方》卷三作“一两半”。

④　泡：原作“炮”，嘉靖四十年覆刻本、日本抄本同，据建邑书林本及本书半夏炮制体例改。《摄生众妙方》卷三作“洗”。

⑤　一：此前原衍“各”，据建邑书林本、嘉靖四十年覆刻本、日本抄本及《摄生众妙方》卷三删。

肉桂一两，去皮　独活一两半　甘草二两　生地黄一两　地骨皮一两　细辛十两，去土　川黄连一两　石膏二两　当归二两，去芦头　薄荷叶二①两

上件三十七味，炼蜜为丸如弹丸大，金箔为衣。每服一丸，细嚼。若中风瘫痪，癞疾，茶酒下；如遍身筋骨疼痛，及心气疼，不省人事，热醋送下；洗头风，暗风，茶清送下；惊痫，口吐涎沫，温酒送下；及治妇人产前产后经脉不调，用酒调香附子送下。

筋骨疼痛方

御米壳二两，制过　自然铜三钱，醋浸　乳香三钱　没药三钱　当归　乌药　香附子　陈皮各五钱

上俱为细末。重，每服五钱，轻，每服三钱，好酒送下。

又方

土茯苓四钱　木通四钱　薏苡仁一钱　皂角刺　防风　金银花　木瓜四钱　人参气虚者加　甘草各四钱

共作五帖，每帖用水钟半，煎至八分，食远温服。忌牛肉、茶。

治风湿疼痛方

川乌头生，五钱　生地黄一两　木香三钱半　麻黄五钱　五灵脂炒，五钱　草乌头盐炒，五钱　虎胫骨酥炙，一两　木瓜二两　自然铜火煅过，醋泡七次，另研，一两　滴乳香七钱半　败龟板醋浸七次，炙七次，七钱半

上为细末，炼蜜为丸。每服一两，每一两作五丸，生姜汁化开，热酒充下。

---

① 二：嘉靖四十年覆刻本、《摄生众妙方》卷三同，建邑书林本、日本抄本作“三”。

四圣金丹 治左瘫右痪，口眼㖞斜，半身不遂，语言蹇涩，中风欲倒，不识人者，并皆治之，大有神效。

牙皂去皮、子 细辛去芦 荆芥穗去子 槐角炒黄色①

上各等分，为末，炼蜜为丸如弹子大。每服一丸，细嚼，清茶临卧下，避风寒冷物。

豨莶丸 专治肝肾风气，四肢②麻痹③，骨间疼痛，腰膝无力，亦能行大肠气，治三十六般风，甚效。

此草处处有之，俗呼为火枕草。其叶对节而生，叶似苍耳，春苗秋花，末结实。法用五月五日、六月六日、九月九日采叶，净洗曝干，铺入甑内，用好酒拌蜜，层层匀洒蒸之，复④晒干，如此九次，碾末，炼蜜为丸如梧桐子大。每服四十丸或五十丸，空心，无灰好酒送下。

昔益州张乖崖咏《进豨莶表》云：谁知至贱之中，乃有殊常之效。臣服至百服，眼目清明，至千服，髭鬓乌黑，筋力较健，效验多端。臣本州有都衙门罗守，曾因中风⑤坠马，久喑不语，只十服，其病痊可。又僧严智，年七十，忽患偏风，口眼歪斜，时时吐涎，臣与药十服，亦痊。后丁石湖每岁制合施人，无不应效，乃知乖崖之言为不虚。

---

① 色：原作“包”，形近而误，据建邑书林本、嘉靖四十年覆刻本、日本抄本及《摄生众妙方》卷三改。

② 肢：原作“脉”，据建邑书林本、嘉靖四十年覆刻本、日本抄本及《摄生众妙方》卷三改。

③ 痹：原作“脾”，据建邑书林本、嘉靖四十年覆刻本、日本抄本及《摄生众妙方》卷三改。

④ 复：建邑书林本、嘉靖四十年覆刻本、《摄生众妙方》卷三同，日本抄本作“后”。

⑤ 中风：原作“风中”，据建邑书林本、嘉靖四十年覆刻本、日本抄本及《摄生众妙方》卷三乙转。

当归拈痛汤 治湿热为病，肢节烦疼，肩背沉重，胸膈不利，及遍身疼痛，流注于足胫，痛肿不可忍。

羌活 甘草炙 黄芩酒浸 茵陈酒炒。各五钱 人参去芦 升麻 苦参酒洗 葛根 苍术各二钱 防风去芦 当归身 知母酒洗 茯苓炒 泽泻 猪苓各三钱 白术一钱半

上㕮咀，每服一两，水二盏，煎至一盏，去滓，不拘时温服。

加减拈痛汤

羌活一钱半 白术二钱 茯苓一钱二分 人参八分 升麻五分 防风八分 甘草三分 黄芩酒炒，一钱二分 当归酒洗，一钱 知母酒炒，八分 泽泻五分 陈皮一钱二分 桂枝八分 香附炒，九分 桔梗八分

上㕮咀，每服一两，水二钟，煎至一钟，去渣，不拘时温服。

治年久瘫痪方 昔有人患此十八年，获此方愈。

槐枝 柳枝 椿枝 楮枝 茄枝 东白艾

各一斤，煎水三大桶，大盆浸洗，水冷添热，洗后被覆，取大汗，禁风三七日。如未全愈，再洗。

治鸡爪风 妇人月家得此，不时发，手足挛拳，束如鸡爪然，疼痛。于左右膝骨两旁，各有一小窝，共四穴，俗谓之鬼眼，各灸三壮，登时愈。

治鹤膝风

头酒糟四两 肥皂二个，去子 皮硝一两 五味子一两，去灰 砂糖一两

姜汁半茶钟调和，敷膝上。如干，加烧酒搽，搽十日就愈。

苍耳丹 治手足风湿疼痛。

取苍耳草，去根，不拘多少，水洗净，少干，不犯铁器截断，捣取自然汁，去荄[1]渣，夏布漉过，桑柴慢火熬成膏。膏将成如稠粥时，约膏一斤，入蜂蜜四两，木瓜末二两，和匀，又入自然姜汁二两，同和，取起，以新磁罐盛之。食前白汤或酒下二三茶匙，日服二三次，以甜物压之，汤漱口，旧疾可愈。姜汁熬久则苦，难服，或随宜作丸吞之。

史国公药酒方 臣谨沐圣恩，叨居相职。节宣不谨，遂染风疾，半体偏枯，手足拘挛，不堪行步，医治十年，全无寸效。乞骸归里，广访名医。至元十七年三月中，驿道获异人面臣疾，传以神方，大臻灵验。臣依方浸酒，未服之先，非人扶不能起，及饮一升，便手能梳头，服二升，手足屈伸有力，服三升，言语舒畅，行步如故，服四升，肢体通暖，百节遂和，举步如飞。其效如神，乞颁行天下，黎元咸臻寿域。

防风去芦，二两。治四肢骨节疼痛，浑身拘急　秦艽去芦，二[2]两。治四肢拘急，言语蹇涩　萆薢二两，酥炙。治骨节疼痛　羌活二两。治风湿百节疼痛　川牛膝去芦，二两。治手足麻痹，腰膝疼痛，补精髓，行血脉　虎胫骨二两，酥炙。退骨节中毒，壮筋骨　鳖甲二两，九肋者佳。治瘫痪　晚蚕砂二两，炒黄色。治瘫痪，百节不遂，皮肉顽麻　当归三两。补血生血　苍耳子四两，捶碎。去风湿骨节顽麻　枸杞子五两，炒。治五脏风邪，补肝肾，明目　油松节二两，捶碎。壮筋节　干茄根八两，饭上蒸熟。治诸毒气风湿在诸骨节，不能屈伸　加杜仲三两，姜汁拌，炒去丝　白术去芦，二两

---

① 荄（gāi 该）：草根。《汉书·礼乐志》："青阳开动，根荄以遂。"颜师古注："草根曰荄。"

② 二：嘉靖四十年覆刻本、《摄生众妙方》卷三同，建邑书林本、日本抄本作"三"。

上各㕮咀，盛布袋中，入大坛内，入好酒三十五斤，封坛口，浸十四日满，将坛入水锅悬煮三①时，取坛入土内，埋三日，去火毒气。每日清晨、午后各服五七钟，大有补益。

白花蛇煮酒方 无问新久，手足腰脚缓弱，行步不正，精神昏聩，口眼㖞斜，语言蹇涩，痰壅，或筋脉挛急，肌肉顽痹，皮肤痒，骨节烦疼，或生恶疮，疼痛无常，及或风气上攻，面浮耳鸣，腰疼体重，一切风湿疮疥，并皆治之。

全蝎一钱 当归去芦，一钱 羌活去芦，一钱 芍药五钱 升麻五钱 白芷五钱 天麻五钱 独活去芦，五钱 甘草五钱 防风去芦，五钱

上件为㕮咀，先将白花蛇用温水浸洗，去头、尾三寸及骨刺，取净肉一两，用糯米二斗蒸熟，入前药并蛇，用绢袋盛贮，如常法造酒，置于缸中，春五、夏三、秋七、冬十日，取酒用蛇一同煮熟。空心热饮，不可多服。

风湿腰脚疼肿方

防风去芦 秦艽去芦。各一两 萆薢一两五钱 川牛膝一两，酒浸一宿 虎胫骨一两，酥炙 鳖甲一两五钱，醋②炙 枸杞子二两 当归二两 风藤一两 松节二③两 蚕砂二两，炒 干茄树根二两，饭上蒸过

上合一处，绢袋盛酒坛中，用箬皮封固，仍放糯米在箬皮上，如煮酒法，糯米成饭，药酒取起，安在松木板上三

① 三：建邑书林本、嘉靖四十年覆刻本、日本抄本同，《摄生众妙方》卷三作“一”。

② 醋：建邑书林本、嘉靖四十年覆刻本、《摄生众妙方》卷三同，日本抄本作“酥”。

③ 二：嘉靖四十年覆刻本、《摄生众妙方》卷三同，建邑书林本、日本抄本作“一”。

日，或泥内三日。病在上，食后服；在下，食前服。渣再煮酒服。

煮酒药方 专治男妇久患诸风寒湿，左瘫右痪，一切风气，无问老少并服之。

当归 人参 茯苓 草乌 乌药 杏仁 川乌去皮、尖 缩砂 何首乌 五加皮 枸杞子 川椒 肉苁蓉 木香各五钱 牛膝 枳壳 干姜用酥油炙 香附子 白芷 厚朴 陈皮 麻黄 白术 川芎 独活 羌活 半夏 官桂 芍药 生地黄 天门冬 麦门冬 防风 五味子 小茴香 细辛 苍术 破故纸 甘草各一两 沉香五钱 胡桃肉 酥油 小红枣 北蜜各八两

上共四十四味，用生绢袋盛之，用无灰好酒一大坛浸药三日，放锅内煮三个时辰，取出，埋在土内三日，出火毒。每日空心服之三盏，日进三服。渣晒干，碾为细末，用本酒打糊为丸如梧桐子大。每服三十丸，用酒送下。

菖蒲酒 主十二痹，通血脉，调荣卫，治骨立萎黄，医所不治者，服经百日，颜色丰足，气力倍常，耳目聪明，行及走马，发白更黑，齿落再生，昼夜有光，延年益寿，久服得与神通。

上用菖蒲削治薄切曝干，一斗，生绢袋之，以好酒一石入不津瓮中，安药囊在内，蜜封泥百日，发视如绿叶色，复炊糯米二斗，纳酒中，再封四十日，便漉去渣。温饮一盏，日三服。其药渣曝干，捣罗为末。酒调一钱，服之尤妙。一切三十种风有不治者，悉效。

治远年近日偏正头风痛方

白芷 川芎各三钱

上为细末，黄牛脑子一个，擦药末，在磁器内，加酒炖熟，乘热酒和[1]食之，尽量一醉，睡后酒醒，其疾如失，甚效。

神效风气膏药方

当归　川芎　芍药　防风各三两　羌活　独活　红花　连翘各二两　五灵脂　川乌各一两五钱　蝉蜕五钱　官桂四两　生地黄　熟地黄　乳香　没药　阿魏各一两　荆芥穗二两

上药俱研碎为末，用麻油一斤，文武火煎成膏，外用白磁器收起。又用米醋、姜汁、葱汁各二大碗，共一处，文武火煎成膏，又用磁器盛起。用好松香一斤半，文武火煎化，方下醋、姜、葱汁合成，用槐棍打匀，又文武火煎一次，量加麻油药汁，后加乳香、没药、阿魏。

① 酒和：建邑书林本、嘉靖四十年覆刻本、日本抄本及《摄生众妙方》卷三作“和酒”。

亨集

卷之四

伤寒门

伤寒自仲景而下，著述纷然，未见其有的然可为后学准绳者，甚至伤寒之名亦无定拟，名不正，其可言治乎？夫自霜降后至春分前，感寒而即发，从太阳郁热，以次而传阴经，或太阳不传阳明、少阳，而即传少阴，或不由阳经而直入阴经，或一阳三阳同受而为合病，或太阳阳明先后受而为并病，或太阳与少[①]阴、阳明与太阴、少阳与厥阴，阴阳俱受，而为两感之类，此皆感而即病，仲景立法所治之伤寒也。其不即病而寒毒藏于肌肤之间，至春变为温，夏变为暑，或将发而复感暴寒，此不即发之温暑病，与本无冬月所受之邪，而春夏自感暴寒之类，此皆后人通谓之四时伤寒也。本因饮食劳倦所伤，然气虚邪袭，每感寒而显表证[②]，则此所谓挟内伤之伤寒也。然即病

---

① 少：原作“太”，据嘉靖三十七年本、建邑书林本、嘉靖四十年覆刻本、日本抄本改。

② 证：原作“正”，形声俱近而误，据嘉靖三十七年本、嘉靖四十年覆刻本、日本抄本改。

之伤寒，仲景之法备矣。

附方

麻黄汤 治太阳脉浮，头疼发热，恶寒身痛，无汗而喘。冬时即病宜服，春分后忌之。

麻黄一两五钱 桂枝一两 甘草五钱 杏仁五十枚

上剉，每服五钱，水煎，温服，取汗出为度。

桂枝汤

赤芍药 桂枝各六钱 甘草四钱，炙

上用水一钟半，姜三片，葱一根，煎至八分，温服取汗。

大柴胡汤 治内热大便难，身热，不恶寒反恶热。

柴胡二两 半夏六钱五分 黄芩七钱五分 芍药三钱 枳实四枚 大黄五钱

上剉，作一服，每加姜、枣，水煎，温服。一方加大黄五钱。

调胃承气汤 治太阳阳明不恶寒反恶热，大便秘，谵语，呕哕。

甘草五钱 芒硝九分 大黄一两，酒浸

上剉，水一钟，先煎大黄、甘草至七分，去柤入硝，煎一二沸。温服取利。今用五钱作一服。

小承气汤 治六七日不大便，腹胀满，阳明无表证，汗后不恶寒，潮热，狂言而喘。

大黄一两 厚朴五钱 枳实六个半

上剉，作一服，水煎，温服，以利为度，未利再服。

大承气汤 治胃实谵语，五六日不大便，腹[1]痛烦渴，少阴舌干口燥。

大黄五钱 厚朴一两 枳实五个 芒硝五钱

上水二钟半，先煎厚朴、枳实，至一钟，入大黄，煎七分，去渣入硝，煎一二沸，温服，以利为度，未利再服。

理中汤 治太阴自利不渴，寒多而呕，腹痛鸭溏，蛔厥霍乱。

人参 甘草 干姜 白术各七钱半

上剉，每服五六钱，水煎。本方加附子一枚，名附子理中汤。

小青龙汤 治伤寒表不解，心下有水气，干呕，发热而咳，或渴或利，或噎，或小便不利、小腹满，或喘者。

干姜炮 细辛 麻黄去节 肉桂 芍药 甘草炒。各三两 五味二两 半夏二两五钱

上剉，每服三四钱，水煎，温服。

大青龙汤 治伤寒见风，伤风见寒，太阳无汗，脉浮紧，发热恶寒，烦躁。若脉弱，恶风汗出，不可服。

麻黄三两 桂枝一两 杏仁二十枚 甘草一两 石膏半鸡子大

上剉，每服五钱，每加姜三片，枣一枚，水煎，温服取汗。

四逆汤 治太阴自利不渴，阴证，脉沉，身痛。

甘草一两 干姜七钱 附子半个，生用

上剉，作一服，水煎，温服。强人用大附子加干姜三钱。本方干姜加至一两，名通脉四逆汤，治厥逆下利，脉不至，每

① 腹：原误作“服”，嘉靖三十七年本、建邑书林本、嘉靖四十年覆刻本、日本抄本同，据文义改。

服五钱。面赤，加葱白九茎；呕，加生姜；咽痛，加桔梗；利止，脉不出，加人参。

小建中汤 治少阴恶寒，手足倦①，伤寒二三日，心中悸而烦，脉微细者，可服。

桂枝 甘草各一两 芍药二两

上剉，作三服，每加姜二钱，枣四枚，水煎去渣，入饧一合，微火令烊，温服。呕者不用饧。

小陷胸汤 治小结胸。

半夏六钱 黄连三钱 瓜蒌一个，连皮肉取四分之一

上剉，作一服，水二钟，先煮瓜蒌一钟，半夏余药煎至一钟，温服。如未效，再进，微解，得口出黄涎即愈。

大陷胸汤 治大结胸。

大黄一两五钱 芒硝一两八钱五分 甘遂二分半，为末

上剉，作二服，每服水二钟，煎大黄至一钟，去柤入硝，煎一沸，次入甘遂末，温服。得快利，正②后服。

白虎汤 治汗后脉洪大而渴。虚烦中暍，加人参，名人参白虎汤，又名化斑汤，治赤斑口燥，烦渴中暍。

石膏五钱 知母二钱 甘草一钱 粳米一撮

水煎③。

大羌活汤 解利两感伤寒。经云两感不治。然所禀有虚实，所感有浅深。若禀实而感浅者，间亦可生。治之而不救者有矣，

---

① 倦：通“蜷”。拳曲。宋·洪迈《夷坚丙志·华严井鬼》：“终夕倦局，恰登床欲寝。”

② 正：疑为“止”之误。《伤寒论·辨太阳病脉证并治下第七》大陷胸汤服法作“止”。

③ 水煎：原作小字，连上读。据文义作大字。

未有不治而生者，用此十中或活一二。

羌活一钱半　独活　防己　黄芩　黄连　白术　川芎各一钱　细辛五分　生地黄　知母各二钱

上剉，作一服，水煎，热服。

九味羌活汤　治春分后伤寒，代桂枝麻黄汤用。冬月用之亦可。

羌活　防风　苍术各一钱二分半　甘草　白芷　川芎　生地黄　黄芩各一钱　细辛四分

上剉，作一服，加姜三片，枣一枚，水煎，热服，覆取汗。

六神通解散　主发表。

麻黄五钱　石膏　滑石　黄芩各二两　仙术四两　甘草一两

上剉，每服姜五片，葱白一枝，豉五十粒，煎服。一方用防风一两半，去麻黄。或云秋冬去防风，加麻黄。

诊治脉法　脉浮紧，主无汗，头项痛，腰脊强，谓之伤寒，在太阳；脉浮长，身热，目疼鼻干，不得眠，在阳明；脉弦，胸胁痛，耳聋，寒热往来而呕，病在少阳；脉沉细，咽干，腹满自利，病在太阴；脉微缓，口燥舌干，病在少阴；脉沉涩，烦满囊缩，病在厥阴。丹溪曰：凡伤寒挟内伤者，十居八九。经曰：邪之所凑，其气必虚。以补中益气汤，随证加减。

补中益气汤

黄芪劳后病热甚者，一钱　甘草炙，五分　人参　升麻五分　当归身　白术　柴胡　橘红各八分

上剉，水煎，作一服。

太阳证，头项痛，腰脊强，加羌活、藁本、桂枝；阳明证，身热，目疼鼻干，不眠，加葛根，倍升麻；少阳证，耳聋胁痛，寒热而呕，加黄芩、半夏，倍柴胡；太阴证，腹满咽干，加麸炒

枳实、姜制厚朴；少阴证，口舌干燥而渴，加生甘草、桔梗；厥阴证，烦满囊缩，加川芎；变证发斑，加干葛、玄参，倍升麻。

人参败毒散 治伤寒遍身发热。

甘草五分 人参一钱 羌活 独活 川芎 茯苓 枳壳 桔梗 柴胡 前胡各一钱五分

上用水一钟半，姜五片，葱一根，煎至八分，温服取汗。

十味芎苏散

川芎二钱 柴胡 紫苏 桔梗 陈皮 半夏 干葛 枳壳 茯苓各一钱五分 甘草五分

上用水一钟半，姜五片，煎服。

参苏半夏汤 治感寒咳嗽。

半夏二钱 甘草五分 陈皮 茯苓 桔梗 枳壳 干葛 前胡 紫苏 桑皮 杏仁各一钱五分

上用水一钟半，姜三片，煎服。

藿香正气散 治感寒恶心。

陈皮 半夏 茯苓 桔梗 白术 苍术 厚朴 紫苏 藿香各一钱五分 甘草 大腹皮各一钱

上用水一钟半，姜三片，煎服。

十神汤 治大寒之时，感寒头疼、身疼无汗者。

川芎 陈皮 芍药各一钱五分 甘草五分 升麻一钱 干葛 白芷 麻黄 紫苏 香附子各一钱五分 葱头连须三根

上用水一钟半，姜三片，煎服。

伤风门

伤风证，新咳嗽，鼻塞声重，头痛发热，恶风，脉多浮弦或大，法当解散，参苏饮、橘苏散主之。

参苏饮 治同上。

陈皮 枳壳 桔梗 甘草 半夏 干葛 紫苏 前胡 人参 茯苓

上剉，每服五钱，生姜七片，枣一枚，水煎热服。

橘苏散 身热有汗，脉浮，咳嗽痰多，此药稳当。

陈皮 紫苏 杏仁 半夏 桑白皮 白术 五味子 贝母 甘草

上剉，每服五钱，生姜三片，枣一枚，水煎热服。

治伤风发热头痛咳嗽方

川芎 白芷 陈皮 紫苏 香附子 甘草各等分

上用水二钟，姜三片，葱二根，煎至七分，空心服。

治头疼发寒潮热方

细辛 白芷 石膏 川芎各等分

上用水二钟，煎至八分，空心温服。

正气散 治中寒重者。

苍术 厚朴 川芎 前胡 藿香 半夏 陈皮 甘草各等分

上用水二钟，煎至八分，温服，汗出为愈。

小柴胡汤 治传经五七日不退，寒热者。

柴胡七钱 人参三钱 黄芩三钱 半夏二钱五分 甘草五分

上用水二钟，姜五片，枣三①枚，煎至八分，温服。

泻者，加神曲、泽泻各三钱；嗽者，去人参，加天花粉；孕妇，去半夏，加生地黄，各二钱；欲饮水者，用辰砂、滑石、甘草各五分，为极细末，调水服之。

① 三：嘉靖三十七年本、建邑书林本、嘉靖四十年覆刻本、日本抄本及《摄生众妙方》卷四作“二”。

治永不再感冒

白芥菜子真者，三钱　甘遂生用　红牙大戟各一钱

上碾末，面糊为丸如梧桐子大。夜间上床之时，坐服，姜汤送下。人壮服十二丸，弱者服七丸或八丸九丸。服后，至鸡鸣时，觉浑身骨节动响，早饭时大后行一次，亦不须再补。其药随丸随服，久丸无效。

灸法

治阴证伤寒，房事后感寒，危甚者甚效；如行热感冷，亦可灸。脚后跟履平地①，当中直量上至脚肚七寸，左右足各一穴。两手拳起，于手掌各断纹处略上二三分，小指椿骨当中下来五六分为穴，左右手各一穴。头额上当中入发际三分一穴。共五穴，每灸五壮，极效。此试效者，房室伤寒，眼红极者，试以灯火，一火看成两火，是其症也。

暑　门

丹溪曰：暑脉微弱，按之无力，又脉来隐伏，又脉虚。经曰：脉虚身热，得之伤暑。微弱隐伏，皆虚烦也。

生脉散

人参　麦门冬　五味子等分

上剉，水煎。

十味香薷饮　消暑气，和脾胃。

香薷一两　人参去芦　陈皮去白　白术　黄芪去芦　白扁豆炒，去壳　甘草炙　厚朴去皮，姜汁炒黑色　干木瓜　白茯苓去皮。各

① 平地：嘉靖三十七年本、建邑书林本、嘉靖四十年覆刻本、日本抄本及《摄生众妙方》卷四作“地平”。

五钱

上为末，每服二钱，热汤、冷水任调下。

清[1]暑益气汤 治长夏湿热蒸人，人感之，四肢困倦，精神减少，懒于动作，胸满气促，肢节疼痛，或气高而喘，身热而烦，心下膨闷，小便黄而数，大便溏而频，或痢或渴，不思饮食，自汗体虚。

黄芪 苍术米泔制 升麻各一钱 人参 白术 神曲 陈皮 泽泻各五分 甘草炙 酒柏 麦门冬 当归各三分 葛根二分 五味子九粒 青皮二钱五分

上㕮咀，作一服，水二大钟，煎至一钟，去渣，大温，食远服。

代茶汤 夏月服之以代茶，健脾止渴。

白术一钱五分 麦门冬一钱，去心

上煎作汤，代茶服，此一盏可当茶三盏。夏日吃茶水多，必至泄泻，白术补脾燥湿，麦门冬生津止渴也。

六一散又名益元散 治伤暑发热，并常人夏日[2]饮水用，调服。

滑石飞过，一两 甘草六钱

上为细末，每服二钱，用水调服。

六合汤 治伤暑泄泻。

人参 白扁豆各一钱五分 白术 茯苓 橘红 半夏 藿香 厚朴 香薷各一钱五分 甘草五分

---

① 清：原作“精”，形近而误，据嘉靖三十七年本、建邑书林本、嘉靖四十年覆刻本及《摄生众妙方》卷四改。

② 日：嘉靖三十七年本、建邑书林本、嘉靖四十年覆刻本及日本抄本作“月”。

上用水一钟半，姜三片，煎服。

湿　门

经曰：因于湿，首如裹。盖首为诸阳之会，位①高气清，为湿气熏热，而沉重似有物以蒙之也。失而不治，则郁而为热，热伤血，不能养筋，故大筋緛短而为拘挛；湿伤筋，不能束骨，故小筋弛长而为痿弱矣。

黄柏除湿汤

黄柏半斤　苍术四两　半夏三两　白术三两五钱　茯苓　泽泻　陈皮　薏苡仁各②一两　防己　牛膝各五钱　甘草五分

上剉为粗末，每七钱，姜五片，水煎，食前服。

苍术燥湿汤

苍术八两，米泔浸，炒　半夏四两，汤泡三次③　干姜　陈皮　白术各一两　防己　黄芩　茯苓　木香　泽泻已上各五钱　甘草稍一钱

上剉为粗末，每服七钱，姜五片，水煎服。

萆薢苍术饮

川萆薢四两　汉防己去皮　粉苍术米泔浸，炒　麻黄已上各二两　薏苡仁　干姜　桂枝已上各三钱　白术麦壳炒　当归酒洗。已上各一两　木瓜二钱　甘草三分

上剉为粗末，每服八钱，姜五片，水煎服。

---

① 阳之会位：原误作“小柴胡汤”，据嘉靖三十七年本、建邑书林本、嘉靖四十年覆刻本及日本抄本改。

② 各：此前嘉靖三十七年本、建邑书林本、嘉靖四十年覆刻本、日本抄本均有“已上”2字。

③ 夏四两汤泡三次：原误作“阳之会位”，据嘉靖三十七年本、建邑书林本、嘉靖四十年覆刻本及日本抄本改。

渗湿汤

陈皮一两　苍术制　干姜　白术麦壳炒。已上各二两　茯苓三两　甘草炙，二两　丁香三粒　大枣一枚

上剉为粗末，每五钱，水煎服。

除湿汤

半夏曲微炒　厚朴姜制　藿香去土、梗　苍术米泔浸，炒。各二两　陈皮去白　白茯苓去皮。各一两　白术生用，一两　甘草炙，七钱

上剉为粗末，每服七钱，水煎服。

四制丸　滋阴降火，开胃进食，尽除周身之湿。

黄柏四斤，成片。一斤酥炙一十三次，一斤人乳浸一十三次，一斤童便浸一十三次，一斤米泔水浸一十三次　无油苍术一斤。四两川椒炒，四两破故纸炒，四两五味子炒，四两川芎炒

上去炒药四味，用苍术同黄柏为末，炼蜜为丸如梧桐子大。每服三十丸，早酒下，午茶汤下，晚白汤下。黄柏用六斤，刮去皮，净四斤。苍术用斤半，粳米泔浸过，刮去皮，净，一斤。

山精丸　健脾去湿，息火消痰。

苍术二斤，先用米泔浸三日，竹刀刮去粗皮，阴干用　桑椹子一斗许，取汁去渣，将苍术浸入汁内，令透，取出，晒干，如是者九次，用木杵捣为细末，听用　枸杞子一斤　地骨皮一斤

上俱研干为细末，与苍术一并细捣，滤过和匀，炼蜜为丸如弹子大。每服一丸或二丸，白沸汤下。

羌活胜湿汤　治脊痛项强，腰似折，项似拔，上冲头痛及足太阳经不行。

羌活去芦　独活去芦。各一钱　藁本　防风去芦。各五分　蔓荆子二分　川芎二分　甘草炙，五分

上用水二钟，煎至一钟，食后温服。如身重腰沉沉然，乃经中有湿热也，加黄柏一钱，附子五分，苍术二钱。

除湿丹 治诸湿客抟，腰膝重痛，足胫浮肿，筋脉紧急，津液凝涩，便溺不利，目赤瘾疹，疽痈发背，疥癣走注，脚气无首尾，疮疖，不可尽述。

槟榔 甘草 威灵仙 赤芍药 葶苈各二两 乳香 没药各一两 牵牛 大戟炒，三两 陈皮去白，四两

上为末，面糊为丸如梧桐子大。每服五十丸加至七八十丸，温水食前下。如服药前后忌酒二日，药后亦忌湿面两三日。食温淡粥补胃尤佳。《经验良方》有泽泻、青皮、葶苈。

治湿神效火龙膏

生姜自然汁二瓯，用大铁勺熬作一瓯 牛皮胶明亮者二两，用一盏水熬化 麝香真正者二钱，研细

上将胶汁倾入姜汁内再煎，待稠黏，将麝香末搅入，俟温暖适宜，却量手足湿痛处长短阔窄，均匀摊开，冷定，自不黏贴衣被，不必用油纸，七八日后，渐次脱去。如前法再熬，贴不过六七次自愈。

治湿神效煮酒方

五加皮三两 宣木瓜三两

上用无灰酒三大壶，入小磁瓶内，将前药㕮咀，亦入瓶内，坐放滚锅中，待酒数沸取出，冷一宿。空心饮六七杯，不过五七瓶，无不愈者。

一方 治玉茎有时受湿痒甚，以肥皂一个烧灰存性，用香油调涂于上，即愈。

一方 治男女下部湿痒，用蛇床子煎汤洗，即愈。

一枝春 治中湿。

威灵仙　薄荷　桂枝　白芷稍各四钱

上用酒、水各一钟，煎至八分，温服。

热　门

热者，热毒蕴于其内也。夫人固有体气素实，一时感触热毒之气，或郁积脏腑之间，或在心肺之内，令人口苦咽干，涎唾稠黏，眼涩多泪，口舌生疮，大小便秘结，三焦已燥，亦令人变生诸证。治之须详其脉证，若在心膈者清之，结于脏腑者荡涤之。更量人气体虚实，轻重用药。

凉膈散　治上焦温热，眼目昏花，大便结燥。

连翘一钱五分　甘草　大黄二钱　朴硝一钱五分　薄荷一钱　黄芩　栀子各二钱

上用水一钟半，煎服。

黄连清气散　治风热上攻，头目不清。

羌活　独活　柴胡　前胡　防风　黄芩　黄连各一钱五分　川芎　茯苓　桔梗　枳壳各一钱五分　荆芥八分　甘草四分

上用水一钟半，煎服。

灵砂丹　治风热郁结，头目昏眩，头疼牙痛诸症。

天麻　独活　羌活　细辛　石膏　防风　连翘　薄荷各二两　川芎　栀子　芍药　荆芥穗　当归　黄芩　生大黄　全蝎去毒，微炒　菊花　人参　白术各五钱　朱砂二两，为衣　寒水石生用　桔梗各二两　砂仁二两五钱　甘草二两　滑石二两

上为细末，炼蜜为丸，每两作十丸，朱砂为衣。每服一丸，细嚼，茶清送下。

养荣清热和中汤

当归酒洗，一钱　白芍药炒，八分　生地黄酒浸，一钱　白术一

钱 白茯苓八分 黄芩炒，八分 黄柏炒，七分 生甘草五分 香附童便浸，四分 陈皮去白，四分 贝母五分 山栀仁炒，六分。小便清利，去之 麦门冬去心，七分

上用水一钟半、姜三片煎，食远服。

上清丸《乾坤生意》本方

薄荷半斤，去头末，四两 川百药煎黑饼者，四两 桔梗一两 寒水石生用，一两五钱 砂仁头末，三钱 甘松二钱 玄明粉二钱五分

上以甘草膏为丸，口噙化，甚妙。

又方

薄荷四两 桔梗二两 甘草一两 硼砂二钱

上为细末，炼蜜为丸如弹子大，口噙化。

消渴门

东垣论云：二阳结谓之消。乃手足阳明二经火胜，以致血津燥结。盖火妄动，神化莫测，铄石流金，能消万物。其手阳明属大①肠，居下焦；足阳明属胃，居中焦。下中火胜，炎必上达，然心肺二脏皆乘火热，故口干舌裂，则为消渴，善饮而易渴；其中焦胃热则能消谷，故善食而易饥；下焦热则大便难，而小便短，如膏状，频②数。此故谓三消，皆燥热为病。求之疗理，宜滋水济火。若流俗不知，反与剽悍之剂，必变为中满、鼓胀、噎隔等证之类也，学者不可不知。

① 大：原作“火”，形近而误，据嘉靖三十七年本、建邑书林本、嘉靖四十年覆刻本及日本抄本改。

② 频：原作“顿”，嘉靖三十七年本、建邑书林本、嘉靖四十年覆刻本及日本抄本同，形近而误，据文义改。

斸渴生津饮

麦门冬去心　生地黄酒洗　天花粉各一两　黄檗旁萌者，谓之柏。盐、酒炒　生甘草稍各八钱　石膏软者，生用　川黄连酒洗，炒。各一两六钱　当归身酒洗　荆芥穗　肥知母去毛。各七钱　柴胡去芦　杏仁去皮、尖。各五钱　升麻　玄参　干葛各一两　人参三钱

上㕮为粗末，每服八钱，水煎，入蜜一匙，日三服。有嗽者，加瓜蒌仁一两。

麦门冬饮子

治膈消，胸满烦心，津液干少，短气而渴。

知母　甘草炙　瓜蒌　五味子　人参　葛根　生苄①　茯神　麦门冬去心。各等分

上㕮咀，水煎，入竹叶十四片。

加味钱氏白术散　治消渴，不能食。

人参　白术　白茯苓　甘草　枳壳炒。各半钱　藿香一钱　干葛二钱　木香　五味　柴胡各三分

上作一服，水煎服。

地黄饮子　治消渴咽干，面赤烦燥。

甘草炙　人参　生苄　熟苄　黄芪　天门冬　麦门冬去心　泽泻　石斛　枇杷叶炒

上每服五钱，水煎服。

消渴方　治口渴心热。

用天花粉一味，水煎，当茶常服，甚效。

---

①　苄（hù户）：地黄。《说文解字·艸部》：“苄，地黄也。”《尔雅·释草》：“苄，地黄。”

诸血门

人身之血，犹水行地中，百川皆理，则无壅之患。一身荣卫失调，七情四气相干，以致气血逆乱，变生吐血、咳血诸证。夫血之妄行，固由积热所致，然其证多端，难以概论。有因饮食过饱、负重伤胃而吐者；有思虑伤心，并积热，而吐血、衄血者；有劳伤心肺，又为七情所干①，而咳血、吐血者；心主血，肝藏之，而脾为之统，过思伤脾，亦能令人吐血。治之须究其因，伤胃者调胃安血，劳心者补益其心志，热则清之，气郁则顺之，伤脾则安之。脉宜沉细，不喜浮数。吐而不咳者易治，唾中带红丝者难医，为其有所损故也。

四生丸 治吐血，阳乘于阴，血热妄行，服之良。

生荷叶　生艾叶　生柏叶　生地黄等分

上烂研如鸡子大，服一丸，水三盏，煎一盏，去滓服。

犀角地黄汤 治伤寒汗下不解，郁于经络，随气涌泄，为衄血，或清道闭塞，流入胃腹，吐出清血，如鼻衄吐血不尽，余血停留，致面色萎黄，大便黑者，更宜服之。

犀角镑　生节　白芍　牡丹等分

上㕮咀，每服五钱，水煎温服。实者可服。

茯苓补心汤 治心气虚耗，不能藏血，以致面色萎黄，五心烦热，咳嗽唾血。

茯苓　半夏　前胡　紫苏　人参　枳壳炒　桔梗　甘草　葛根各半两　当归一两　川芎七钱半　陈皮　白芍各二两　熟节

① 所干：嘉靖三十七年本、建邑书林本、日本抄本同，嘉靖四十年覆刻本作“六郁”。

上㕮咀，水、姜、枣煎。

保命生地黄散

生苄 熟苄 枸杞 地骨皮 天门冬 黄芪 白芍 甘草炙 黄芩

上㕮咀，水煎，食前服。

又方 治痰中见血。

白术一钱半 当归一钱 芍药一钱 牡丹皮一钱半 桃仁一钱，研 山栀炒黑，八分 桔梗七分 贝母一钱 黄芩八分 甘草三分 青皮半钱

又方

白术一钱半 牡丹皮一钱半 贝母一钱 芍药一钱 桑白一钱 山栀炒黑，一钱一分 桃仁一钱，研 甘草三分

又方

橘红二钱 半夏半钱 茯苓一钱 甘草三分 白术一钱 枳壳一钱 桔梗一钱 五味十五个 桑白一钱 黄芩一钱 人参半钱

上以水一钟，生姜三片，煎服。或加青黛半钱。

又方

橘红一钱半 半夏一钱 茯苓一钱 甘草半钱 牡丹一钱 贝母一钱 黄连七分 桃仁一钱 大青半钱

上以水煎，生姜三片。

治咯血

桑皮一钱半 半夏一钱，炒 知母一钱 贝母一钱 茯苓一钱 阿胶炒，半钱 桔梗七分 陈皮一钱 甘草半钱 杏仁半钱，炒 生苄一钱 山栀七分，炒 柳桂二分。即桂之嫩小枝条也，宜入上焦

河间生地黄散 治郁热衄血，或咯吐血，皆治之。

枸杞 柴胡 黄连 地骨 天门冬 白芍 甘草 黄芩

黄芪 生苄 熟苄等分

上㕮咀，水煎服。若下血，加地榆。

茜根散 治鼻衄不止。

茜根 阿胶蛤粉炒 黄芩各一两 甘草炙，半两 侧柏叶 生地各一两

上以水一钟，姜三片，煎服。

小蓟饮子 治下焦结热，溺血血淋。

生苄 小蓟 滑石 通草 淡竹叶 蒲黄炒 藕节 当归酒浸 栀子炒 甘草炙。各半两

上以水煎，空心服。

许令公方 治尿血。

生地黄汁，一升 生姜汁，一合

上以二物相合，顿服，瘥。

胶艾汤 下血。

阿胶 川芎 甘草炙。各二两 川归 艾叶炒。各二两 熟苄 白芍各四两

上㕮咀，每三钱，水、酒煎，空心热服。

滋阴荣血汤

当归酒洗，去芦，一钱五分 川芎去梗，一钱 白芍药八分 甘草炙，五分 熟地黄酒洗，一钱 白术去梗，一钱 广陈皮洗净，一钱 白茯苓去皮，八分 侧柏叶去梗，一钱。春取东方，夏取南方，秋取西方，冬取北方 香附子石臼内舂去毛，一钱五分 北五味子去梗，八分 知母去毛，不见铁，八分 麦门冬酒洗，去心，十个 黄芩条实者，去梗，八分

上为㕮咀，作一帖，用水二钟，生姜三片，枣子一枚，煎至七分，去渣，食前服。忌煎炒、鱼腥、胡椒、咸酸、油腻之物。

治痨瘵吐血方

黄芪　金钗石斛　五味子①　天门冬　麦门冬　山药　牡丹皮　木香　人参　当归　川芎　白术　茯苓　熟地黄　肉桂热不加　甘草　御米壳蜜炒过　半夏　款冬花嗽加

上用水二钟，姜五片，煎服。有痰者加石膏、南星；疼者加乳香、没药。后服四物汤，内加苏木、红花、桃仁。

治男女诸般血病

水芦花　茅香　红花　槐花　白鸡冠花各等分

上用水二钟，煎八分，不拘时服。忌腥滑发气等物。

吐红方

韭菜根净，石臼木杵捣烂，入童便在内，却用布绞去渣，止将汁与便磁罐盛之，置火边令热，浊者居下不用，止取其汁便之清者，服之甚效。

又方

用向东侧柏叶捣烂，入井花水，清晨凉服。

肠风门

丹溪曰：肠风，独在胃与大肠而出。若兼风者，苍术、秦艽、芍药、香附。

附方

黄芩　秦艽　槐角　升麻　青黛

治肠风下血

滑石　当归　生芐　黄芩　甘草　苍术等分

---

①　五味子：原无，据嘉靖三十七年本、建邑书林本、嘉靖四十年覆刻本、日本抄本及《摄生众妙方》卷四补。

上以水煎服，或以苍术、生苄，不犯铁器，为末，丸服。

肠风下血方

白术　茯苓　甘草　川芎　当归　芍药　防风　荆芥　苍术　厚朴　陈皮　枳壳　干葛　黄芩　乌梅各等分

上用水二钟，煎服。

又方

用黄柏去皮一斤，内四两盐酒制，四两乳制，四两蜜制，四两生用，共为细末，入猪大肠内，砂锅水煮烂为丸，不拘时服，屡试屡验。须侧柏叶煎汤送下乃验，其柏叶照依月建之方采取，阴干，或用瓦焙干用。

槐角丸　治便红，肠风下血。

槐角一两，炒　地榆　防风去芦　黄芩　当归头身酒洗　枳壳去瓤，面炒

上每味用八两，如减黄芩，则加黄连八两，酒蒸，为细末，滴水为丸，空心米饮服。

治肠红下血方

木香、黄连二味为末，入肥猪大脏内，两头扎定，煮极烂，去药，食猪脏，或连药捣为泥，通食之。

大便小便有血方

茱萸共黄连，同炒不同研，粪前茱萸酒，粪后酒黄连。

制法：茱萸一两，黄连一两，共一处，用酒泡三日夜，取出，同炒干，各为末。茱萸丸治小便血，用泡药酒打糊为丸如梧桐子大。每服五十丸，空心温酒送下。黄连丸治大便下血，仍用泡药酒打糊为丸如梧桐子大。每服五十丸，空心温酒送下。

气冲血流不止

红鸡冠花烧灰　棕树烧灰

上用好酒送下，待时即愈。

又方

白鸡冠花烧灰，热酒调服，汗出为度。

疟门

王节斋曰：疟是风暑之邪。有一日一发，有二日一发，有三日一发，有间一日连发二日，有日与夜各发；有有汗，有无汗；有上半日发，有下半日发，有发于夜者。治法：邪从外入，宜发散之，然以扶持胃气为本，又须分别阳分、阴分而用药。邪疟及新发热者，可散可截。虚疟及久者，宜补气血。若过服截药，致伤脾胃，则必延绵不休①。

主方

柴胡去苗　白术各一钱　苍术米泔浸，一钱。已上三味，疟疾必用之　陈皮七分　甘草炙，五分　干葛一钱二分

若一日一发及午前发者，邪在阳分，加枯黄芩、茯苓、半夏各一钱，热甚头痛，再加川芎、软石膏各一钱，口渴加石膏、知母、麦门冬各一钱。若间日或三日发，午后或夜发者，邪在阴分，加当归、川芎、酒炒芍药、熟地黄、炒知母各一钱，酒洗红花、酒炒黄柏各四分，提起阳分可截之。若间一日连发二日，或日夜各发者，气血俱病，加人参、黄芪、白茯苓各一钱以补气，川芎、当归、白芍药、熟地黄各一钱以补血。若阳疟多汗，用黄芪、人参、白术以敛之，无汗，柴胡、苍术、白术、黄芩、干葛以发之；若阴疟多汗，用当归、白芍药、熟

① 休：嘉靖三十七年本、嘉靖四十年覆刻本、《摄生众妙方》卷四同，建邑书林本、日本抄本作“效”。

地黄、黄芪、黄檗以敛之，无汗，柴胡、苍术、大川芎、红花、升麻以发之。故曰有汗者要无汗，正气为主；无汗者要有汗，散邪为主。若病人胃气弱，饮食少，或服截药伤脾胃而少食者，加人参一钱五分，酒炒芍药、大麦芽各一钱。若厌食痞闷，或有食积者，加神曲、麦芽、枳实炒。各二钱，黄连炒，五分。若痰盛，加姜制半夏、南星、枳实炒。各二钱，黄芩、黄连各六分。若欲截之，加槟榔、黄芩、青皮、常山各一钱，乌梅肉肥者三个。若日久虚疟，寒热不多，或无寒而但微热者，邪气已无，只用四君子合四物汤，加柴胡、黄芩、黄芪、陈皮，以滋补气血。

清脾汤

青皮　厚朴　白术　草果　柴胡　茯苓　黄芩　半夏　甘草炙。等分

上剉，水二盏，生姜三片，枣一枚，水煎。忌生冷、油腻。

四兽饮

人参　白术　茯苓　甘草减半　陈皮　草果　半夏　枣子　乌梅　生姜等分

上剉，同姜、枣以盐少许淹食顷，厚皮纸裹，以水润湿，慢火煨令香熟，焙干，每服半两，水煎。未发前，并进数服。

治疟寒热头痛如破渴饮冰①水外多②汗出

人参　白术　黄芪　黄芩　黄连　山栀炒　川芎　苍术　半夏　天花粉

① 冰：原作“水”，形近而误，据嘉靖三十七年本、建邑书林本、嘉靖四十年覆刻本、日本抄本及原目录改。

② 多：原无，据嘉靖三十七年本、建邑书林本、嘉靖四十年覆刻本、日本抄本及原目录补。

上㕮咀，水二钟，姜三片，煎服。

治疟疾发渴

生地　麦门冬　天花粉　牛膝　知母　葛根　炒柏　生甘草

上㕮咀，水煎。

六和汤

人参　知母　草果　贝母　乌梅　白芷　槟榔　柴胡各一钱。用酒拌　常山二钱

上剉，水煎，姜三片，枣一个，水煎温服。

人参养胃汤

治疟有暑疟、风疟、痰疟、食疟、瘴疟，必须托住其气，不使下陷。

人参去芦　白术酒炒。各一钱五分　厚朴姜汁，六分　陈皮去白，一钱五分　苍术米泔浸，炒，二钱　茯苓去皮　半夏汤泡七次　草果①去壳。各一钱　藿香八分　甘草八分　黄芩酒炒　柴胡去芦。各六分

上㕮咀，作一服，水二钟，姜三片，红枣一枚，煎至一钟，不拘时温服。虚者多服数帖，旺者一二服，不拘远近，男妇皆治。先服此汤，再服后截药。

截疟方

常山用草果不拘多少，二钱五分②，煎汤炒过，不用草果，止用常山　柴胡一钱五分　前胡一钱五分　槟榔二钱　陈皮一钱　知母一钱　甘草八分　人参三分

上用水一钟半，煎至七分，留下一宿，不必露天，次早五

---

① 果：原作“木”，据嘉靖三十七年本、建邑书林本、嘉靖四十年覆刻本、日本抄本及《摄生众妙方》卷四改。

② 用草果……二钱五分：此11字疑作“二钱五分，用草果不拘多少”。

更空心服之。渣，用水一钟，煎五分，头日煎下。此方与各不同，神效。

治疟方

常山二钱　茯神一钱五分　肉桂一钱　甘草五分

上用无灰酒浸之，露一宿，次早病未发之时，取去药渣，温服，立①愈。忌生冷、油腻、鱼腥。

又方

常山　槟榔　青皮去白　草果去皮　甘草　陈皮　厚朴姜制

上用水二钟，露天露一宿，临发日温服。

又方

青皮去白　山楂去核　槟榔　草果　半夏　陈皮去白　川芎　藿香　茯苓　甘草　枳壳　柴胡　香附米　黄芩　苍术米泔浸，炒　厚朴　常山

上用水二钟，姜三片，乌梅一枚，煎至八分，温服。

又方　发三四次，后服此药，不再发。

常山　草果仁各五钱　乌豆四十粒

上作一服，水、酒各半钟，煎熟，露一宿，次早温服，微利而止。

五神丸　治疟②疾立应。

东方巴豆去油，五钱　麝香一分　南方官桂五钱　朱砂一钱　西方白矾五钱　白芷二钱　北方青黛五钱　黑附子三分　中央硫黄五钱　雄黄一钱

---

① 立：原字漫漶，据嘉靖三十七年本、建邑书林本、嘉靖四十年覆刻本、日本抄本及《摄生众妙方》卷四补正。

② 疟：原作"热"，据嘉靖三十七年本、建邑书林本、嘉靖四十年覆刻本、日本抄本及《摄生众妙方》卷四改。

上于五月五日修制，各另包，按方放，午时取五家粽尖，为丸如梧桐子大。每服用一丸，绵裹，于未发日晚，男左女右塞鼻孔中，立效。修药忌鸡、犬、妇人见。如用了的药还收藏，再有患者，用醋过，重又绵裹，与患人，一丸可治八九人病愈。须忌生冷、鱼腥、鸡羊发物。

截疟丹

五月五日取独蒜，不拘多少，舂烂，入好黄丹，再舂，干湿适匀，丸如圆眼大，晒干收贮。但疟疾二三发后，临发日鸡鸣时，以药一丸略捶碎，取井花水面东服之即止，不再发。

又方　以柴胡汤与平胃散二剂合为一剂，空心五更时服，平明时并滓煎服，当日即止。累治有验，名为柴平汤。

截疟雄神丸

雄黄　人参　神曲各五钱

上三味为末，五月五日午时，用粽尖子七个，和为丸如赤豆大。病未发时，面东服七丸，无根水送下。

疫瘴门

丹溪曰：众人病一般者，此天行时疫。治有三法，宜补，宜散，宜降。用大黄、黄芩、黄连、人参、桔梗、苍术、防风、滑石、香附、人中黄为末，神曲糊丸，每服五七十丸。气虚四君子、血虚四物、痰多二陈汤作使送下，热甚者加童便。

神仙百解散附以时加减　附一方[1]

山茵陈　柴胡去芦　前胡　人参　羌活　独活　苍术米泔浸，

[1] 附以时……一方：此8字原无，据本书目录补。

炒　甘草　干葛　白芍药　升麻　防风　藁本　藿香　半夏姜制　白术各一两

立春已后，不加减。

立夏已后，一料内加柴胡、赤茯苓、当归各半两。

立秋已后，减柴胡一分，不用当归、赤茯苓，只加干葛炮、肉桂去粗皮各一分，麻黄去节半两。

立冬已后，并无加减。一方无当归，有黄芩去芦半两。

上为细末，每服三钱，水一盏半，姜三片，枣二枚，煎一盏，热服。不拘时服，并进二服。如要表散，加葱白三寸，淡豆豉三十粒，同煎服，以衣被盖覆，汗出而愈。

宣圣辟瘟方

腊月二十四日五更井花水。

上平旦第一汲水，盛净器中，量人口多少，浸乳香至岁旦五更，暖令温，从少至大，每人以乳香一小块，饮水一二呷咽下，则一年不患时疫。孔平仲云：邪气氛瘟未尝无所，以故宣圣轸念世人，设此术以传济生灵，避凶趋吉，不致夭横。孔氏继今六十余代用之，未尝有此患。

普济消毒饮

罗谦甫云：先师监济源税，时四月，民多疫疠，初觉增寒体重，次传头面肿盛，目不能开，上喘，咽喉不利，舌干口燥，俗云大头天行，亲戚不相访问，染之多不救。先师曰：夫身半已上天之气也，身半已下地之气也。此邪热客于心肺之间，上攻头目，而为肿盛，遂处方，用黄芩、黄连味苦寒，泻心肺间热，以为君，橘红苦平，玄参苦寒，生甘草甘寒，泻火补气，以为臣，连翘、黍粘子、薄荷叶苦辛平，板蓝根苦寒，马勃、白僵蚕苦平，行少阳阳明二经气不得伸，桔梗辛温为舟楫，不令下行，共为细末，拌匀，用汤调，时时服之。拌蜜为丸，噙化之，服尽良愈。全活甚众，时人遂刊于石。

黄芩　黄连各半两　人参三钱　橘红　玄参　生甘草各二钱　黍粘子　板蓝根　马勃各二钱　白僵蚕炒，七分　升麻二钱　柴胡二钱　桔梗二钱

或加薄荷、川芎、当归身。

㕮咀，每服五钱，水二钟，煎一钟，去渣温服。如大便硬，加酒煨大黄一二钱以利之。肿势甚，宜砭刺之。时行疫疾，虽热毒所染，其气实之人下之可愈，气虚下之，鲜不危者。故东垣制此方以救人，其惠博矣！

遇仙丹一名一粒金丹

王经略于开通元年赴广东安抚，在任忽患山岚瘴气，肚腹胀满，无药可治，遍榜召。一时有一道人揭榜，云能治此病，随付药一丸。服之后，取下一条形如蛇，长尺许。当时留下本方，云此实济世之宝，言毕，转步烟雾中，腾空而去。王经略病疾随痊，自此留传在世。凡人百病，皆因饥饱、酒食、生冷过度，伤其脾胃，心腹胀满，呕吐酸水，面黄肌瘦，饮食减少，肠腹痰块，病初未觉，日久则成大患。此药能治五劳七伤，男女诸般劳嗽，吐痰吐血，翻胃转食，咳逆风壅，痰涎冷泪，鼻流清涕，水泻痢疾，心腹疼痛，酒疸，食黄，水气，宿食不化，左瘫右痪，三十六种风，七十二般气，润三焦，补精气，安五脏，定魂魄，壮筋骨，益元阳，宽胸膈，暖腰膝，止疼痛，黑须发，牢牙齿，明眼目，返老还少，行走轻健，五七日服一服。

腽肭脐二钱　阿芙蓉二钱　片脑三分　朱砂三分　麝香一分

晚蚕蛾一分

上为末，放磁碗内，别用火酒二钟，将射干草不拘多少入酒内，煎至八分，然后倾于碗内，放水面，以炭火滚四五次，取出，为丸如梧桐子大，金箔为衣。每服一丸，用砂糖或梨嚼烂下之。

除湿去瘴汤 治十指顽木，屈伸直强，行步蹇难。

苏木一钱二分 川黄柏盐炒，一钱二分 威灵仙酒洗，八分 山楂子一钱 当归尾酒洗，八分 香白芷一钱 革薢一钱 汉防己八分 木瓜一钱 川独活一钱 南星火炮，八分 牛膝去芦，酒洗，八分 红花五分 全蝎炒，去刺，五分 厚朴姜汁炒，七分 秦艽去芦，酒洗，焙，七分

上十六味合一帖，水二钟，姜三片，枣一枚，煎至一钟，空心热服，次早辰①服渣。如效后复发，将此方倍秤为末，炼蜜丸如弹子大。每空心嚼一丸，酒送下，白汤亦可。如夏时，勿宜赤足。

正气散 治山岚瘴气。

苍术米泔浸，麸炒，一钱五分 陈皮一钱 川厚朴姜汁炒，一钱五分 藿香去土，八分 甘草五分 半夏姜汤泡，一钱 苏叶八分 香附米童便浸，研，一②钱 槟榔二钱

上用水二钟，姜五块，煎至一钟，食远服。如感瘴气，以槟榔顶尖者为粗末，三钱，同煎服，泄气即愈。暑热加香薷、黄连，寒凉加木香、白豆蔻。

---

① 辰：通“晨”。清·朱骏声《说文通训定声·屯部》：“辰，假借为晨。”《诗经·齐风·东方未明》：“不能辰夜，不夙则莫。”

② 一：嘉靖三十七年本、建邑书林本、嘉靖四十年覆刻本、日本抄本同，《摄生众妙方》卷四作“二”。

又方

苍术五分　川芎六分　升麻三分　干葛三钱　白术一钱　人参五分　当归一钱　甘草三分　青皮三分　陈皮五分　黄芪四分　黄柏五分

上用酒一钟半、姜一片煎，食远服。未感先服，以固元气。既感，加槟榔五分，羌活五分，细辛三分，黄芩五分，生地黄五分，葱一根。

双溪先生云：平胃散，米汤调服，治瘴气甚妙。藿香正气散，治感冒重者亦妙。

时病方

半夏　川芎　茯苓　陈皮　山楂　白术　苍术君　甘草七味各等分

上用水一钟半，煎服。如头痛，加黄芩①，口渴加干葛，身痛加羌活、薄荷、防风、芍药。

① 黄芩：嘉靖三十七年本、建邑书林本、嘉靖四十年覆刻本、日本抄本及《摄生众妙方》卷四作“酒芩”。

卷之五

霍乱门

霍乱治例

内有所积，外有所感，致成吐泻，仍用二陈汤加减作吐，以提其气。此非鬼神，皆属饮食。前人确论乃阳不升，阴不降，乖隔而成，切莫与谷食，虽米饮一呷，入口即死。必待吐泻过二三时，直至饥甚，方可与稀粥食之。或用樟木煎汤，吐之亦可。大法：不渴者用理中汤，渴者用五苓散。

六和汤　治霍乱吐泻不止。

白术　半夏　砂仁　杏仁　人参　甘草各五分　赤茯苓　藿香　白扁豆姜汁拌，炒　木瓜各一钱　香薷　厚朴姜汁制，炒。各二钱

上细切，加生姜三片，大枣一枚，水二盏，煎至一盏，温服。

加减理中汤

人参　白术　干姜　甘草炙。各一两。分作五剂

寒气湿气所干者，加附子一两，名附子理中汤。霍乱吐泻，加陈皮、青皮各一两，名治中汤。干霍乱心腹作痛，先以盐汤少许频服，候吐出令透，即进此药。呕吐者，于治中汤内加丁香、半夏一两，每服生姜十片，同煎。泄泻者，加橘红、茯苓各一两，名补中汤。溏泻不已者，于补中汤内加附子一两。不喜饮食，米谷不化者，再加缩砂仁一两，共成八味。霍乱吐下，心腹作痛，手足逆冷，于本方内去白术，加熟附子，名四顺汤。

伤寒结胸，先以桔梗、枳壳等分，煎服，不愈者，及诸吐利后胸痞欲绝，心膈高起，急痛手不可近者，加枳实、茯苓各一两，名枳实理中汤。渴者，再于枳实理中汤内加瓜蒌根一两；霍乱后转筋者，理中汤内加火煅石膏一两[①]；脐上筑者，肾气动也，去白术，加官桂一两半，肾[②]恶燥，故去术，恐作奔豚，故加官桂；悸多，加茯苓一两；渴欲饮水者，添加白术半两；腹满者，去白术，加附子一两；饮酒过多及啖[③]炙煿食，发为鼻衄，加川芎一两。伤胃吐血，以此药能理中脘，分利阴阳，安定血脉，只用本方。

回生散 治霍乱吐泻，但一点胃气存者，服之回生。

陈皮去白　藿香去土。各等分

上㕮咀，每服一两，水二钟，煎至一钟，去渣温服，不拘时候。

加味五苓汤 治口渴身热，此暑热伤中也。

猪苓七分　泽泻七分　白术五分　赤茯苓一钱　天花粉二钱　干葛一钱　香薷　黄连　甘草各等分

泄极，加升麻、黄芩、石膏；如热极，加石膏、知母；腹痛，加炒芍药五钱，桂三分，寒痛亦如此。

上用水一钟半，姜三片，煎至七分，温服。

既济汤 治霍乱后虚烦。

---

① 两：原作“石”，据嘉靖三十七年本、建邑书林本、嘉靖四十年覆刻本、日本抄本及《摄生众妙方》卷五改。

② 肾：原无，据嘉靖三十七年本、建邑书林本、嘉靖四十年覆刻本、日本抄本及《摄生众妙方》卷五补。

③ 啖：原误作“痰”，据嘉靖三十七年本、建邑书林本、嘉靖四十年覆刻本、日本抄本及《摄生众妙方》卷五改。

甘草炙　人参去芦　淡竹叶炙。各四两①　麦门冬去心，一两　半夏泡洗，五钱　附子炮，五钱

上㕮咀，每服四钱，水二钟②，姜五片，硬米百余粒，煎至一钟，空心温服。

痢疾门

痢疾治例

王节斋曰：痢是湿、热、食积三者，别赤、白、青、黄、黑五色，以属五脏。白者，湿热伤气分；赤者，湿热伤血分；赤白相杂，气血俱伤；黄者食积。治法：泻肠胃之湿热，开郁结之气，消化积滞，三因通用。其初则是下之，下后未愈，随证调之。痢稍久者，不可下，胃虚故也。痢多属热，亦有虚与寒者，虚者宜补，寒者宜温。年老及虚弱人，不宜下。

主方

黄芩炒，二钱半　黄连炒，一钱半　白芍药炒，二钱。已上三味，痢疾必用之药　木香　枳壳炒。各一钱五分　槟榔五分　甘草炙，三分

腹痛加当归一钱半，缩砂一钱，再加木香、芍药各五分。后重加滑石炒一钱半，再加枳壳、槟榔各五分，芍药生用，再加五分，黄芩条实者，亦加五分。白痢加白术、白茯苓、炒滑石、陈皮各一钱，初欲下之，再加大黄五钱，兼食积加山楂子、枳实各一钱。红痢加当归、川芎、桃仁各一钱半，初欲下之，

---

① 淡竹叶炙各四两：原在“半夏泡洗五钱”后，嘉靖三十七年本、建邑书林本、嘉靖四十年覆刻本、日本抄本同，据《名方类证医书大全》卷五前移至此。

② 钟：此前嘉靖三十七年本、建邑书林本、嘉靖四十年覆刻本、日本抄本及《摄生众妙方》卷五有“茶”字。

再加大黄五钱①。红白相杂，加当归、川芎、桃仁各一钱半以理血，滑石、陈皮、苍术各一钱半以理气，有食积亦加山楂、枳实。白痢久，胃弱血虚，或下后未愈，减芩、连、芍药各七分，加白术一钱半，黄芪、茯苓、陈皮各一钱，缩砂五分，去槟榔②、枳壳，再加炙干姜五分；红痢，人胃弱血虚，或下后未愈，减芩、连各五分，加当归、川芎、熟地黄、阿胶珠、陈皮各一钱，白术一钱半。色赤黑相杂，此湿胜也，小便赤涩③短少，加木通、泽泻、茯苓各一钱，山栀子炒五分，以分利之。血痢，加当归、川芎、生地黄、桃仁炒、槐花各一钱，久不愈，减芩、连各七分，去槟榔、枳壳，再加阿胶珠炒、侧柏叶各一钱半，炒黑干姜一钱，白术一钱半，陈皮一钱。痢已久而后重不去，此大肠坠下，去槟榔、枳壳，用条实黄芩加升麻一钱以升提之。呕吐，食不得下，加软石膏一钱半，陈皮一钱，山栀仁炒五分，入生姜汁缓呷之，以泻胃口之热。有一样气血虚而痢者，用四物汤加人参、白术、陈皮、黄连、黄芩、阿胶之类以补之，而痢自止。有一样寒痢，用黄连、木香、酒炒芍药、当归、炒干姜、缩砂、厚朴、肉桂之类。得痢而误服温热止涩④之药，则虽稍久，亦宜用前法以下之，下后方调之。得痢便用前正法下之而未愈，又用前调理法治之而久不愈，此属虚

① 黄五钱：原脱，据嘉靖三十七年本、建邑书林本、嘉靖四十年覆刻本、日本抄本及《摄生众妙方》卷五补。

② 榔：原脱，据嘉靖三十七年本、建邑书林本、嘉靖四十年覆刻本、日本抄本及《摄生众妙方》卷五补。

③ 涩：原作“温”，据嘉靖三十七年本、建邑书林本、嘉靖四十年覆刻本、日本抄本及《摄生众妙方》卷五改。

④ 涩：原作“湿”，据嘉靖三十七年本、建邑书林本、嘉靖四十年覆刻本、日本抄本及《摄生众妙方》卷五改。

寒而滑脱，可于前虚补、寒温二条择用，更加龙骨、赤石脂、罂粟壳、乌梅肉等收涩之药。

香连丸

黄连二十两，用吴茱萸十两一味，各以酒拌湿，同炒，去茱萸　木香四两八钱，不见火

上为细末，醋调面糊，为丸如梧桐子大。每服三五十丸，清米饮送下。

一方加石莲肉半斤，治噤口痢尤佳。

万应抵金散　治①久痢诸药不效者，服此药如神，不过二服即止。

罂粟壳二钱，蜜炙　萝卜子一钱半　黑豆一钱半，炒　石榴皮二钱　甘草一钱

上剉细，用水二钟，煎至八分，空心服。

一方用白酒煎。

治痢疾良方

木香　黄连　白术　鸦片

上四味，各等分，研细末，捣饭粒为丸，随用大小。每服壮者各用一分，老稚只用半分，服时在空心，或觉腹饥，用米汤送下。最忌酸物、酒醋、生冷、油腻。若渴，亦只用米汤略饮之，不可茶汤大过。三日过，俱不忌。服此无不止者。

又方

治痢疾初发，或三日七日内，不问赤、白、紫、红。每日二服，有积自行，无积自止，止后勿服。

黄连十两，炒　木香二两　大黄四两，酒浸　槟榔一两

---

① 治：原作“诸”，据嘉靖三十七年本、建邑书林本、嘉靖四十年覆刻本、日本抄本及《摄生众妙方》卷五改。

上为细末，炼蜜糊为丸如绿豆大。每服七十丸，米汤空心下。

治痢疾二方

白术 厚朴姜炒 枳壳 黄芩 黄连 黄柏 当归 山楂 神曲 桃仁已上各等分 大黄以一两为率，壮者一两，弱者三五钱。比前药次下 朴硝以二钱为率，壮者二钱，弱者凭意

上用水煎服，以大便泻为好。服此之后，仍腹中疼痛，未全宁净，再服后黄连丸。

黄连丸

用阿胶炒成珠，复以水熬成膏，调黄连末为丸，米饮送下，即止。

治痢疾极效方

当归一钱 赤芍药五分 地榆五分 黄连五分 生地黄五分 甘草五分 石榴皮三分 罂粟壳末，五分

各照分，水一钟，煎至五分，温服。渣，再水六分钟，煎至二分，服。

神效白龙丸

用白矾飞过，不拘多少，碾为细末，用好醋飞过，面糊为丸如鸡头子大，每服一丸。红痢，甘草汤下；白痢，姜汤下。如不止，再服一二丸，即止。

又治霍乱症，姜汤送下；又治疟疾，用东南桃心七个，煎汤送下。

忌荤腥、油腻、煎炒之物。

导气汤 治红白痢，神效。

芍药 当归 川芎 枳壳 黄连各二钱 甘草五分 槟榔二钱 木香一钱 大黄三钱

上水钟半，煎至七分，温服。

又方　治男子、妇人、大人、小儿夏月肚腹作疼，泻不止。

苍术米泔水浸　厚朴姜炒　陈皮　甘草　白术　茯苓去皮　猪苓　泽泻　芍药炒　干葛各一两

上为末，空心米汤调下。

治脾泄兼痢极验方

用雅州黄连，不拘多少，去毛剉碎，盛入肥猪大肠内，两头以线缚固，入砂锅内，水酒和煮，以烂为度，取出黄连，焙干为末，却将前煮大肠杵烂，和黄连末为丸。每服百十丸，白术煎汤送下，数日见效。视黄连之多少，为大肠之长短。

四皮汤　治水痢疾。

陈皮　青皮　石榴皮　椿根白皮各二钱

用水一钟，煎至七分，温服。红痢，加甘草一钱；白痢，加干姜一钱。

治久近男妇老幼赤白痢

红花　胡椒各等分

上为末，用小枣煮熟，去皮、核，为丸如梧桐子大，用白面为衣。清晨，赤痢以甘草汤送下三十一丸，白痢姜汤送下，先通为度。次日早，空心服三十九丸，不拘红白痢，俱以白熟水下，即愈。

治久痢方

黄连　木香各一两　肉豆蔻一个

上碾为粗末，鸡卵[1]清和成饼，新瓦上焙干，碾为细末，

[1] 卵：嘉靖三十七年本、建邑书林本、嘉靖四十年覆刻本、日本抄本及《摄生众妙方》卷五作“弹”。

米糊为丸，空心米饮汤下三十丸。

治噤口痢　男妇汤饮米谷不下者，极验。

莲子去壳，留红皮及心

上为细末，用井水调下，每服二钱或三钱，日进二服，见效。

又方　累试累效，绝胜诸方。

黄连三钱　人参一钱五分

上水一钟半，煎至七分，温服，药入口即苏。

又方名芎粟散　治噤口红白痢疾久不愈者。

川芎　罂粟去蒂。各一两

上为细末，每服八分，空心蜜汤调下。

又方

甘草粗粉者，要四指长，切碎　青皮一撮　陈皮一撮

用酒娘①一碗，将前药入磁罐内，塞口，勿令②出气，煮一炷香取出，待温服之，即效。

又方

黄蜡一钱　乳香一分　没药一分

先将乳、没研为细末，将黄蜡熔开，为丸如梧桐子大，每服淡姜汤下三丸。

又方　应效如神。

小红枣一个，去核　巴豆一个，去壳

将豆入枣内，用桑皮纸包数层，水湿烧熟，去豆，将枣食

---

① 酒娘：以糯米和粳米、泉水或井水、天然酒曲为原料，采用传统酿造工艺发酵产出的原酒。

② 令：嘉靖三十七年本、建邑书林本、嘉靖四十年覆刻本、日本抄本及《摄生众妙方》卷五无。

之，米汤送下，即愈。

泄泻门

丹溪曰：泄属气虚，有火、有痰、有食积者。戴氏曰：凡泻水腹不痛者，湿也；饮食入胃不住，完谷不化者，气虚也；腹痛泻水，肠鸣一阵泻一阵者，火也；或泻或不泻，或多或少，痰也；腹痛甚而泻，泻后痛减者，食积也。

治水泻

猪苓　泽泻　白术　白茯苓各等分

上㕮咀，用水一钟半，煎至七分，渣再煎服。重者进二三服，以泻止为度。

五味子散

夫五更而泻，名肾泄，盖阴感而然。故脾恶湿，湿则濡而困，困则不能制水，水性下流，则肾水不足，宜五味子主之。用五味子多者，以强肾水，补养五脏；吴茱萸次者，除脾中之湿，湿少则脾健，脾健则制水不走，方得脾胃和矣，五脏荣矣。

五味子去梗，二两　吴茱萸去梗，绿色小颗者，五钱

上同炒香为细末，每服二钱，陈米饮下。

治泄泻少进饮食

用糯米一升，水浸一宿，沥干，慢火炒令极熟，磨细，罗过如飞面。将怀庆山药一两碾末，入米粉内，每日侵晨用半钟，再入砂糖二茶匙，川椒末少许，将极滚汤调食。其味甚佳，且不厌人，大有资补，久服之，其精寒不能成孕者亦孕矣，盖有山药在内故也。此秘方，勿轻视之。

二神丸　治老年肠冷脾泻者。

合州破故纸四两，为末　肉豆蔻四两，面包火煨，草纸拖去油

上用小红枣蒸熟，捣烂为丸，清晨米汤下。

香砂胃苓汤 治饮食过多泄泻。

陈皮 厚朴 泽泻 藿香 砂仁各一钱半 苍术 茯苓 猪苓各二钱 甘草 官桂各五分 白术二钱

上㕮咀，用水钟半，姜三片，煎至七分，温服。

升麻汤 治一日大便三四次，溏而不多，有时泻，腹中鸣，小便黄。

黄芪三钱 甘草二钱 升麻六分 柴胡 橘皮各三分 益智仁三分 当归三分 红花少许

上㕮咀，用水二钟，煎至一钟，去滓，食前温服。

脾胃门附膈气①

精义语录论：脾胃乃一身之根蒂，五行之成基，万物之父母，安可不由其至健至顺哉？苟不至健至顺，则沉疴之咎必致矣。然致而不济②，则根基之绝，命必倾颓。嗟夫！不知摄养者，非君子也；不知调理脾胃者，非良医也。故经曰：饮食自倍，肠胃乃伤；饮食不③节，肠胃乃劫。此之谓欤！凡君子饮食、居处有节，是谓摄生之大要也。

黄芪汤 补胃除湿，和血益血，滋养元气。

人参五钱 黄芪一两 木香 陈皮 藿香 当归各二钱 泽泻五钱

---

① 附膈气：原无，据原目录补。

② 济：原作“剂”，形声俱近而误，据嘉靖三十七年本、建邑书林本、嘉靖四十年覆刻本及日本抄本改。

③ 不：嘉靖三十七年本、建邑书林本、嘉靖四十年覆刻本及日本抄本作“失”。

上剉为粗末，每服五钱，水一钟，加枣一枚，煎至六分服。

参术汤 治脾胃虚败，元气不足，四肢沉重，食后昏闷。

黄柏酒炒 当归酒洗 柴胡去芦 升麻 人参 陈皮 青皮麦壳炒 神曲炒 甘草炙 苍术制 黄芪各等分

上剉为粗末，每服七钱，水煎服。

白术丸 治脾胃生痰，少思饮食，身体困倦。

白术一两，麸炒 陈皮七钱 半夏七钱半，姜汁制七次，或姜汁煮烂，纳药研捣为丸，亦可 神曲一两，炒 枳实一两，炒 甘草三钱，炙 白矾枯，三分

上为末，加黄芩二钱，汤浸飠正饼，为丸如梧桐子大。每服六七十丸，白汤下。

加味枳术丸 治脾胃虚败，素不贪食，生痰恶心，四肢无力，一切内伤之症。

白术四两，麸炒 枳实二两，麸炒 糖球子四两，酒蒸，去核取净肉。即山楂 黄连一两，姜汁炒 木香五钱

上为细末，用新荷叶包生饭煨热，为丸如梧桐子大。每服一二百丸，白汤或酒送下。

附 膈气方

五膈宽中散 治七情四气伤于脾胃，以致阴阳不和，胸膈痞满，停痰气逆，遂成五膈之病，一切冷气，并皆治之。

厚朴去皮，姜制，八两 白豆蔻去皮，二两 丁香四两 甘草炙，五两 缩砂仁四两 木香三两 香附子炒 青皮去白 陈皮去白，各四两

上为末，每服一钱，姜盐汤点服，不拘时候。

十膈气散 专治一般膈气，冷膈、风膈、气膈、痰膈、热膈、忧膈、悲膈、水膈、食膈、喜膈。

官桂去皮，一两 人参去芦 白茯苓 枳壳去瓤，面炒 白术各

一两　干生姜炮　甘草[1]　神曲炒黄色　麦蘖炒黄色　木香各半两　槟榔煨[2]　京三棱煨　陈皮　诃梨勒皮[3]　厚朴去皮，姜制。各一两五钱

上为末，每服二钱，盐一字，白汤调下。如脾胃不和，腹胁胀满，用水一钟，姜七片，枣一枚，盐少许，煎服。

沉香散　治五噎五膈，常服宽中进食。

木通　枳壳去瓤，面炒　白术　茯苓各一两五钱　大腹子　青皮　大腹皮各三两　当归　陈皮　紫苏叶　芍药各一两　木香五钱　甘草炙，一两

上为末，每二钱，水一钟，姜三片，枣一枚，煎至七分，空心服。

九仙夺命丹加糖球子根一钱，谓上圣夺命丹　治翻胃噎食，神效。

人参一钱　南木香二钱　南星二钱，姜制　甘草一钱　半夏五钱，姜制　枳壳去瓤，面炒　白矾火煅　豆豉捣过。各一两　厚朴五两，姜制，炒干

上九味，为细末，候夜间晴时露过，以人参、厚朴煎汤，调糊作饼如小钱大，慢火焙干。每服一饼，嚼碎，姜汤调平胃散送下。切忌诸般生冷及酒之类，无不安者。

茄和散　治脾胃不和，胸膈痞闷，气逆生痰，不进饮食，如五噎五膈，并皆治之。

---

① 甘草：此后嘉靖三十七年本、嘉靖四十年覆刻本及《摄生众妙方》卷五有“炙”。

② 槟榔煨：此后嘉靖三十七年本、建邑书林本、嘉靖四十年覆刻本、日本抄本及《摄生众妙方》卷五有“莪术煨”。

③ 皮：嘉靖三十七年本、建邑书林本、嘉靖四十年覆刻本、日本抄本及《摄生众妙方》卷五作大字正文。

枇杷叶去毛，姜汁炙香，一两　白茯苓去皮　砂仁去皮　薏苡仁炒　丁香　白豆蔻①　人参去芦。各一两　白术炒，二两　桑白皮炒　沉香　五味子各五钱　槟榔炒　青皮去白　谷蘗炒　藿香　杜仲去皮，姜酒涂炙　随风子　石斛酒炒　大腹子　陈皮去白　神曲炒。各二钱半　木香七分半　甘草炙，一两五钱

上㕮咀，每服三钱，水一钟，姜三片，枣一枚，煎至七分，去渣温服。五噎，入干柿饼一枚；膈气吐逆，入韭白三②寸，枣五枚。

开郁和中汤　开郁，养胃进食，消积痞，和中，益元气。

人参去芦，五分　白术去梗，坚白者，一钱　白茯苓去皮，七分　甘草炙，五分③　香附子童便浸，炒，八分　苍术米泔浸，炒，七分　黄连去须，炒，四分　川芎五分　陈皮去白，七分　青皮去瓤，三分　栀子仁鲜红者，生姜汁炒，五分　柴胡七分，去苗

气不和，少加木香三分；饮食不化，加枳实炒五分，山楂肉七分。

上剉，作一服，水一钟，姜三片，煎至八分，去渣，食远温服。

铁刷汤　治男子、妇人脾积，心气冷气刺痛，久患疟痢，肠风下血，脏毒滑肠泄泻，神效。

良姜六两，麻油炒　甘草炙，八两　北茴香炒，一两　苍术八两，米泔水浸，炒

---

①　白豆蔻：此后嘉靖三十七年本、建邑书林本、嘉靖四十年覆刻本、日本抄本及《摄生众妙方》卷五有“去皮”。

②　三：原脱，据嘉靖三十七年本、建邑书林本、嘉靖四十年覆刻本、日本抄本及《摄生众妙方》卷五补。

③　白茯苓……炙五分：此12字原脱，据嘉靖三十七年本、建邑书林本、嘉靖四十年覆刻本、日本抄本及《摄生众妙方》卷五补。

上为细末，每服二钱，滚盐白汤调下。冷气疼，热酒调下；远方不服水土，疫疠疝瘴，姜汤调下。

健脾补胃丸 此药和而平，甘而暖，可以常服。

山楂三两，去核，微炒 白芍药一两七钱，冬月酒润炒，余月酒润晒干 白术四两，去须、土 广陈皮一两七钱，去白 贝母二①两，去心

上为极细末，以神曲水调熬作糊，为丸如绿豆大，晒干。食远，滚水下或清米饮下三四十丸。

补脾助元散

白术新者，一②两，米泔浸一宿，晒干，铜锅内隔③纸炒过 白茯苓坚者，去皮，一两 莲肉④去心，一两半 广陈皮去白，一两 大麦芽炒，去壳，粉⑤，五钱

上臼内杵为极细末，和匀，入白糖霜二钱，磁器盛贮，常安火边。空心或食远滚白汤调下二三匙。大补元气，令人能食，老年最宜常服。此方得于异人，切莫加减，则不效也。忌怒气。

清胃散 治胃经有热，牙齿或牙龈肿痛，或牵引头脑，或面上发热，并治之。

当归酒拌 黄连 生地黄俱酒制。各一钱 牡丹皮一钱五分 升

---

① 二：嘉靖三十七年本、建邑书林本、嘉靖四十年覆刻本、日本抄本及《摄生众妙方》卷五作“一”。

② 一：嘉靖三十七年本、建邑书林本、嘉靖四十年覆刻本、日本抄本及《摄生众妙方》卷五作“三”。

③ 隔：原作“膈”，形近而误，据嘉靖三十七年本、建邑书林本、嘉靖四十年覆刻本、日本抄本及《摄生众妙方》卷五改。

④ 莲肉：原作“黄连”，据嘉靖三十七年本、建邑书林本、嘉靖四十年覆刻本、日本抄本及《摄生众妙方》卷五改。

⑤ 粉：此前嘉靖三十七年本、建邑书林本、嘉靖四十年覆刻本、日本抄本及《摄生众妙方》卷五有“取”字，义胜。

麻二钱

上作一剂，用水二钟，煎至七分，食远服。

通玄二八丹 治积聚、止泄痢之妙药。如治积聚，侵晨用姜汤服之，稍泻一二次即除，以温粥补之。如治泄痢，饭后用清茶服之，即止。

黄连八两，净 芍药 当归 生地黄 乌梅各五钱，净

上件共为末，用雄猪肚一个，以药入①内，将线缝之，用韭菜二斤铺底面，于锅内蒸之，候汤干再添，候蒸一日，以药熟为度，将猪肚共药用石杵捣烂，为丸如梧桐子大，每服七十丸。此丸以姜汤服之则行，以清茶②服之则止，能行能塞，故名通玄。

猪肚补脾丸

山楂 当归各四两 白术六两 橘红一两五钱 人参三两 山药二两

胸膈饱满，止用人参一两，多用山楂六两。

以上六味，碾为细末，入猪肚内烂煮为丸。不拘时，白沸汤下。

又方

鸡腿白术四两 茯苓一两 黄连酒浸一日夜，炒，一两五钱 木香五钱 陈皮去白，一两 香附子童便浸，一两二钱 真藿香梗一两

上为末，汤浸蒸饼，丸如梧桐子大。每服空心白汤下百丸，日服二次。

---

① 入：嘉靖三十七年本、建邑书林本、嘉靖四十年覆刻本、日本抄本及《摄生众妙方》卷五作“盛于”。

② 清茶：嘉靖三十七年本、建邑书林本、嘉靖四十年覆刻本、日本抄本及《摄生众妙方》卷五作“茶清”。

理脾丸

白芍药三两，酒浸，炒　白术四两　枳实一两，面炒　白茯苓三两　黄连一两，去毛，姜制　神曲一两，炒　砂仁一两，炒　陈皮二两　半夏二两，汤泡七次，姜制　木香五钱　麦蘖一两，炒　甘草一两，炒

上十二味，为细末，稀面糊为丸如绿豆大。每服七八十丸，清米汤送下。

启脾丸

人参　白术　茯苓　甘草　陈皮　芍药　山楂肉　厚朴　苍术

小儿方无芍药、苍术、厚朴，加莲肉、山药、泽[①]泻。

以上各等分，如常法制过，共炒为末，炼蜜为丸如肥皂子大。每服空心以米汤嚼服一丸，久服百病不生。

和中丸

鸡腿白术去芦，四两　山楂二两　白芍药炒，一两　黄连姜汁炒，五钱　陈皮淡盐汤煮干，一两　山药二两　香附子五钱

上为细末，神曲打糊为丸，饭后白滚水下。

参苓白术散　治泻妙方。

人参一钱三分　白术一钱五分　甘草四分　山药一钱五分　白茯苓一钱　白扁豆一钱　莲子肉一钱　薏苡仁八分　缩砂仁五分　桔梗五分

上㕮咀，用水一钟半，煎至七分，食远温服。

香砂养胃汤　治脾胃不和。

陈皮　半夏　茯苓　苍术　厚朴　香附子　藿香　枳实

① 泽：嘉靖三十七年本、建邑书林本、嘉靖四十年覆刻本、日本抄本及《摄生众妙方》卷五作“治”。

砂仁各一钱半　甘草五分

上㕮咀，用水一钟半，煎至八分，食远温服。

壮胃清湿热调滞气汤

鸡腿白术一钱二分　茯苓连皮，一钱半　陈皮去白，五分　香附子童便浸，七分　山楂一钱　木香二分　紫苏梗五分　黄连酒浸，炒，六分　当归酒洗，一钱　木通四分

上㕮咀，用水二钟，姜三片，煎至七分，食远温服。

调中益气汤

夫脉弦洪缓而沉，案①之中之下得一涩，其证四肢满闭，肢节烦疼，难以屈伸，身体沉重，烦心不安，忽肥忽瘦，四肢懒倦，口失滋味，大小便清利而数，或上饮下便，或大便涩滞不行，一二日一见，夏月飧泄，米谷不化，或便后见血见白浓，胸满短气，咽膈不通，安卧嗜睡无力，不思饮食。

升麻二分　黄芪一钱　甘草半钱　苍术四分　木香一分　人参五分　柴胡　橘皮各二分

上㕮咀，作一处水煎，食前服②。如时显热躁，是下元蒸蒸发也，加生地黄、黄柏；如大便虚坐不得，或大便了而不了，腹常逼迫，血③虚血涩也，加当归身。

加味中和益气汤

人参　白术　陈皮　柴胡　黄芩各一钱半　半夏一钱　升麻

① 案：嘉靖三十七年本、建邑书林本、嘉靖四十年覆刻本、日本抄本及《摄生众妙方》卷五作“按”。案，通“按”。《史记·魏其武安侯列传》：“籍福起为谢，案灌夫项令谢。”

② 服：此前嘉靖三十七年本、建邑书林本、嘉靖四十年覆刻本、日本抄本及《摄生众妙方》卷五有“热”字。

③ 血：原脱，据嘉靖三十七年本、建邑书林本、嘉靖四十年覆刻本、日本抄本及《摄生众妙方》卷五补。

五分　当归一钱　川芎　黄芪　枳实各一钱　甘草五分

上水二钟，姜三片，煎至八分，食远服。

清膈宽中汤　治胃不宽①，饮食少思。

橘红　半夏　茯苓　苍术　厚朴　藿香　青皮　香附子各一钱五分　甘草五分　枳实二钱

上㕮咀，用水二钟，煎至八分，食远温服。

苍术丸　健脾去湿，保长生。古云若欲长生，须服山精，此也。

茅山苍术一斤，米泔水浸一宿，晒干　雪白茯苓净，六两，去筋膜

上为净末，东流水煮神曲，作糊为丸如绿豆大。每服七八十丸，清晨滚汤送下。

治脾胃积膏

鸡子五个　阿魏五分　黄蜡一两

锅内煎一处，分作十服。细嚼，温水空心送下。诸物不忌，腹作疼不妨，十日后大便下血，乃积化也。

脾泻饭匙丸　即做饭之锅焦也。

每饭匙干末一斤，用莲肉去心，怀庆山药炒香，各为末，二味各半斤，就以饭匙末量取，打糊为丸如梧桐子大。如湿热甚者，每服饭匙丸百丸，加青皮煎汤送下，或米饮送下；脾虚者，白术汤下。空心、食远各一服。

积肥丸

白术　牡蛎各四两　苦参三两

上同为细末，用猪肚一个煮熟，研成膏，和丸如梧桐子大。

---

①　宽：原作“思”，据嘉靖三十七年本、建邑书林本、嘉靖四十年覆刻本、日本抄本及《摄生众妙方》卷五改。

每服三四十丸，米饮下，一日三四服。此药神效，瘦者服之即肥。

治膈气转食方

以大柳树上生楮树或桑树连根取一[①]，切碎，煎汤，服三五余日，其病自除。

治饮食不住口仍易饥饿

用绿豆、糯米、黄参[②]各一升，炒熟，共磨成粉，每服一酒杯，以滚汤调服，三五日效。

理脾糕[③]

百合　莲子肉　山药　薏苡仁　芡实　蒺藜子

上六味，各另为末成粉，各一升，又砂糖一斤，用粳米粉一斗二升，糯米粉三升，和前药粉并糖，蒸糕晒干，常服。

育生糕

芡实去壳　白山药　白术去土　白茯苓去皮　人参　莲肉去心

上药各八两，为细末，用粳糯米各三升为粉，仍用白蜜一斤和匀，蒸糕焙干。白滚汤调服，不拘多寡，饥时用。

茯莲散

白茯苓去皮，切碎，用面裹蒸熟，去面晒干，为细末，一斤　莲肉去皮、心，为末，四两　干山药为末，四两　糯米一升半，炒熟，为末

上和匀，每日空心或食前取半合，滚水调入白砂糖二三茶匙服。

---

① 一：嘉靖三十七年本、建邑书林本、嘉靖四十年覆刻本、日本抄本及《摄生众妙方》卷五作“下”，义胜。

② 参：嘉靖三十七年本、建邑书林本、嘉靖四十年覆刻本、日本抄本及《摄生众妙方》卷五作“麦”。

③ 糕：原作“膏”，据嘉靖三十七年本、建邑书林本、嘉靖四十年覆刻本、日本抄本及《摄生众妙方》卷五及下文“蒸糕”改。

养元散

用糯米一升，水浸一宿，沥干燥，慢火炒令极熟，磨细罗过如飞面，将莲肉去心三两、怀庆好山药三两、大鸡头实三两碾末，入米粉内，每日清晨用一盏，再入白糖二匙或砂糖，用滚汤调食，其味甚佳，可以常食不厌。

治病后胃弱不能饮食

用莲子肉四两，合炒老米四两，砂糖二两，茯苓二两，俱为细末，每服五六茶匙，不拘时服，白汤调下。

腹痛门

丹溪曰：腹痛有寒，有积热，有食积，有痰，有死血。脉弦者①多属食，宜温散之。盖食得寒则滞，得热则行，更宜以行气，则气若助之，无不愈者。脉滑者是痰，痰因气滞而聚，阻碍道路，气不得宣通而痛，宜导痰解郁。凡痛必用温散，以其郁结不行，阻气不运故也。脐下忽大痛，人中黑色者，多死。腹中水鸣，乃火击动②其水也。

指迷七气汤 治七情相干，阴阳不得升降，气道壅滞，攻冲作疼。

青皮 陈皮 桔梗 莪术 桂肉③ 藿香 益智各一两 香附子一两半 甘草炙 半夏各七钱半

上剉，每服三钱，水煎，姜三片，枣一枚。

---

① 者：原作“有”，嘉靖三十七年本、建邑书林本、嘉靖四十年覆刻本、日本抄本同，文义不顺，据《医学正传》卷四及下文“脉滑者”改。

② 动：原作“头”，据嘉靖三十七年本、建邑书林本、嘉靖四十年覆刻本及日本抄本改。

③ 桂肉：嘉靖三十七年本、建邑书林本、嘉靖四十年覆刻本及日本抄本作“桂”。

木香化滞散

木香　白术　陈皮　桔梗　腹皮　茯苓　人参　砂仁　青皮　藿香　姜黄　檀香　白果各等分

上药，姜三片，枣一枚，煎服。

聚香饮子　治七情所伤，遂成七疝，心胁引痛，不可俯仰。

檀香　木香　丁香　乳香　沉香　藿香各一两　玄胡索　川乌炮　桔梗炒　桂心　甘草炙①　川子姜黄各五钱

上为细末，每服二钱，空心盐汤或酒调服。

治腹疼

用高良姜、香附子各另为末，用时取二味各炒，然后匀和一处，以米姜汤调服，立止。

立消散　治腹痛。

用干马玄②姜细末，筛净，七分或八分，热酒调服。

治绞肠痧

用好明矾末，滚水调服。

又方

若阴痧腹痛，手足冷，有身上红点，以灯草蘸油，点火烧之。阳痧，则肠痛而手足暖，以针刺其手指近爪甲处一分半许，出血即安，仍先自两臂捋下其恶血，令聚指头，刺出血。

又方

治绞肠痧，痛不可忍，炒盐一两，热汤调，灌入口中，或吐或利，肠痛即止。

---

①　炙：原字漫漶，据嘉靖三十七年本、建邑书林本、嘉靖四十年覆刻本及日本抄本补正。

②　玄：嘉靖三十七年本、建邑书林本、嘉靖四十年覆刻本、日本抄本及《摄生众妙方》卷五作“胡”。

又方

治绞肠痧，以手蘸温水，于病人膝腕用力拍打，有紫黑处，以针刺去恶血，即愈。

治心腹恶气口吐清水

用艾叶捣汁饮之，干，煮汁服。

治腹中虫极效方

用鸡心结实槟榔十个，取石榴皮七片，每片二指大，二寸长，要近土与根及向东南方者为佳。二味成片，以水一大碗，煎至八分，露一宿。患人于上半夜先将干炒肉食在口中细嚼，勿令咽下，使虫口俱朝上，乃服煎药，少顷，腹中微动，虫即随下，百试百验。若至下半夜服，则虫口又朝下，虽服药，亦不效矣。

琥珀散　追虫打积，甚效。

黑牵牛二两　槟榔一两

上为细末，空心用砂糖调汤送下三钱，要见虫积，方饮食为妙。

卷之六

积滞门

丹溪论积聚、癥瘕不一。积者，停蓄之总名也，丹溪以在中、在左、在右分治。凡块乃有形之物，气不能成形，痰与食积、死血也。在中为痰饮，在右为食积，在左为死血。大法咸以软之，坚以削之，行气开痰为主。

雄黄解积丸 专治一切伤食，酒积，肚腹膨胀痛，水泻，食积，遍身浮肿。若痢疾，无出其左，第一方也。

雄黄三钱 郁金一钱半 乳香五分 没药五分 朱砂五分 血竭二钱 巴豆一钱半

上为末，面糊为丸如米大。每服五七丸，随人肥瘦大小，用好酒清晨下，忌面。或泻或不泻俱好。不用酒者，清汤下。

保和丸 治诸物食积作痛，大小可服。

白术一两 茯苓一两 萝卜子另蒸入药，二钱 山楂肉一两半 法制半夏一两 陈皮五钱

上为末，炼蜜为丸如弹子大。空心，米汤下一丸。

木香化滞丸

沉香一钱八分 大黄一两 丁香 木香各一钱七分 陈皮 三棱 蓬术 青皮各一钱五分 巴豆仁去心 乌梅肉各五钱

上将乌梅肉同豆用腊醋浸，春秋三日，夏一日，冬五日，却煮干，黄色为度，研如泥，入前药均研，丸如黄米大，姜汤服。有孕妇人不可服。

治食积心气疼丸

槟榔末，一钱　黑牵牛末，一钱　皂角末，一钱

滚白汤为丸，葱汤下。如未泄，再服半剂。

木香顺气丸　治停饮积滞，调诸气不和。

砂仁　黑牵牛微炒　京三棱炮　石三棱　槟榔　萝卜子微炒　陈皮去白　半夏姜制　白茯苓　人参去芦　木香　白豆蔻

上为细末，姜汁面糊为丸如梧桐子大。每服五十丸，姜汤下。

去积阿胶丸　治腹中积滞疼痛，作泻痢。

阿胶二两，用麦面炒成珠为度，去麦面用　赤茯苓四两，去皮　川黄连六两，去须

上为细末，炼蜜为丸如梧桐子大。每服五六十丸，空心时用米汤下。

痞满门

丹溪曰：痞满与胀满不同，盖由阴伏阳蓄，气血不运而成痞塞，皆土邪之所为耳。有湿热太甚，土来心下而成[1]痞者，用黄连、黄芩、枳实之苦以泄之，厚朴、生姜、半夏之辛以散之，人参、白术之甘温以补之，茯苓、泽泻之咸淡以渗之。大概与湿同治，使上下分消可也。

治痞方

用猪涩脾[2]七个，新针七个。每一针刺一脾，烂为度。用皮硝七钱，每一钱擦一脾，磁器盛七日，铁器焙干。又用水

---

① 成：建邑书林本、嘉靖四十年覆刻本、日本抄本同，嘉靖三十七年本作“为”。

② 猪涩脾：猪胰。

红花子七钱，同脾捣罗为细末，用无灰好酒，空心调下。一年以下者，一服可愈；五年以下者，二服；十年以下者，三服。

又方

用水红花或子一碗，用水三碗，用桑柴文武火煎成膏，量痞大小，绢摊贴于患处，以无力为度，仍将膏用酒调服。忌腥荤、油腻之物。不饮酒者，白滚汤下。

治痞疾方

耆艾、独蒜、面、川山甲四味，用好酒捣成饼，量疾大小贴之，两炷香为度，其痞化即愈。

神效阿魏[1]散 主治痞疾。

天竺黄二钱 阿魏二钱二分 芦荟二钱 番木鳖一个 白僵蚕二钱 孩儿茶三钱 甘草三钱 大黄一两 川山甲七片，炒焦

上为极细末，每服三钱，好酒调服。如重车行十里许时，浓血化即愈。

妙灵丹 专治痞病。

木香 大茴香 川乌 草乌 花椒 胡椒 肉桂 良姜 三棱 杏仁 干姜 陈皮 莪术 巴豆

每味三钱，为末，面糊为丸如蚕豆大。每服一丸，核桃肉三个，口中嚼烂，同药吞下。

治痞积方

三棱煨，一钱半 莪术煨 青皮去白 陈皮去白 藿香 香附子各一钱半 益智仁去壳，一钱，研细 甘草炙，五钱 官桂一钱 桔

① 阿魏：原作“阿胶”，日本抄本同，据嘉靖三十七年本、建邑书林本、嘉靖四十年覆刻本、《摄生众妙方》卷六及本方药物组成改。

梗一钱

上水二钟，煎至七分，食前服。

木香流气饮 治诸气痞塞不通，胸膈膨胀，面目虚浮，四肢肿满，口苦咽干，大小便秘结。

半夏汤泡七次，焙，二[①]两 香附子去毛 甘草炙 蓬术煨 紫苏去梗 大腹皮 白芷 陈皮去白 丁香皮 肉桂 厚朴去皮，姜制 藿香叶 槟榔 木香 草果仁 天门冬去心 赤茯苓 干木瓜 白术 人参去芦 石菖蒲

上㕮咀，每服四钱，姜三片，枣一枚，水一钟半，煎至七分，温服。

木香调气散 治气滞，胸膈虚痞，恶心，宿冷不消，心腹刺痛。

白豆蔻仁 丁香 檀香 木香 藿香叶 甘草 砂仁

上为末，每服二钱，入盐少许，沸汤下。

万应膏 专治皮[②]痞积块等证。

天麻六钱，去皮 艾六两[③] 白及二两 巴豆一两五钱，去皮 白松香二两 香油一斤，炼过 硇砂四两 铜绿二[④]两半 人言五钱，煅 细茶二两半 木鳖子二钱，去壳 皮硝五两，焙过，止有三两 斑蝥一两，去翅、皮 黄蜡三两半，炼过

---

① 二：原字漫漶，似作“二”，据嘉靖三十七年本、嘉靖四十年覆刻本及《摄生众妙方》卷六补正。

② 皮：建邑书林本、嘉靖四十年覆刻本、日本抄本同，嘉靖三十七年本、《摄生众妙方》卷六作“疲”。

③ 两：建邑书林本、嘉靖四十年覆刻本、日本抄本同，此后嘉靖三十七年本、《摄生众妙方》卷六有“去梗”。

④ 二：原字漫漶，据嘉靖三十七年本、建邑书林本、嘉靖四十年覆刻本、日本抄本、《摄生众妙方》卷六补正。

上为细末，香油调和，捣烂成膏，贮磁器内。量痞大小，用油纸一张，针刺成碎孔，剪方圆，摊药贴之，复用绢帛拴住，二日一换，血出病消。忌三七日不可食生冷、热味、毒蒜之类。

贴痞膏

三棱　陈皮　地骨皮　黄芩　黄连　五灵脂　苦参　玄参　赤芍药　两头尖　草乌　香附子　当归　香白芷　大黄以上十五味各三钱　木鳖子十六个，去皮　巴豆四十九个，去壳　乳香　没药　轻粉　血竭　阿魏五味各五钱　麝香三钱　香油一斤四两　铅丹十两，去硝，用水二碗，滚三四次，去水，焙干

先将香油入铜锅内，即将十八味切碎，粗药入油内，用桑柴慢火煎之，黑黄色为度，去粗渣，方入铅丹，用槐柳条不住手搅千遍，将药滴入水内成珠，去火，才入六味细药。须用净房，照疾用绢摊贴，每日换一次。如有痒，剥了，用热鞋底烙下，再依法贴之，待药力尽自落，不要强去。忌一切畜类、闲杂人等言语喧哗，忌食生冷、油腻并一应发物。

治痞积灸方

以双线系开元旧钱一个，悬于颈上适中处所，钱胸前直垂而下，钱孔对脐为率，却将颈上之线悬于喉上，向背后垂下至钱孔对脐而止，用墨点孔之中，再钱之两边亦用墨点，却出①铜钱，写一“十”字，于钱之两边点处各灸一穴，至十余壮，更服他药，痞积即消，其效甚速。

---

① 出：嘉靖三十七年本、嘉靖四十年覆刻本、日本抄本、《摄生众妙方》卷六作“去”。

鼓胀水肿门

十鼓通证①散 专治十鼓证，气鼓，食鼓，热鼓，风鼓，劳鼓，湿鼓，虫鼓，血鼓，痞鼓，胸腹肿胀并四肢肿者。如遇患人腹上用手指按之有窝，可治；脉壮者易治；脉细并脐窝肿出者难治。服此药，过五六日除根。忌盐、醋、酱一百日。不忌，再发难治。

大戟取膀胱水　甘遂取肝水　麻黄取肤水　乌梅取腹水　胡芦巴取胃水　葶苈取心水　芫花取遍身水　黑牵牛取遍身水　细辛取气水　汉防己取胃水　槟榔取血水　海蛤取肺水　陈皮去白，取牙水　桑皮取肠水

上为细末，每服一钱或二三钱，量人虚实，五更时生姜汤晾温调服。忌盐、醋一百日。

十般鼓病少人知，不怕腹大实可医。背平脐出十分弱，掌上无纹止片时，米谷不消三五日，阴囊无缝不须医。

鼓病水气人，面黑者肝绝，两眉凸者肺绝，脾中突出者脾绝，两手无纹者心绝，下注脚肿者肾绝。此五证内显一证，不可治也。

治十鼓二消散

与前药相间而服。

蝼蝈一个，大者佳　大戟　芫花各二钱

上为细末，将蝼蝈从中破开二块研烂，左半个消左半边肿，右半个消右半边肿，用银器盛，好酒调服。用药之后，切忌房事、辛辣、油腻、湿热之物，遇暑湿可避之百日，方用盐、酱

① 证：原目录作“正”。

油、醋。

沉香快气丸

治法同前。一日用葱，二日用陈皮，三日用陈苏，四日用桑白皮汤煎。平复后用此药。

京三棱泡去皮　蓬术煨　白茯苓　青皮去白　苍术米泔水浸，炒　砂仁　益智去皮　白术　神曲　黑牵牛头末　商陆白的　大麦芽　连翘　藿香叶　草果去皮。以上各四钱　丁香　肉桂　僵蚕各三钱　沉香　大腹皮各二钱　雄附子五钱。看病冷热，热者不用

上为细末，面糊为丸如梧桐子大。每服三十或四十丸。如前忌。

丹房奇术　治肿胀，不服药，自去水。

真水银粉二钱　巴豆肉研，去油，四两　生硫黄一钱

上研成饼，先以新绵一片铺脐上，次以药饼当脐掩之，外用帛缚之，如人行三五里，自然泻下黄水。待之三五度，除去药，以温粥补之。久患者，隔日取水。一饼可救二三十人，神效。

牵牛妙酒　治一切肚腹四肢发肿，不问水肿、气肿、湿肿皆效。

用干鸡屎一升，锅内炒黄，以好酒三碗淬下，煮作一碗，滤去渣，令病人饮之。少顷，腹中气大转动作鸣，大便利下，于脚膝及脐上下先作皱起，渐渐消复。如利未尽，再服一剂。以田螺二枚，滚酒内绰①熟，食之即止。后以温粥调理，安好如常。此方峨眉有一僧以此治一人浮肿，一二日即愈，自能牵

① 绰（chāo抄）：通“焯”。把蔬菜放在开水里略微一煮即捞起来。《西游记》第二十五回：“二童忙取小菜，……绰芥菜，共排了七八碟儿。”

牛来谢，故名。

鼓胀方 先服补脾方利小水四五剂，再服此方。

陈皮 青皮 三棱 莪术 猪苓 泽泻 木通 槟榔各五分 牙皂一两二钱，去子 黑丑二两，头末 麝香五分，醋化于药内 当归五钱 干漆一两，醋煮，炒 葶苈一两二钱 千金子一两，隔纸炒 木香三钱 萝卜子炒，五钱 桑白皮五钱 两头尖三钱 阿魏一钱五分 苍术一钱

上为末，醋糊为丸如梧桐子大。每服七八十丸，空心酒下。病愈后服保和丸。忌油腻、面食、生冷难化之物。

治腹满方

白术一钱五分 白茯苓一钱五分 木通六分 山楂一钱六分 香附子一钱 苍术八分 黄连炒，七分 枳实八分 泽泻八分 木香四分 苏梗七分 山栀仁炒，一钱二分 槟榔八分 当归一钱二分

上水二钟，生姜三片，煎至八分，食前服。忌生冷、鱼肉、鸡、面、羊、酒、盐物。

三因当归散 水肿之疾，多由肾水不能摄心火，心火不能养脾土，脾土不能制水，水气盈溢，气脉闭塞，渗透经络，发为浮肿之症，心腹坚胀，喘满不安。

木香煨 赤茯苓 当归洗 桂心 木通 赤芍药 牡丹皮 槟榔 陈皮 白术各等分

上㕮咀，每服三钱，水一钟，紫苏五叶，木瓜一片，煎至八分，温服。

葶苈木香散 治暑湿伤脾，水肿腹胀，小便赤，大便滑。

葶苈二钱半，炒香 木香五分 茯苓去皮，二钱半 肉桂二钱 滑石三两 猪苓二钱半 泽泻 木通 甘草各半两 白术一两

上为末，每服二[1]钱，白汤下，不拘时候。

五皮散　治风湿客于脾经，气血凝滞，以致面目虚浮，四肢肿满，心腹膨胀，上气促急。

五加皮　地骨皮　生姜皮　大腹皮　茯苓皮各等分

上㕮咀，每服三钱，水一钟，煎至八分，热服，不拘时。忌生冷、油腻、坚硬等物。

一方

去五加皮、地骨皮，用陈皮、桑白皮。

香苏散　治水气虚肿，小便赤涩。

陈皮一两，去白　防己　木通　紫苏各半两

上㕮咀，每服一两，水二钟，姜三片，煎至一钟，去渣，食前通口服。

又方　治水肿腹胀。

大戟　甘遂　芫花醋浸　巴戟　桑白皮　续随子各等分

上为末，每服一匙，空心绿豆汤下。忌生冷、油腻、酸咸等物。

又方

用赤小豆、商陆白者根各等分，以雄猪肚一个装药在内，以篾签封其口，于瓦罐内煮烂，取出去药，乘热食猪肚。宜食五七个见效。

商陆散　治十肿水气。

商陆汁，一盏　甘遂一钱　土狗一个，自死者

上为末，以商陆汁调，空心服，日午利下水。忌盐一百日。

---

① 二：原字漫漶，似作“二”，据嘉靖三十七年本、建邑书林本、嘉靖四十年覆刻本、日本抄本、《摄生众妙方》卷六补正。

十枣丸 治水气浮肿，上气喘急，大小便不通。

甘遂 大戟 芫花各等分

上为末，枣煮熟，去皮、核，杵烂为丸如梧桐子大。每服四十丸，清晨热汤下，以利去黄水为度。不利，次日再服。

煨肾丸 治脾虚邪水流注经络，腿膝挛急，四肢肿痛。

甘遂生，半两 木香一两

上为末，每服一钱，以猪腰一个，剜开，去筋膜，掺药在内，用薄荷裹定，外用纸四五层再裹，以水湿，于火内煨熟。临卧细嚼，温酒咽下，利去黄水为度。

痰嗽门

丹溪曰：有热痰，有湿痰，有食积痰，有风痰，有老痰，有燥痰。大法宜降火清肺，火降而痰自除也。经曰：咳谓无痰而有声，嗽谓无声而有痰。咳嗽者，因伤肺气而动脾湿也。病本虽分六气五脏之殊，而其要皆主于肺，盖肺主气而声出也。治法宜分新久虚实。新病风寒则散之，火热则清之，湿热则泻之。久病便属虚属郁，气虚则补气，血虚则补血，兼郁则开郁。滋之润之，敛之降之，则治痰之法也。

流金膏 治一切痰火咳嗽等症。

石膏研成细末如粉，须是精制方可 大黄锦纹者，不用铁器，以竹刀切之小片如蒲叶，泊煮过，好酒浸半日，用糕甑蒸过，晒干，次日再浸半晌，再蒸，九蒸九晒，须是不生，亦不过熟方可。各二两 连翘去枝、瓤，酒洗 橘红 片芩酒洗，去芦。各一两五钱 川芎 桔梗米泔水浸，去头、芦 贝母酒洗，去心。已上各一两 南星为细末，入黄牛胆内，阴干，研入药 香附生用 苏州薄荷叶以上各五钱

上为细末，炼蜜为丸如弹子大。午后或临卧噙化一丸。忌

酒面、诸动湿热物食。

竹沥达痰丸

半夏二两，汤泡洗七次，再用生姜汁浸透，晒干，切片，瓦上微火炒熟①用之　人参一两，去芦　白茯苓二两，去皮　陈皮二两，去白　甘草一两，炙　白术三两，微火炒过　大黄三两，酒浸透熟，晒干秤用　黄芩三两，酒炒　沉香五钱，用最高者　礞石一两，捣碎，用焰硝一两和匀，放入销银锅内，上用瓦片盖之，用盐泥固济，晒干，以炭煅过，如金色黄者可用

上为细末，用竹沥一大碗半，又生姜自然汁二钟和匀，入锅内火熬一刻许，令热，却将前药末和捣如稀酱，以磁器盛之，晒干。仍以竹沥、姜汁如前法捣匀，再晒干，如此三次，仍将竹沥和丸如小豆大。每服百丸，食远白米汤下。能运痰于大肠，从大便出。此药不损元气，又能达痰如神效。丹溪云：痰在四肢，非竹沥不能达。

清气化痰丸

半夏大者佳　南星　白矾　皂角　生姜各八两

上用水浸二日，同煎②至南星无白点为度，拣去皂角，止用南星、半夏、姜三味，各切片，晒干为末，入后药。

橘红　神曲炒　麦芽炒　黄连酒炒　香附童便浸　白术各四两　紫苏子炒　杏仁去皮、尖　山楂　枳实去瓤，麸炒　黄芩枯片者，酒炒　厚朴姜制。各三两　青皮去瓤　干葛各一两五钱　茯神　川芎各一两　藿香五钱

① 熟：原作“热”，嘉靖三十七年本同，据建邑书林本、嘉靖四十年覆刻本、日本抄本、《摄生众妙方》卷六及文义改。

② 煎：嘉靖三十七年本、建邑书林本、嘉靖四十年覆刻本、日本抄本、《摄生众妙方》卷六作“煮”。

上为细末，同前末和合，以姜汁打面糊，为丸如梧桐子大。每服五七十丸，临卧或食远茶清下。治饮食积滞，痰火郁结，气不升降者，最有奇功。

又方　治郁结五色有形之痰湿，热气熏蒸而成者，服之大效。加白术，名健脾化痰丸。

半夏　南星二味各二两半，切作十字块。以长皂角肉一两半，明矾一两半，煮汁二十碗，浸二味，经宿取出，次日文武火煮透，劈开，半夏、南星内无白点为度，去皂角不用，将二味切作薄片，晒干，称足四两　瓜蒌仁去壳，另研　黄连姜汁炒。各一两　陈皮去白，一两　白茯苓去皮，一两　枳实面炒，一两　山楂子肉去子，蒸，一两　萝卜子一两，炒　生甘草七钱半，去皮　白术二两，炒　紫苏子七钱　香附子一两，童便浸一宿　黄芩一两，酒炒　干姜五钱，新瓦上焙黑①

上十五味为细末，姜汁煮薄糊为丸绿豆大。每服八十丸，食后临卧，白汤任下。

又方

黄芩　黄连　黄柏　皂角末　萝卜子　枯矾　瓜蒌子　南星　陈皮各二两　蛤粉六两　香附子　苍术各十二两

上为细末，姜汁打糊为丸。食远每服八十丸，姜汤送下。

又方　治头目不清，上焦有热。

羌活一钱五分　独活一钱　荆芥　茯苓　橘红　芍药各一钱　麻黄一钱　桔梗一钱五分　柴胡　前胡　枳壳　防风各一钱　川芎一钱五分　甘草五分

上用水二钟，姜三片，煎至七分，食远温服。

清热化痰汤　治上焦有热有痰。

---

①　黑：原作“干”，据嘉靖三十七年本、建邑书林本、嘉靖四十年覆刻本、日本抄本、《摄生众妙方》卷六及文义改。

橘红　半夏各二钱　茯苓　枳壳　前胡　桔梗　白术　黄连　黄芩各一钱五分　南星一钱　枳实二①钱　甘草五分

如痰胜，加瓜蒌仁一钱。

上用水二钟，姜三片，煎至八分，食远服。

清暗化痰汤　治头暗晕有痰，上焦有热。

橘红　半夏　茯苓　桔梗各一钱五分　天麻　薄荷　防风各一钱　甘草五分　川芎　黄连　黄芩　枳实各二钱五分

上用水二钟，姜三片，煎至八分，温服。

清空化痰汤　治头目虚暗浮晕。

防风　川芎　人参　柴胡　羌活各一钱　天麻　白术　橘红　半夏　茯苓　桔梗　枳实各一钱五分

上用水二钟，姜三片，煎至八分，空心温服。

除湿化痰汤

橘红　桔梗　枳实　川芎　白芍药各七分　半夏　茯苓　甘草　黄连　黄芩各一钱　苍术　神曲　山楂　贝母各八分

上用水二钟，姜三片，煎至八分，空心温服。

解郁化痰丸

天门冬一两，去心　黄芩一两，酒炒　海粉二两，另研　瓜蒌仁一两，另取肉　橘红一两，去白　桔梗五钱，去草　香附米五钱，淡盐水浸透，炒去毛　连翘五钱，去枝　青黛二钱，另研　芒硝二钱，去土　牛黄五分，另研　竹沥一两

上为细末，炼蜜为丸如龙眼核大。细嚼化后，用清汤送下。

---

① 二：原字漫漶，据嘉靖三十七年本、建邑书林本、嘉靖四十年覆刻本、日本抄本、《摄生众妙方》卷六补正。

润下丸

广东陈皮一斤四两，去蒂与筋，净一斤，净盐四两，同入水煮烂为度，取出候干，用竹刀切作小片，锅中炒干，碾为细末。又用甘草四两炙熟，碾细，入上药和匀，用酒打糊为丸。服五六十丸，不拘时清汤送下；或作末子，一匙调汤饮下，日可四五次，若缓，日可二次。此药平治，虽微有痰者亦可服，盖盐能引之屈曲下也。

加味润下丸 降痰如神。

橘红半斤，以水花盐五钱拌匀，以水煮干为度 南星滚汤泡 半夏滚汤泡 黄芩 黄连 甘草各一两

上为细末，蒸饼为丸如梧桐子大。每服五七十丸，白汤送下。

薄荷点汤 主治风壅咽喉不利，痰实烦渴，困倦头昏，或发潮热，及一切风痰疮疥，并皆服之。

薄荷叶十两 瓜蒌根一两，生用 荆芥穗四两，生用 甘草五两一分，生用 砂仁三两，生用

上为细末，每四两药末入霜梅末一两，研匀，以磁器贮。每服一钱，清茶点吃，效难尽述。

治痰晕

明矾

火煅过为末，姜汤调下，吐之即愈。

煮酒化痰丸

当归 川芎 人参 茯苓 生地 白芍药 天门冬 五加皮各三钱

上用酒[1]一大瓶，重滚汤三五沸，待五日后，每日空腹饮三钟为妙。

回生丹 治痰厥气绝，心头尚温者。

多年古塔上陈石灰，三五百年者，千年者尤良。

每一合，用水一钟煎滚，去清水不用，再用清水一钟煎至极滚，倒出澄清。窍口灌之，少顷，痰下自苏。

黄芩利膈丸 除胸中热膈痰。

黄芩生用一两，炒用一两 半夏[2]三钱 黄连 泽泻各五钱 南星纸包煨用 枳壳面炒 橘皮 白术各三钱 白矾五钱，不制

上为末，汤浸蒸饼丸如梧桐子大。每服三五十丸，食远温水下。忌酒面。

化痰丸

天络丝，即丝瓜也，烧存性，为细末，枣肉为丸如弹子大。每服一丸，好酒下，化痰立效。

控涎丹 治痰涎。

甘遂去心 紫大戟去皮 白芥子真者佳。各等分

上为末，煮面糊丸如梧桐子大，晒干。临卧淡姜汤或热水下。初服五七丸，每日递加三丸，以下利去痰涎为愈。

蜣螂散 治风痰拥塞，大便闭结，欲下不下者。

用蜣螂大者一个，若小者二个，新瓦焙干存性，为末。蜣螂，俗名推粪虫，专于粪壤中推粪成丸，其形黑而圆，有翅能飞。

---

① 酒：原作“水”，据嘉靖三十七年本、建邑书林本、嘉靖四十年覆刻本、日本抄本、《摄生众妙方》卷六及方名“煮酒化痰丸”改。

② 半夏：嘉靖三十七年本、建邑书林本、嘉靖四十年覆刻本、日本抄本、《摄生众妙方》卷六作“半夏曲”。

上用好酒调服。不能饮者，和滚水及酒各半调服，大便即通，其效如神。

瓜蒂散 治痰涎拥塞，不省人事。

西瓜蒂一两 牙角五钱

上为细末，每服二茶匙，白汤调灌下，以探吐痰为愈。

癫痫门

丹溪曰：痫症大率属痰，与经不必分五等。大法行痰为主，药用黄连、南星、瓜蒌、半夏，寻火寻痰分多少，治无不愈者。有热者用凉药以清心，有痰者必用吐，吐后用东垣安神丸，及平肝之药青黛、柴胡、川芎之类。大率多因痰结于心胸间，宜开痰镇心神。亦有中邪者，以治邪法治之。神不守舍，狂言妄作，经年不愈，如心经蓄热，当清心除热，如痰迷心窍，当去痰宁心，宜大吐大下，愈。

牛黄泻心汤 治心经邪热，狂言妄语，心神不安。

脑子另研 牛黄另研 朱砂另研。各一钱半 大黄生，一两

上各为细末，和匀再研，每服三钱，生姜蜜水调下。

五痫丸 治癫痫发作，不问新久，并宜服之。

全蝎去毒，炒，二钱 皂角四两，捶碎，水半升，将汁与白矾一同熬干 半夏汤泡七次，二两 南星炮，一两 乌蛇酒浸一夕，去骨，焙干，一两 白附子炮，半两 雄黄一钱半，另研 白矾一两 蜈蚣半条，去头、足用 朱砂二钱半，另研 麝香三钱，另研 白僵蚕一两半，炒去丝

上为末，姜汁煮面糊，丸如梧桐子大。每服三十丸，姜汤下。

控涎丹 治诸痫久不愈者，顽涎结聚，变生诸症，并能

治之。

全蝎去毒，二钱　铁粉二钱　甘遂二钱半　半夏　生川乌去皮　僵蚕三味，不炒，剉碎，生姜汁浸一宿。各半两

上为末，姜汁打糊，丸如绿豆大，朱砂为衣。每服十五丸，食后姜汤下。忌甘草。

郁金丹　治痫疾。

川芎二两　防风　郁金　明矾　猪牙皂角各一两　蜈蚣黄脚、赤脚各一条

上为细末，蒸饼，丸如梧桐子大，空心清茶①下十五丸。

归神丹　治癫痫诸疾，惊悸，神不守舍。

颗块朱砂二两，猪心内酒蒸　金箔二十片　白茯苓　酸枣仁　罗参　当归各二两　银箔二十片　远志姜制　龙齿各一两

上为细末，酒煮糊为丸如梧桐子大。每服二三十丸，麦门冬汤下，炒酸枣仁汤亦可。

镇心丹　治诸痫。

好辰砂不拘多少，为细末，猪心血和匀，以蒸饼裹剂蒸熟，取出，丸如梧桐子大。每服十丸，食后临卧人参汤下。

龙脑安神丸　治男子、妇人五种癫痫，无问远近，发作无时。

茯苓三两　人参　地骨皮　甘草各四两　麦门冬去心，二两　龙脑别研　麝香各五钱　牛黄五钱　朱砂二钱　牙硝二钱　桑白皮一两　明犀末一两　金箔十五片

上十三味为末，炼蜜丸如弹子大，金箔为衣。冬月温水化下，夏月凉水。又治虚劳发热咳嗽，语涩舌强，日进三服。

---

①　清茶：建邑书林本、嘉靖四十年覆刻本、日本抄本、《摄生众妙方》卷六作“茶清”。

虎睛丸 治痫疾发作，涎潮搐搦，精神恍惚，时作谵语。

犀角屑一两 虎睛一对，微炒 大黄一两 栀子仁半两 远志去心，一两

上为末，炼蜜丸如绿豆大。每服二十丸，温酒食后送下。

哮喘门

《内经》曰：诸逆冲上，皆属于火。夫喉中如水鸡声者，谓之哮。呼吸气促不能以息者，谓之喘。未有不由痰火内郁，风寒外束而致之者。外感风寒，以祛散之药。痰火内郁，当以疏导之剂。亦有阴血虚少而上喘者，宜以滋阴养荣之法。必须临期消息，用药无不愈矣。

定喘汤

白果二十一枚，去壳，扎碎，炒黄色 麻黄三钱 苏子二钱 甘草一钱 款冬花三钱 杏仁一钱五分，去皮、尖 桑皮三钱，蜜炒 黄芩一钱五分，微炒 法制半夏三钱。如无，用甘草汤泡七次，去脐用

上用水三钟，煎二钟，作二服。每服一钟，不用姜。不拘时徐徐服。

诗曰：诸病原来有药方，惟愁齁喘最难当。
麻黄桑杏寻苏子，白果冬花更又良。
甘草黄芩同半夏，水煎百沸不须姜。
病人遇此仙丹药，服后方知定喘汤。

金陵有一浦舍，用此方专治齁疾，无不取效，此其真方也。

又方

白术去芦，一钱 白茯苓去皮，一钱 陈皮一钱 黑枳实面炒，一钱 半夏汤泡五次，洗，去滑、蒂，一钱 桑白皮割去粗皮，一钱 黄芩片者，去腐，三分 紫苏子洗净，微炒，研，七分 杏仁汤泡去皮，

面拌炒，去面，研，八分　瓜蒌仁七分　枳壳去壳，面炒去麸，一钱　贝母汤泡一次，去心、蒂，一钱

上用水二钟，姜三片，煎七分，食远服，渣再煎服。

又方

人参去芦，二钱　白茯苓去皮，一钱　陈皮一钱　黑枳实麸炒，去麸，三分　白芍药八分　贝母汤泡一次，去心、蒂，一钱　桑白皮割去粗皮，一钱　知母去毛，一钱　地骨皮水洗，去骨，一钱　黄柏割去粗皮，炒褐色，三分　杏仁汤泡去皮，麸炒，研，五分　五味子去枝梗，研，七分　麦门冬去心，一钱

上用水二钟，煎至七分，未发时食远服。

又方

胡桃肉一两　细茶末五钱

上和匀，入蜜三四匙，捣成丸如弹子，不时噙化。

又方

取鸡冠油不拘多少，好酒煮熟，任意食之，更以少少烧酒送下为佳。

七拗汤　治喘，亦治伤寒喘嗽。内除五味、半夏，名五虎汤。

麻黄去节　杏仁　半夏　石膏　芽茶　北五味　甘草炙一半，生一半

喘甚加紫菀、马兜铃各等分。

上用水二钟，姜三片，煎至七分服。于二更时候，面向东进一服，三更、四更进一服，服毕，以被覆之，少言语为佳。

治痰喘哮嗽经验方

孩儿茶五钱　片黄芩三钱　防风二钱　栀子一钱　麝香五分

片脑一分　朱砂一钱

上为细末，米饭捣和为丸如黄豆大，朱砂为衣。每夜噙一丸舌下，待其自化。如久嗽，候药消尽，再用一丸，极效。

参苏饮　治诸般咳嗽，加减于后。

人参　紫苏　半夏　桔梗　杏仁去皮、尖　麻黄去节　荆芥　陈皮　防风　甘草　桑白皮

上㕮咀，为粗末。每服五钱，姜三片，乌梅一个，和匀，好酸醋浸一宿，慢火炒，复浸一宿，再炒，以醋干为度，为细末。

心嗽，面赤流汗①，干姜汤下；肝嗽，眼中泪出，乌粟米汤下；肺嗽，上喘气，桑白皮汤下；脾嗽，不思饮食，生姜汤下；胆嗽，令人不睡，生姜自然汁下；冷嗽，夜则葱白头汤下；热嗽，日间多嗽，蜜汤下；暮嗽，涕唾稠黏，生姜汤下；气嗽，肚腹胀满，青皮汤下；伤风嗽，流涕，荆芥防风汤下；肠嗽，痰结成块，五味子汤下；产嗽，背疼，黄蜡汤下；痨嗽，四肢羸瘦，秦姜②汤下；血嗽，连声不止，当归汤下。

又方

麻黄　杏仁　知母　半夏　甘草各等分

有痰，加石膏、滑石、细茶、乌梅；有热，加黄芩、桔梗。

上用水二钟，姜三片，煎至八分，温服。

治久嗽方　不拘劳嗽、痰嗽皆验。

---

① 汗：原作“汁”，嘉靖三十七年本、建邑书林本、嘉靖四十年覆刻本、日本抄本同，形近而误，据《摄生众妙方》卷六改。

② 秦姜：嘉靖三十七年本、建邑书林本、嘉靖四十年覆刻本、日本抄本、《摄生众妙方》卷六作“秦羌”。

好蜜一斤　真麻油半斤　姜二两，取汁，略存些渣　井水六两

上各味调匀，用大砂锅文武火熬至水干，蜜如冰裂，带黄色、油黑色，共如漆色，滴水成珠，是火候也。收入磁器内，埋土一宿，取出。服时，先取沸水一大碗，候稍温，以茶匙取糖一大匙，安在碗水底，待油浮散水面，去水，别用沸水送下，用乳和蜜水下更佳。

压掌散　治男妇哮喘痰嗽。

麻黄去节，二钱半　甘草炙，二钱　银杏即白果，用四五个，捶破

上用水一钟半，煎至七分，临卧时温服。

又方

五味子八两　细茶三两

上二味晒干为末，用甘草四两煎极浓，汤如饴，为丸。不拘时，每服三十丸，沸水送下，数日即愈。

透骨散　治久嗽成痨不止。

当归　细辛　川芎　陈皮　甘草各一钱　猪胰子三块　红枣十枚

上用好酒一碗，煎六分，食后服，滓用酒再煎服。

鸡鸣丸

咳嗽元来十八般，只因邪气入心经。

脾嗽之时多吐热，痨嗽膈内只痰涎。

肾嗽须知多虚响，胃嗽背甲痛多寒。

大肠嗽时三焦热，小肠嗽时口舌①干。

① 舌：嘉靖三十七年本、建邑书林本、嘉靖四十年覆刻本、日本抄本、《摄生众妙方》卷六作“苦”。

少阳嗽时肠内鸣，三因①嗽时多潮热。

冷嗽夜间多沉重，肝嗽夜夜不安宁。

肠风嗽时喉多癣，肺嗽痰多喘嗽难。

热嗽吐血连心痛，膀胱嗽时气相连。

暴嗽日间多汗出，临风嗽时受多痰。

总言计前十八症，用心记取鸡鸣丸。

半夏　贝母　杏仁去皮、尖　苦葶苈　桔梗　陈皮　北五味　旋覆花　紫苏子　甘草　阿胶灰炒　人参　御米壳各等分

上为细末，炼蜜丸如弹子大。每服一丸，乌梅一个，枣三枚，煎汤，食远嚼药吞下。

老人气喘方

真苏子　白芥子　萝卜子各等分

上洗净，纸上微炒，捣碎。每服三钱，用绢包之，入汤内煎，当茶服。冬月加生姜二片。

补脾散　治一切咳嗽。

人参一钱　白矾一钱　天花粉一两五钱　枳壳五分

上为末，水一钟，白萝卜一个切碎，煮令水半钟，去萝卜，量汤多少下药揉和，又入铜勺或磁罐内再滚一滚，入蜜两匙即取出。待咳嗽一声，吃一匙。可加款冬花一钱。

治嗽方

白糖　生姜

捣烂，隔一夜露过，白萝卜汤下。

大半夏丸　治嗽化痰。

---

① 三因：嘉靖三十七年本、建邑书林本、嘉靖四十年覆刻本、日本抄本同，《摄生众妙方》卷六作“三阴”。

人参　白茯苓　薄荷叶　南星各半两　寒水石　白矾　干姜　半夏各一两　白蛤粉二两　藿香二钱五分

上为细末，蒸饼糊为丸如绿豆大。每服四十丸，白汤送下。

利　集

卷之七

淋浊门

经论便浊之湿热下流，渗入膀胱，故使便溲赤白，浑浊不清也。

治白浊方

川萆薢去皮　川黄柏酒炒　麦门冬去心　远志去心　菟丝子酒炒　北五味酒炒。各等分

上加竹叶三片，灯心七茎，大黄少许，水钟半，煎一钟，空心温服。

又方

车前子　灯草　侧柏叶　栀子　黄芩　滑石　乌梅水浸　竹叶水浸　大黄　蒲黄　猪苓　茯苓　甘草　石膏各等分

上㕮咀，水一钟半煎服，一二服即愈。便血亦可治之。

又方名桑螵蛸散

桑螵蛸盐水炙　菖蒲盐炒　龙骨煅，研　人参去芦　茯神去木　当归酒洗，去芦　龟甲醋炙　远志甘草汤炙，去苗、心。各一两

上为末，每服二钱，临睡时人参汤下。

治五淋方

猪苓　泽泻　白茯苓　白术　滑石　木通　车前子　黄芩酒炒　黄柏酒炒　龙齿　知母酒炒。各等分

上各如法制过，为剂，每帖用水一钟半，灯草一团煎，空心服。

又方　治老人气虚而淋。

人参　白术　山栀子　木通

各等分，水煎服。

又方　治肾气不足，膀胱有热，水道不通，淋漓不出，或如膏、如砂石、如豆汁，并皆治之。

赤茯苓六两　赤芍药　山栀仁各十两　条芩三两　当归去芦　甘草生用。各五两

上㕮咀，每服四服，水一钟，煎八分，空心服。

又方

淡竹叶　赤茯苓　荆芥穗　灯草各二钱　车前子生用，半两

上作二服，水煎。

又方　治心虚蕴热，小便赤涩，或成淋痛。

甘草　木通　生熟地黄各等分

上㕮咀，每服三钱，水一钟，竹叶十片，煎至六分，温服。

石韦丸　治肾气不足，膀胱有热，水道不通，淋漓不出，脐腹急痛，搐作有时，或尿如豆汁，或出沙石，并治如神。

芍药　白术　滑石　当归　木通　甘草　冬葵子　石韦　瞿麦　王不留行各二两

上为细末，面糊为丸如绿豆大。每服一百丸，空心小麦汤下。

又方　治男妇诸淋。

杜牛膝一名苦杖根，一名鼓槌草。洗净捶碎，一握，水五碗，煎至一碗，去渣，入麝香、乳香末各少许，空心调服。小便内当下沙石，剥剥有声，是其验也。

一方止以酒煎服，治血淋痛甚者。

又方　治血淋。

乱发不拘多少，烧灰，入麝香少许，用米醋泡汤调下。

一方，以葵子末等分，米饮空心调下，最治妇人胞转不尿。

又方

用真琥珀不拘多少，研为末，入淡竹叶心同煎，水滚几次，温服之，即愈。

遗精门

经论遗精者，多是梦与鬼交而泄者，或随溲溺而出，谓之精滑也。亦有思想无穷，所愿不遂而得之者，皆相火所动。久则有虚而无寒者也。治法宜滋水脏以复其阴，是千古不易之论也。学者详之。

玉锁丹　治精气虚滑，遗泄不禁。

莲花蕊　鸡头实　乌梅肉　龙骨各等分

上为末，用熟山药去皮为膏，和丸如小豆大。每服三十丸，空心米饮下。

金樱丸　治精滑梦遗及小便后遗沥。

金樱子一两　鸡头实一两　白莲花蕊五钱　龙骨煅，五钱

上为末，糊丸如梧桐子大。每服七八十丸，空心盐酒下。

秘元丹　治精不禁，危急者。

灵砂水飞过　龙骨酒煮，焙干，为末。各一两　砂仁　诃子小者，热灰煨，取肉。各五钱

上为末，糯米糊丸如绿豆大。每服三十丸，空心温酒下，临睡白汤下。

又方

白茯苓　诃子肉　灵砂　砂仁　阳起石火煨通红。各一两　牡蛎雌雄各半两，火煅　麦门冬去心，二钱半

上为末，糯米饭丸，空心酒下一十丸。要通饮葱茶半钟即行。如无阳起石，以龙骨代之。

猪肚丸　止①梦遗泄精，思饮食，健肢体，甚有效。

白术去芦，炒，五两　苦参色白者，三两　牡蛎粉左顾者，煅，另研，四两

上三味为末，用雄猪肚一具洗净，盛罐内煮极烂，石臼或木臼内捣如泥，和药，再加肚汁捣半日，丸如小豆大。每服四十丸，日进三次或四次，米汤送下。久服自觉身肥而梦遗立止。

五味膏

北五味子一斤，洗净，水浸一宿，以手拔去核，再用温水将核洗，取余味通置砂锅内，用布滤过，入好冬蜜二斤，炭火慢熬成膏，待数日后，略去火性，每服一二茶匙，空心白滚汤调服。火候难于适中，先将砂锅秤定斤两，然后秤五味汁并蜜，大约煮至二斤四两为度。

既济方

夜半子时分，阳正兴时，仰卧瞑目闭口，舌顶上腭，将腰拱起，左手用中指顶住尾闾穴，在肾囊粪门间。右手用大指顶住无名指根拳著，又将两腿俱伸，两脚十趾俱抠，提起一口气，

① 止：原字漫漶，据嘉靖三十七年本、日本抄本、《摄生众妙方》卷七补正。

心中存想脊背脑后上贯至顶门，慢慢直下至丹田，方将腰、腿、脚、手从容放下，再照前行，阳即衰矣。如阳未衰，再行两三遍如初行时，阳未兴，勉强兴之方可行。夫人之所以有虚疾者，因少年欲心太盛，房事过多，水火不能相济，以致此疾。能行此法，不惟速去泄精之病，久而肾水上升，心火下降，则水火既济，永无疾病矣。

樗树根丸

良姜三钱，烧灰　黄柏　芍药各二钱。烧灰存性　樗树根皮一两五钱

上为末，面糊丸如梧桐子大。每服三十丸，空心茶汤下。

小菟丝子丸　治肾气虚损，目眩耳鸣，四肢倦怠，夜梦遗精。

石莲肉二两　菟丝子酒焙，五两　山药二两，内将分半打糊　白茯苓焙，二两

上为末，用山药糊搜和为丸如梧桐子大。每服五十丸，空心温酒、盐汤任下。如脚膝无力，木瓜汤下。

芡实丸　治思虑伤心，疲劳伤肾，心肾不交，精元不固，面少颜色，惊悸健忘，小便赤涩，遗精白浊，足胫酸疼，耳聋目暗。

芡实蒸，去皮　莲花须二两　山茱萸肉　茯神去木　龙骨生用　五味子　熟地黄酒蒸　枸杞子　韭子炒　肉苁蓉酒浸　紫石英煅七次　川牛膝去芦，酒浸。各一两

上为末，酒煮山药糊，为丸如梧桐子大。每服七十丸，空心盐汤送下。

大小便秘门

丹溪曰：有虚者，有风者，有湿者，有火者，有津液不足

者，有寒者，有气结者，切不可一例用药。

治大小便不通方

用蜂蜜一酒盏，入皮硝二钱，滚汤一茶钟，空心调下。

又方

用火烧盐，填于脐内，切蒜一片，盖盐上，艾灸二三炷即通。

又方

用皂荚烧，研末，粥饮下三钱。

黄连芍药方　治脏肛门内燥结。

黄连　芍药　黄芩　当归　槟榔　大黄　枳壳　川芎　栀子　连翘各二钱半　甘草五分

上用水一钟半，煎至八分，温服。

大便不通方

大黄　皮硝另研　厚朴　枳实各等分

上用水一钟半，煎至七分，方投入皮硝一大撮，去渣温服。

又方

大黄　皮硝　黄芩　黄柏　黄连　栀子　车前子各等分

上为细末，面糊丸如弹子大。每服一二丸，凉水送下。

又方

细茶一撮　生芝麻一撮　生桃仁七枚　甘草五分　大黄一钱或二三钱

上药用水，生擂碎，服立效。

又方　治大肠有风，大便秘结。

皂角去子，炙　枳壳去瓤，麸炒

上等分，为末，蜜丸如梧桐子大，空心米饮下七十丸。

又方　治大肠虚秘而热。

陈皮　生地黄　归身各一两　条芩　甘草各二钱　白芍药一两半

上为末，糊丸，白汤下七八十丸。

又方　润血燥大便不通。

麻子仁　当归　生地黄　桃仁　枳壳各一①两

上为末，炼蜜丸如梧桐子大。每服五十丸，空心白汤下。

又方名润燥汤

生地黄　升麻各二钱　红花五分　归稍　生甘草　大黄煨　熟地黄　桃仁泥　麻仁各一钱

上除桃仁、麻仁，另研作一服，水煎，次下桃仁、麻仁煎，空心热服。

又方名五仁丸　治津液枯竭，大肠秘涩。

柏子仁五钱　桃仁　杏仁炒，去皮、尖。各一两　陈皮四两，为末　松子仁一钱二分　郁李仁炒，二钱

上五仁，别研为膏，入陈皮末研匀，炼蜜丸如梧桐子大。每服五十丸，空心米饮下。

又方名润燥汤

麻子仁一盏半，细研，用水浸，滤去皮，取浓汁　芝麻半盏，微炒，用水浸，取浓汁　桃仁汤泡，去皮、尖，炒黄，研如泥　荆芥穗捣末。各一两

上入盐少许，同煎，代茶饮之，以利为度。

又方　治老人气秘，大腑不便。

紫苏子　麻子仁

上等分，研烂，水滤取汁，煮粥食之。

---

① 一：原无，据日本抄本、《摄生众妙方》卷七补。

又方　治上焦热，脏腑秘结。

大黄一两　白牵牛头末，半两

上为细末。有厥冷，酒调下；无厥冷而手足烦者，蜜调下。

治小水不通方

葵子　茯苓去皮。各等分

上㕮咀，每服四钱，水二钟，煎至一钟，去渣，食前温服。

又方名宣气散　治水便不通，腹痛不可忍。

木通　滑石各一两　黑牵牛头末，半两

上㕮咀，每服一钱，水一钟，灯心十茎，葱白一茎，煎至四分，食前服。

又方

生车前草捣取自然汁半钟，入蜜一匙，调下。

又方

用棕树皮毛烧灰存性，以薄酒调下即通利，累试甚验。

又方　治男子小水不通，肚腹胀闷。

用生明矾为细末，放在腹①脐内，以手指蘸清水滴入矾末上，良久其症即通。

痔漏门

按《经》曰：因而饱食，筋脉横解，肠澼为痔。又曰：脾胃者，仓廪之官，五味出焉；大肠者，传道之官，变化出焉。若夫饱食太过，则脾气倦甚，不能运化精微，朝伤暮损，清浊混淆，故食积下流于大肠之间而为病也。盖脾胃一虚，肺气亦乏，而大肠之气亦从而虚，其肝木得以乘虚下流而为肠风病，

① 腹：嘉靖三十七年本、日本抄本、《摄生众妙方》卷七无。

则是皆金失所养、木寡于畏之所为耳。其为变见，名状种种不同，曰牛奶，曰鼠奶，曰鸡心，曰鸡冠，曰莲花，曰翻花，曰蜂窠，曰穿肠，曰外痔。曰虽为状不一，而其因则同焉。治法以苦寒泻火芩、连、栀子、槐花之类，以辛温和血川归、川芎、桃仁之类。风邪在下，以秦艽、防风、升麻之类提之；燥热怫郁，以大黄、枳壳、麻仁之类润之。遇此疾者，自宜慎口节欲，依法调治，无有不安者也。

治痔疮痛不可忍者

黄连　槐花　鱼腥草　薄荷各一两

上为末，每服一二匙，食前白酒调下。一法用蛇床子煎汤洗之。

熏洗痔疮

五倍子　朴硝　桑寄生　莲房又加荆芥

煎汤，先熏后洗。又，冬瓜藤亦好。

又方

茄根葱艾马齿草，五倍皮硝更花椒。

七味煎汤熏洗过，多年痔漏一齐消。

黑玉丹　治男妇久新肠风痔漏，著床头疼不可忍，此药不过三服见效。初得或痒或痛，谷道周围多生硬核。此是痔破便漏，下血肠风，皆因酒、色、气、风、食五事过度成此疾。人多外涂，殊①不知病在肠脏有虫，去根易愈。

刺猬皮剉，八两　猪悬蹄百只　牛角䚡八两　槐角三两　脂麻二两　乱发皂角煎汤洗，焙　败棕咀。各四两　雷丸二两　苦楝根二

① 殊：原作“珠”，形近而误，据嘉靖三十七年本、日本抄本、《摄生众妙方》卷七改。

两半

上咀碎，用磁罐内烧灰存性，研细末，入乳香一两，麝香四钱，研合和匀，酒糊丸如梧桐子大。每服十五丸，先细嚼胡桃一枚，以温酒吞下，日二服，甚者日三服，空心。切忌别药。

八仙散 治痔漏。

荆芥穗一两 黄柏 甘草各七钱 白术二两 黄连九钱 升麻五钱

上为细末，酒糊丸如梧桐子大。每服三十丸，空心米饮下。以后药擦。

擦药方

雄胆三钱 片脑四分

上为末，用猪胆汁调擦患处。

又方

青盐 白矾各四两

上用猪尿胞一个，将药为末，入胞内阴干。每服五钱，空心温酒送下。

治痔漏补塞方

乳香 没药 辰砂各五分 南星 麝香各一钱 轻粉五分 血竭三分 牛黄三分 冰片二厘 蟾酥一钱 斑蝥七个 信石一两。先用五钱，以白矾一两盖于信上，火炼枯；生用五钱

上为末，面糊丸如大麦粒样锭子，每日以锭子药插入漏孔内，渐加或三锭四锭，一七日住药，其肉自腐，去其瘀肉，每日用荆芥、薄荷、黄柏、葱、艾之类凉药沃洗，后敷以收口药。用乳香、没药、黄丹各二钱，轻粉一钱，血竭三分，白蜡五钱，赤石脂五钱，上为末，每用少许敷上，外用膏药贴之，一日一换。

服药可用败毒散之类收功，后可服黄蜡解毒丸，用黄蜡三两化开，入雄黄一钱，白矾四两为末，不住手为丸，空心酒下二三十丸。此千金不传之秘方也。

治痔漏及脱肛便血方

黄连多用酒浸，约三日许，净，四两　枳壳水洗，去瓤，面麸炒，四两　防风去芦，二两　当归洗净，全用，四两

上四味为末，以前浸黄连酒和成面糊，为丸如梧桐子大。空心，每服六七十丸，米饮或滚沸汤送下。忌煎炒、酒、面、羊、鹅、鸡、鱼一切作热厚味。

生肌散

五倍子为咀，炒黄色，二两　乳香　没药　孩儿茶各一钱　白矾飞过，五分

上为细末，节次用管吹入漏疮口内。

经验胆槐丹

十月上巳日，取槐角子，拣肥嫩结实者，用新黄瓦盆二个，如法固济，埋于背阴墙下约二三尺深。预先寻取黑牛胆五六个。腊月八日取出槐子，装入胆内，高悬阴干，至次年清明日取出，入好磁瓶内盛放。每日空心滚白汤吞服，初一日一粒，二日二粒，三日三粒，加至十五日十五粒，以后日减一粒，周而复始。不问远年近日痔疮，并皆服之，其效如神，亦能补虚。

加减槐花散

条芩一钱　黄连八分　槐花炒，七分　枳壳五分　升麻一钱二分　赤芍药一钱　生地黄八分　甘草二分　苍术一钱五分　当归五分

上用水一钟半，煎至七分，食前服。

又方

用真正熊胆，不拘多寡，略用麝少许，研极细，填入疮口

内，虽甚痛楚而即愈。

又方　治痔漏卧床，策杖方能移步者。

旱莲草一小把连须，水洗净，用粗碗捣极烂如泥，极热酒一盏，冲入饮之，剩渣再捣烂敷患处，重者不过三服即愈。

神茧散　主诸痔有神效。

蚕茧内入男子指甲，以满为度，外面用童子发缠裹，烧存性，蜜调付①之。

蜗牛膏　试有奇效。

片脑半分　熊胆一分　蜗牛大者一个，去壳，研烂

上三味，共研成膏，入水一二滴，涂痔处。忌酒及动风发物。

又方

用蚺蛇胆研碎，香油调涂痔，立效。

洗痔方

威灵仙一两　五倍子七②钱　瓦松一两五钱　防风一两　槐角子一两　柳须即柳小红根，二两

上各剉碎，用水五六碗，煎数十沸，去渣，乘热先熏后洗。如痒，洗至不痒；如痛，洗至不痛，住。

又方

用五倍子、皮硝，煎数十沸，取去渣，乘热盛木盆中，四围板盖，留中一孔，熏蒸良久，用手掬洗至汤冷乃住，甚妙。

又方

用枳壳一味，如前煎汤熏洗亦效。

---

① 付：用同“敷”。《类说·纪异记》：“瓶中有药如膏，曰：以此付之即瘥。如其言付，果愈。”

② 七：原作“十”，据嘉靖三十七年本、日本抄本、《摄生众妙方》卷七改。

治脱肛方

用生鳖颈皮一节。以物引鳖伸颈在外，以刀斫颈去头并颈骨。上加槐角子一两，用酒三盏，加水七盏[①]，煎至七盏。空心热服后，用香附二两，荆芥四两，煎水，乘热淋洗。

黄疸门

夫黄疸为病，肌肉[②]必虚肿而色黄。盖湿热郁积于脾胃之中，久而不散，故其土色形于面与肌肤也。盖脾主肌肉，肺主皮毛，子能令母虚，母病子亦病矣，是故有诸中者必形诸外耳。其证有五：曰黄汗，曰黄疸，曰酒疸，曰谷疸，曰女劳疸。虽有五者之分，终无寒热之异。丹溪曰：不必分五，同是湿热，如盦曲[③]相似，正经所谓知其要者一言而终是也。

白玉散 治酒疸食黄。

黑牵牛　甘遂各等分。二次用

上药，先将水半碗入锅煮一沸，五更时煎服。

又方

商陆白者　白萝卜为片

蜂蜜煎汤，将二药入汤内，亦如前服。忌生冷、盐、酱等物。百日之后，用牵牛、大黄、甘遂、香附子、槟榔为末，二更面朝东南服之，待五日方服五苓散，分阴阳。

酒疸方

食鳖，不拘多少，烹熟如常，食至数个自愈。

---

① 加水七盏：原无，据嘉靖三十七年本、日本抄本及《摄生众妙方》卷七补。

② 肉：原作“内”，文义不顺，据嘉靖三十七年本、日本抄本改。

③ 曲：原作“面”，据嘉靖三十七年本、日本抄本及《金匮钩玄》改。

胁痛门

属肝经，次胆经，兼足太阴、阳明。有肥气，有痞气，有怒气，有郁气，有气实，有气虚，有瘀血，有痰饮，有跌扑损伤作痛者，宜各分门施治，是为切当。

小龙荟①丸

当归一两　草龙胆　山栀子炒，半两　川芎半两　芦荟半两　大黄煨，一两　木香一钱

上为细末，入麝香少许，粥糊为丸如绿豆大。每服五六十丸，姜汤下。

加味二陈汤　治湿痰流注，胁内作痛。

本方加南星、苍术、川芎、姜，水煎服。

治胁痛方

草豆蔻炒　枳壳炒　赤芍药　砂仁　香附子　乌药各等分

上用水二钟，煎至一钟，温服。

治胁下疼痛神效

小茴香炒，一两　枳壳麸炒，五钱

上为末，每服二钱，盐汤调下。

腰痛门

《经》曰：腰乃肾之府也，动摇不能，肾将惫矣。其肾与命门系在足太阳经十四柱旁，虽然脏腑本腧②之穴，俱在

---

① 荟：原作“会”，嘉靖三十七年本、日本抄本、《摄生众妙方》卷七同，据药名改。

② 腧：原作“愈”，嘉靖三十七年本、日本抄本同，形近而误，据前后文义改。

背之二行，实系于足[①]太阳之一经也。盖足太阳与手太阴二经管摄一身皮毛，或风寒暑湿天之六气，一有所冒，即客于此二经矣。

腰痛方

乳香　没药　菟丝子　木香　沉香　破故纸　大茴香　母丁香　干姜　杜仲炒去丝。各等分　核桃四个

上为末，炼蜜丸如豆大，黄酒送下。

又方

杜仲炒去丝　牛膝　陈皮　青皮　羌活　当归　川芎　熟地黄　白芍药各等分

上㕮咀，用水一钟半，煎至八分，温服。

又方

黄柏盐水浸，炒　苍术盐、米泔水浸，炒，去皮。等分

上为末，或水或糊为丸如梧桐子大。每服空心盐汤送下。

又方　治腰疼并或时闪腰。

杜仲　破故纸　胡桃仁各等分

上三味，酒煎服，立效。

又方

用糯米一二升，炒极热，盛长袋中，缚于痛处。细研八角茴香三钱，以盐酒随时服之。

立效散　治闪挫腰疼，不能屈伸者。

牙硝一厘　雄黄半厘　麝香半厘

上研为极细末，以少许点入眼中，令人扶患者，周围行数次，腰疼如失。如未效，再点再行，疼止为度。玄玄玄，神仙

① 足：原无，据嘉靖三十七年本、日本抄本补。

不可传。

又方

用橙子核炒干为细末，三钱，以白酒调服即愈。

又方

用西瓜青为片，阴干为细末，以盐酒调，空心服尤妙。

腰痛立安散

杜仲去皮，炒断丝　橘核炒，取仁。各等分

上为末，每服二钱，入盐少许，食前温酒调下。

心气门

丹溪曰：心痛即胃脘痛，须分新久之殊，轻重之异。若明知身犯寒气、口受寒物而病，于初得之时，当用温散温利之药。若病稍久则成郁矣，郁则成热，《原病式》中备言之矣。若欲行温利，宁无助火添病耶？由是古方多用山栀子为主热药之向导，则邪易伏，病易退。病安之后，若再纵恣口腹，病必再作，难治也。此病虽日数多，不食不死。若痛方止，便吃物还痛，必须再服前药，以渐而少食，方可获全安。

古方　用山栀子大者七枚或九枚，炒焦黄，用水一钟，煎七分，入生姜自然汁二三匙，令辣，热饮之，立止。

一方　二陈汤加苍、芎，倍加炒栀。痛甚者加炒干姜，从治反治之法。轻者以麻黄、桂枝之数散之，或加韭汁、桔梗开提之，重者加石碱①、川芎、苍术、栀子必炒去皮，用作丸服。

---

① 碱：原作“鹻”，嘉靖三十七年本、日本抄本同，据《格致余论》卷二改。

天王补心丹 宁心保神，益血固精，壮力强志，令人不忘，清三焦，化痰涎，祛烦热，除惊悸，疗咽干。

熟地黄 白茯苓 人参 远志去心 柏子仁 石菖蒲 玄参 桔梗 丹参 天门冬去心 酸枣仁炒 麦门冬 甘草炙 百部 五味子 茯神去木 当归 杜仲姜汁浸，炒去丝。各等分

上为极细末，炼蜜丸如弹子大，每两作十丸，金箔为衣。每服一丸，用灯心枣汤化下，食远临卧服。或作小丸亦可。

养心方

白术 茯神去木 当归 生地黄 麦门冬 人参各二钱 黄连酒浸，六分 甘草五分 橘红七分 黄芩酒浸，微炒，八分 石菖蒲四分

上用水二钟，姜三片，煎至七分，食远服。

养心丸

当归酒浸，二两 茯神去木，一两 柏子仁择净，微蒸晒干，去壳，四两 甘草去皮，五钱 黑玄参洗净，二两 麦门冬去心，一两 枸杞子水洗净，晒干，三两 熟地黄酒洗，蒸，二两 石菖蒲去尾，洗净，五钱

上为细末，内除柏子仁、熟地黄蒸过，石器内捣如泥，余药末和匀，蜜丸如梧桐子大。每服四五十丸，临卧白汤送下。

养心汤 勤政劳心，痰多少睡，心神不足，宜常服。

人参二钱 当归酒洗，八分 酸枣仁去壳，炒，一钱 白茯苓去皮，八分 茯神去木，五分 生甘草二分 黄连酒炒，五分 麦门冬去心，七分 白芍药酒炒，七分 黄柏酒炒，八分 橘仁去白，八分 远志甘草水煮，去骨，五分

上用水一钟半，莲肉四个去心，煎至七分，食远温服。

交感丹 治一切贵宦商民偶因名利失意，抑郁烦恼，七情所伤，不思饮食，面黄形羸，胸膈诸症，极有效验。

香附米二斤，用瓦器炒令黄色，取净末一斤 茯神去皮、木，为末，四两

上二味，搅匀，炼蜜为丸如弹子大。每清晨细嚼一丸，用白滚汤下，陈皮汤下亦好。

参归腰子丸 治心气虚损。

人参细切，半两 猪腰子一只 当归去头尾，取中段切，半两

上以腰子用水两碗煮至一碗半，将腰子细切，入二药同煎至八分，吃腰子，以汁送下。有吃不尽腰子，同药渣焙干为细末，山药糊为丸如梧桐子大。每服三五十丸，此药多服为妙。平江医者丁御干谓葛枢密云：此药治心气怔忡而自汗者，不过一二服即愈。盖奇药也。

香砂七气汤 治心腹疼痛①。

陈皮 青皮 厚朴 半夏 三棱 蓬术各一钱半 香附子二钱 砂仁 槟榔各一钱 甘草 木香各五分

上用水一钟半，姜三片，煎至八分，温服。

降气汤 治心气胀闷。

紫苏 枳壳 枳实 陈皮 三棱 莪术 甘草 半夏 厚朴 木香如无，用沉香。各等分

上用水一钟半，姜三片，煎至八分，温服。

心疼方

五月五日，用黑豆半升淘净，青布包住，水缸下芽出听用。人言四分，小蓝叶一斤，同捣，面糊丸如梧桐子大，朱砂为衣。

① 疼痛：原作“痛疼”，文义不顺，据嘉靖三十七年本、日本抄本及《摄生众妙方》卷七乙转。

每服一丸，淡温醋送下。

又方

草果　玄胡索　乳香　没药　五灵脂各等分

上每服二钱，无灰酒送下。

又方　治心气疼及胃脘①诸痛。

抚芎一钱　肥栀子十枚，去壳，姜汁浸炒，如脾脉大，连壳用　香附童便制，一钱

上用水煎三衮②，滴三茶匙姜汁入内，再煎一滚，百草霜细研二茶匙，调和服之，立效。

又方

用生明矾末一钱，川椒末二分，白滚汤调下。忌鱼腥、荞麦面。

又方

白矾炼　石榴皮各二钱

如无石榴皮，白矾一味亦可，其矾不可炼，用酒一碗煎下，立效。

又方

五灵脂一两，水淘净五钱　蒲黄一两或五钱　汉防己五钱　破故纸五钱　良姜五钱，以斑蝥二十个同炒，去斑蝥，用良姜

上为细末，醋糊丸如豆大。男子三丸，女子二丸，用艾叶七个煎汤，加醋二匙，食后嚼细送下。

又方

乳香　没药各等分

---

① 脘：原作“腕”，嘉靖三十七年本、日本抄本同，音近而误，据前后文义改。

② 衮：嘉靖三十七年本、日本抄本作“滚”。

上二味为丸，每服一丸，凉水送下。

又方①

红枣三个，去核　巴豆三粒，去壳

上将红枣去核，巴豆填入枣内，文武火煨熟，去枣皮，再入人参三钱为末，同擂一处，凉一夜，丸如米大。每服五七丸，烧酒送下，立止。

又方

飞矾　飞丹各等分

上用黄蜡熔和二末，为丸如梧桐子大，每服姜汤吞下。

又方名失笑散

治心气痛不可忍及小肠气痛。

蒲黄炒　五灵脂酒炒，淘去沙。各等分

上先以醋调二钱，煎成膏，入水一盏煎，食前服。

神灵丹②

汉防己二钱　五灵脂一两　蒲黄一两，微炒　良姜五钱。斑蝥二十个，同良姜炒黄色，不用蝥

上为细末，醋糊丸如皂角子大。每服一丸，艾醋汤下。或痛甚，碾为末调下。

又方

乌梅一③个，去核　杏仁七个，去尖　红枣二个，去核

上捣作一服，男用好酒，女用神醋，不拘时服。

---

① 方：此后嘉靖三十七年本、日本抄本、《摄生众妙方》卷七有“名神效方，一名救苦丹”。

② 丹：此后嘉靖三十七年本、日本抄本、《摄生众妙方》卷七有“治急心疼立效”。

③ 一：原无，据嘉靖三十七年本、日本抄本补。

又方

雄黄一钱，为末　乌梅肉三钱

上合匀，研烂为丸。每五十丸，姜汤米饮送下。

盏落汤　治急心疼。

陈皮　香附子　吴茱萸　良姜　石菖蒲各等分

上㕮咀，用水一碗，煎至七分。先用碗一个，用香油三五点在内，小盏盖之，将药淋下热服。

治冷心气疼

乳香三分，火炼去油　明矾一钱，火炼过

上为末，好酒送下。

又方

玄胡索　干姜　甘草　砂仁　槟榔　苍术米泔浸炒　肉桂去粗皮　茯苓　丁皮　青皮去白　三棱煨　莪术煨。各等分

上用水一钟半，葱白二根，煎至八分，温服。

又方

良姜　甘草　乌药　官桂　香附　芍药煨　木香各等分

上用水一钟半，盐少许，煎至八分，温服。

治热心气疼

取锅底黑末，以童子热小便调服，三钱即愈。

益智丸

石菖蒲一寸九节，一两　橘红去白，七钱　人参七钱　甘草三钱五分　当归身五钱　茯神一两　远志去心，甘草汤浸一宿，一两

上为细末，面糊丸如金凤子大，朱砂为衣，卧时用灯心汤送下五丸。如同圣贤能通万卷书，一名朱子读书丸。

疝气门

丹溪曰：疝气，睾丸连小腹急痛也。有痛在睾丸者，有痛

在五枢穴边者，皆足厥阴之经也。或无形无声，或有形如瓜，有声如蛙。自《素问》而下，皆以为寒。盖寒主收引经络，得寒则引而不行，所以作痛然。亦有踢冰涉水终身不病此者，无热在内故也。大抵此证始于湿热在经，郁而至久，又得寒气外束，不得疏散，所以作痛。若只作寒论，恐为未备。或曰厥阴经郁积湿热，何由而致？子曰：大劳则火起于筋，醉饱则火起于胃，房劳则火起于肾，大怒则火起于肝。火积之久，母能令子虚，湿气便盛，浊液凝聚，并入血隧，流于厥阴[①]，厥阴属木，系于肝，为将军之官，其性急速，火性又暴，为寒所束，宜其痛之大暴也。

元戎加味五苓散 治疝气卒腹[②]，小便秘涩。

本方加川楝子一分。

上为细末，每服二钱，空心米饮调下。

葱白散 治一切寒疝作痛。

川芎 当归 枳壳炒 厚朴炒 官桂 青皮 干姜 茴香炒 茯苓 川楝 麦蘖炒 神曲 三棱炮 莪术炮 熟地黄 白芍药 木香 人参各等分

上细切，每服五钱，加葱白三茎，盐少许，水煎，空心温服。

回春丸 治疝气。

茯苓 白术 山楂子炒 茱萸炒 八角茴香炒 荔枝核各一两 橘核三两，炒 枳实八钱

上为极细末，炼蜜丸，重一钱五分，空心细嚼一丸，姜汤送下。

---

① 流于厥阴：原作“厥阴”，嘉靖三十七年本、日本抄本作“流厥阴”，据《脉因证治》卷下改。

② 腹：嘉靖三十七年本、日本抄本同，此后疑脱“痛”。

又方

柑橘核六两，炒熟不要焦，研，去壳，净肉四两　荔枝核新剥出者，灰火煨焦存性，二两　小茴香簸去秕者，去沙土，转色不可焦，一两　山楂蒸熟去核，晒干待用，一两

上除橘核，为末，以其有油不可同磨，另碾为末和匀。每服空心酒下二钱。忌鱼腥、豆、粉面、芋头、柑橘。此疾一方不能取效，须服三四料可除根。

第一，橘仁四两，荔枝核二两，茴香、山楂各一两。

第二，橘仁、山楂、茴香各如前，荔核①一两五钱。

第三，橘仁、山楂、茴香各如前，荔核一两。

第四，依第三分两，又用天花粉，壮人九钱，瘦人七钱，煎好，生酒热服，被盖出汗，觉小肚内有块响滚下。

又方

用橘核晒干，去厚薄壳两层，研细，每服五钱，用老酒一二盏，砂锅中煮三五沸，空心服，再用热酒一二盏，罐盛，余药服尽。一切下部诸疾皆疗。

又方　试有神效。

取杉树子，一岁一粒，烧研灰，用好酒下，粒少者一二次服，粒多者数次服，立愈。

疝气灸方

少者，膝上两窝用艾灸；大者，肾窝中灸。左得之，左边灸；右得之，右边灸。

治偏坠小肠气神效方

大黄五钱，酒炒，火上焙干　麝香半分　香白芷二钱五分　川山

① 核：原无，据嘉靖三十七年本、日本抄本及《摄生众妙方》卷七补。

甲一钱五分，黄土伴炒① 乳香 没药各一钱半 白僵蚕二钱

上为细末，当归煎水熬膏为丸，分作二分，每早空心一服，好酒送下。

又方

当归 茯苓 半夏 赤芍药 连翘 天花粉 独活 防风 青木香 川芎 青皮 甘草各等分

上用水二钟，姜三片，煎至八分，空心服之效。

一方

用青娘、红娘虫各十粒，白面拌炒黄色，去二项虫，以白滚汤调服。小儿偏坠者，服此尤效。

又方

用双蒂茄子，悬于房门上，出入用眼视之，茄淹所患亦淹，茄干亦干矣。又云：用双茄悬门上，每日抱儿视之一二次，铁钉于上，十余日消。

一方

灸外踝穴，在两脚外罗拐骨下一指，乃圆骨下，灸三壮即愈。又云灸内踝穴，不再发。

一方

令丝瓜架上初结者，直待枯，满架结尽，叶落方取下，烧灰存性为末，炼蜜调成膏。每晚好酒调下一匙，如在左则左睡，在右则右睡。

---

① 黄土伴炒：嘉靖三十七年本、日本抄本及《摄生众妙方》卷七作“加黄土炒过”。

治偏肾疝气煮酒方

棠棣根即山楂树根，去粗皮，洗净，四两　小茴香一两，用比①者，盐水和匀炒　川当归五钱　木香三钱　川楝子去核，炒，用肉，一两　破故纸五钱，炒　青皮三钱，麸炒

上为粗末，以绢袋盛之，悬于坛内，用无灰酒五壶，以箬如法封固，煮二三时，取起，入净地中，三日取出，空心任意服。

治疝气偏坠方　亦治女子瘕。

用小软藤将患人中手指尖比至掌后有纹处止，男左女右，连比二截；却将患人脚掌心亦从中指尖起，比至脚根后稍上藤尽止。用箸头大阴干艾或蕲艾连灸三壮，用莳萝一两二钱炒褐色，为细末，无灰好酒调服，仰卧七日，不许转动。饮食皆用人喂，大小便亦用布片或盘展接。如不得已转动，则用手搦住。盖恐起动，则于中经络仍断不能收上故也。

苍六散　治下元虚损，偏坠，肾茎疼痛。

好茅山苍术六斤。一斤老米泔水浸二日夜；一斤酒浸三日夜，切片晒干；一斤斗子青盐半斤炒黄色，去盐不用；一斤小茴香四两炒黄色，去茴香不用；一斤大茴香四两炒黄黑色，去茴香不用；一斤桑椹子二斤取汁制过，晒干

上共为末，空心每服三钱，酒下。

脚气门

丹溪曰：脚气从湿从下，须提起其湿在下之药②，随气血

① 比：嘉靖三十七年本、日本抄本同，《摄生众妙方》卷七作“此”，疑为“秕”。秕，子实不饱满。《玉篇·禾部》：“秕，谷不成也。”

② 须……之药：此9字《丹溪心法》卷三作“须用升提之药，提起其湿”。

用之。治湿治气，紫苏、黄柏炒、芍药、木瓜、泽泻、木通、防己、槟榔、苍术、枳壳、甘草、香附、羌活。痛多加木香，肿多加大腹皮，发热加黄连、大黄，痛除肿退即罢药。

防己饮

黄柏酒炒　苍术盐炒　白术　防己　生地黄　槟榔　川芎　犀角　甘草节稍　木通　黄连

上剉，水煎服。有热加黄芩，热甚及天令热加石膏，痰加竹沥、姜汁或南星，便秘加桃仁，小便涩加牛膝。

当归拈痛汤　治湿热为病，肢节烦疼，肩背沉重，胸膈不利，及遍身疼痛，流注于足胫，痛肿不可忍。

羌活　人参　苦参　升麻　葛根　苍术各四分　甘草炙　黄芩酒浸　茵陈酒炒。各五钱　防风去芦　当归　知母酒洗　泽泻　猪苓各三钱　白术

上剉，水二盏，煎一盏，空心温服，临卧再进一服。

一妇人足肿，用苍术、黄柏、南星、红花酒洗、草龙胆、川芎、牛膝酒洗、生地黄治之。

转筋皆属血热，四物汤加酒芩、红花煎服，有筋动于足大指，上至人腿近腰结了，此奉养厚，因风寒湿而作，又当加苍术、南星。

足跟痛，有痰，有血热，痰用五积散加木瓜①，血热，四物汤加黄柏、知母、牛膝之类。

治脚气方

麻黄三两，炒黄　僵蚕三两，炒，为末　乳香五钱　没药五钱

上共研为末，丁香一钱为末，每服一两，好酒调下，取醉

① 木瓜：原作“水瓜”，嘉靖三十七年本漫漶，据日本抄本改。

及汗出至脚为度，盖俟汗干即愈。后用五枝汤洗，柳枝、桃枝、梅枝[①]、桑枝、槐枝同煎汤，洗脚住痛。先饮好酒三杯，有效。

治脚上火丹方

用大黄磨水，频频刷上。

治一切寒湿脚气方

用牛皮胶一块，以刀细切，入锅内同麸面炒成珠，研为细末。每服用酒调下一钱，其痛即止。

治足上疮方 臁[②]疮亦可用。

香油一两 广蜡一两 猪胆一个，取汁 生葱头 血余三钱 孩儿茶 阿魏 血竭 龙骨火煅过 乳香箬焙化 没药各一钱

上俱为细末，先将香油、蜡、血余、猪胆汁、葱头并熬去渣，以葱头黄色为度，取起，待油蜡少温，下前末药，和匀，摊油纸上，每日换一次，先用葱、花椒、飞盐煎热[③]，水洗患处。

又方 治远年近日风痒脚疮，流黄水者。

用黄柏去皮，不拘多少，用猪胆取汁涂搽，晒干，数次，酥透柏皮，方研为极细末。先用花椒煎汤洗过，拭干后以药末糁之，二三次即愈。

治脚趾缝烂疮

挦鹅时，取鹅掌黄皮焙干，烧灰存性为末，湿则糁之。

---

① 梅枝：原无，据嘉靖三十七年本、日本抄本、《摄生众妙方》卷七补。

② 臁：原作“㾾”，嘉靖三十七年本、日本抄本、《摄生众妙方》卷七同，据文义改。

③ 热：嘉靖三十七年本、日本抄本同，《摄生众妙方》卷七作“熟”。

治脚趾缝烂疮及因暑手抓两脚烂疮

用细茶口嚼烂，敷之立愈。

治手足皲裂

沥青二两　黄蜡一两

上用火熬，搅匀，瓦罐盛贮，先以热汤洗令皮软，拭干，将药于慢火上略炙，擦傅。

治手足皲裂春夏不愈者

生姜汁　红糟　盐　猪膏腊月者佳

上研炒热，擦入皲内，一时虽痛，少顷皮软皲合，再擦即安。

治脚转筋

急将大蒜磨脚心，令遍热即差。

头痛门

丹溪曰：头乃阳之首，其证非止一端。有太阳头疼，有阳明头疼，有少阳头疼，有太阴头疼，有少阴头疼，有厥阴头疼。有痰火痛，有湿热痛，有气虚痛，有乘风痛，有厥头痛，有寒客于脑疼，近有食轻粉头疼。盖东垣头疼论，大能详备，如紧要方法，略具于下。

蠲十二经头疼散

川芎　羌活　白芷　柴胡　苍术　石膏　防风　半夏　细辛　蔓荆子　藁本　南星　天麻各等分　甘草三分

上㕮为粗末，每服八钱或一两，姜五片，葱头二茎，水煎去滓，食后服。

芎芷散　治风热头疼。

川芎　白芷　软石膏煅　荆芥穗各等分

上为细末，每服一钱，沸汤调下。

天香散 治年久头风不愈者。

天麻煨 白芷 半夏汤泡 川乌去皮 南星各一钱 甘草三钱①

上剉为细末，每服六钱，姜五片煎服，或为末，姜汤下。

川芎石膏汤 治风热上攻，头目眩痛，咽干烦渴。

川芎 芍药 当归 甘草 山栀子各半两 黄芩 大黄 菊花 荆芥穗各半两 防风一两 人参 白术各半两 滑石四两 寒水石二两 连翘 薄荷各一两 缩砂仁三钱 石膏一两 桔梗一两

上为细末，每服二钱，水一盏煎，食后服。热甚者，冷水调下。

千金散 治偏正头疼。

川芎 细辛 防风 甘菊花 全蝎 藁本 芽茶 石菖蒲 青藤根 甘草各一两

上㕮咀，每服五钱，水一盏半，葱白一根，同煎至七分，去滓，食后服，滓再煎。如眼目疼，加贯众一两。

羌活散 治头风。

羌活防风旋覆花，独活川芎细辛芽。

蔓荆子停通七味，甘草石膏各半加。

中风作剉煎为妙，寻常只得点清茶。

大师留下羌活散，选尽仙方不及他。

都梁丸② 治头风疼甚效。

① 南星……三钱：此9字原无，据嘉靖三十七年本补。日本抄本“各一钱”作“各一两”。

② 都梁丸：原作“都良丸”，嘉靖三十七年本、日本抄本同，据《是斋百一选方》卷九改。

用白芷洗净，炼蜜为丸如弹子大。每服以荆芥煎汤调服。若因虚头疼，以人参一两，川芎五钱，煎汤服之，甚妙。

治头风疼甚呕吐方

川芎一钱　薄荷　白芷　防风　甘草　细辛　羌活　荆芥　藁本　辛夷仁各等分

上用水一钟半，细茶一撮，煎七分，食后温服。

头疼方

细茶　香附子　川芎各一钱

上用水一钟，煎至八分，临卧服下即止。

须发门

乌须方

只用擦牙，不劳擦染，一月之后见功效。

青盐一斤　嫩槐枝叶五斤　黑铅二两　没石子雄者，七钱

上用槐叶同黑铅、青盐入铫内，用槐条三五根，不住手搅炒，待叶、铅、盐俱成膏，却用文武火炒干，提起，同没石子研为细末，磁器盛贮。每遇洗脸毕，蘸擦牙，用力行运，候血来朝，头口嗽水吐出，掌擦须鬓，第二口咽之，久则自然黑润。

又方

用旱莲草汁不拘多少，每汁一碗，入蜜炼四两，生姜汁四两，和匀，以磁钵盛，于烈日中晒成膏。如急用，以桑柴烧之，用砂锅炼成膏，以磁罐盛之，放在水中一宿，去火毒。每日早以酒化开一杯服之。此方专主补血，开腠理，久服须发变黑光润，此治乎内者。外有黑铅散，用黑铅四两化开，入罗过桑柴灰半斤，炒成粉，每早擦牙，吐出碗中，以摸须鬓并眼，乃内

外修饰之秘方。

牛胆散 能明目清心，乌须发，补养下元，生髓，去风湿，壮精神。

何首乌　白茯苓　槐角子各二两　生地黄　当归各一两

上共为末，装入黑牛胆内，连汁挂在背阴处，至九日取出，研为末。温酒调服二钱或三钱，百日见效。若肯寻常服之，须发永不白矣。非人勿示。

乌须方

五倍子打碎，砂锅内炒黑色，不可过与不及黄色。用湿布摊在地上，倾①布内包起，脚踏成饼，听用。每用二钱五分　红铜末将红铜烧红，投水中，又烧又投，取末炒过，研，四分　硇砂一分五厘

上共研一处，将浓茶一盏，调稀糊，倾入滚汤中，带稠搽于须上，内用油纸包裹，次早洗去，黑如漆。

又方

五倍子二钱五分，如前制法　铜末四分②　硇砂二分　白矾三分　没石子二两　麝香二分

上为细末，以乌梅、酸榴皮各半煎汤，调前药涂上一炷香为度，茶与皂角水洗去，连涂二次佳。

又方

文蛤二两五钱，炒黑色　铜末四钱五分　没石子　诃子　胆矾　白矾　硇砂　细辛各一钱半

上各味俱生用，为末，用石榴皮熬水浓，晾温擦染，用白

---

①　倾：原作“仰”，嘉靖三十七年本、日本抄本同，文义不顺，据《摄生众妙方》卷七改。

②　铜末四分：原无，据嘉靖三十七年本、日本抄本及《摄生众妙方》卷七补。

菜包裹一宿，用水洗去。

又方

何首乌一斤，米泔水浸一夜，先用花磁瓦去皮，次用取出再去皮，净，亦可砂锅用黑豆一升煮汤，将何首乌浸一夜，将黑水去，听用。同黑豆拌一处蒸，如此浸五夜，蒸五次，九蒸九晒，擂为细末　牛膝去芦、土，净，半斤，擂为细末

上二味，炼蜜丸如梧桐子大。每服三五十丸，空心酒下。不饮酒，盐汤下。忌葱、蒜、烧酒。急服则半月，缓服则一月见效。

卷之八

外科诸疮门

《内经》曰：凡疮之痛痒，自属虚实寒热。故痛而实者为热，虚而痒者为寒。经云：诸疮痛痒，皆生于心。以心主血而行气，气血凝滞而为痈疽。疮疖阔大一寸已上曰痈疽，一寸已下曰疮疖。诸疮之中，惟背疽、疔疮最为急证。其初发也，使身体或先热而后恶寒，或先痒而后痛。若其不痛，最为恶证。且如背疽始生如黍粟粒大，才有觉时，便用艾于痛处灸之，痛则灸至痒，痒则灸至痛，使毒气随火而散。若失之于初，疮势已成，又当审其虚实寒热，热实则清之，虚寒则温之，得毒消脓溃，方为可治之证。

疔疮者，必发于手足之间，生黄泡，其中或紫黑色，有一条如红线直上。仓卒之际，急宜以针于红线所至之处刺出毒血，然后以蟾酥乳香膏等，于生疮上涂之。针时以病者知痛出血为好，否则红线入腹攻心，致危困。至若瘰疬、颈疽、豚痈之类，皆毒气郁积于内，发而为此，治之皆须解毒溃脓。若气血弱者，又须生之，此一定之法。疮疖、疥癣之类，随其脏腑所受冷热调之，所贵气血宣流，自失其痛痒矣。如脚外臁疮久年不愈者，多是肾水流注，又有脾水溃溢，治各有方，随证选择。

真人活命饮 治一切痈毒。

川山甲三大片，切碎，以蛤粉炒过，去蛤粉，净用 天花粉 乳香透明，滴乳 甘草节 赤芍药 白芷 贝母去心。各一钱 防风五

分，去芦，净用　没药五分　川归尾一钱五分，酒洗　陈皮一钱五分　金银花三钱　皂角刺五分，去梗

在背皂角刺为君，在腹白芷为君，在胸次加瓜蒌仁二钱，在四肢金银花为君。如疔疮，加紫河车草根三钱，如无亦可。

上作一帖，用金华好酒一钟半，煎至一钟，温服。煎时须用大瓦瓶，以纸密封瓶口，勿令泄气。服时须随疮上下以分，饥饱能饮酒者，服药后再饮三五杯。此药并无酒气，不动脏腑，不伤气血。忌酸薄酒、铁器。服后侧睡觉，痛定回生。

陶节庵曰：愚常用此方治一切痈疽疔肿，不问阴阳虚实善恶，肿溃大痛或不痛，先用此剂，大势已退，然后随余证调治，其功甚捷，诚仙方也。金华周岘峰亦常用此治人，十无失一，然当服于未溃之先与初溃之时甚妙。如毒已大溃，或不宜服。

神仙蜡矾丸　治痈疽及肠痈，托里消毒，固脏腑，止疼痛。

黄蜡真者，二两　明矾三两

先将黄蜡熔开，离火少温，入矾末和匀，众手急丸如梧桐子大。每服二三十丸，食前温酒下，每日二服。

陶节庵曰：愚按此方不惟定痛生肌而已，护膜止泻，消毒化脓，及内痈排脓托里之功甚大，或金石补药发疽，非此莫能治。更用白矾一两，每服一钱，温酒调下尤效。有遍身生疮，状如蛇头，名曰蛇头疮，尤宜服之，每日百丸，方有功效。若蛇蝎并一切毒虫所伤，熔化，热涂患处，内更服之，其毒即解，为外科之要药也。服至三四两之上，愈见其功矣。此宜于痈毒溃后服之，此方甚稳，服此必保无虑，乃常验之剂也。

神授东华益算膏

此方得之天宝洞中，一老人授之。治一切无名恶疮，诸药不效者。用绯红绵帛，料疮大小，唾津摊贴，勿留口，不见火，有神效。

先熬五枝膏

桃枝　柳枝　槐枝　榆枝　桑枝　加枸杞皮

各剉碎，五升，共三斗，用长流水一担，同熬至五分，去渣，加当归末四两，慢火熬成膏，滴水中不散为度。

五枝膏一两　净沥青一斤　净黄香半斤　乳香末一两　没药一两　轻粉二钱　黄蜡一两　血竭末二钱　麝香末二钱　安息香末五钱　黄丹一两　瓜绿末二两，极细者

用川芎、白芷同香油煎熟，去药不用。春夏用油四两，秋冬用油六两，先煎油热，次下沥青、黄香、黄蜡熔开，下五枝膏，用槐枝搅二百余，下乳香、没药、血竭、轻粉、安息香、黄丹，再搅二百余，下麝香、瓜绿，再搅三百遍，滴水盘内浮者为度。同药倾于水盘内，浮者似青荷叶为度，沉香色者再熬。扳扯二百余遍，搓成鸡子大块，水盘内浸一宿，捞出，控干，用纸托盘内，放之冬温处、暑凉处。如贴脑疽、发背溃烂之处，用槐枝、葱白煎汤洗净，三五日一换。煎熬此药，不犯铁器。

拔生膏　治诸般恶疮，及瘰疬鼠疮才起，点破即愈。

血竭一钱　蟾酥三钱　麝香五分　雄黄五分①　轻粉三钱　乳香　没药各二钱

上用荞麦秸灰或真炭灰一斗二升，淋灰汤八九碗，用栗柴或桑柴，文武火煎作三碗，取一碗收留，将二碗盛于好磁器内，

① 分：嘉靖三十七年本、日本抄本、《摄生众妙方》卷八作“钱”。

候温。将前七味药碾为极细末，入灰汤内，用铁瓢或桑柳枝右搅，又用好细石灰一升，入药灰汤搅匀，取出候冷，过宿，盛入小白磁罐内。凡诸恶疮点在当头，一日二次，次日又一次。疮头食①破，约五分，血水出为妙，恐日久药干，将前次留灰汤和用。

神仙太乙膏 治痈疽及一切疮毒，不问年月深浅、已未成脓者，并治之。

如发背，先以温水洗净，软帛拭干，用绯帛摊贴之，更作丸，用冷水送下。血气不通，温酒下。赤白带下，当归酒下。咳嗽及喉闭、缠喉风，并用新绵裹，置口中噙化下。一切风赤眼，捏作小饼贴太阳穴，更以山栀子汤下。打破伤损者，贴之，橘皮汤下。腰膝痛者，患处贴之，盐汤下。吐血者，桑白皮汤下。以蛤粉为衣，其膏可收十余年不坏，愈久愈烈。又治瘰疬瘘疮，并用盐汤洗贴，酒下一丸。妇人经脉不通，甘草汤下。一切疥，别炼油少许，和膏涂之。虎、犬、蛇、蝎、汤、火、刀、斧伤者，皆可内服外贴。

玄参　白芷　当归　赤芍药　肉桂　生地黄　大黄各一两

上为粗片，用香油二斤入铜锅内，煎至黑，滤去渣，入黄丹十二两，再煎，滴水中，捻软硬得中，即成膏。

制丹法：黄丹先炒黑色，倾入缸内，用滚水一桶泡之，再汲凉水满缸，用棒常搅，浸一宿，去水再炒，如前二次方研，务令极细可用。

陶节庵曰：予常用治疮毒并内痈，有奇效。忽一妇，月经

① 食：通“蚀”。《洪武正韵·陌韵》：“食，与蚀同。”《管子·君臣下》：“明君在上，便僻不能食其意。”俞樾平议：“食，当读为蚀。”

不行，腹结块作痛，贴之，经行痛止。后随前云治证，无有不效，愈知此方之妙也。尝以此膏施贴杨梅疮毒溃烂者甚效。有一人烂头半边，贴之亦愈。其一切疮疡瘰疬、赤眼并妇人月经不行，俱试有验。

呼脓长肉膏 治痈疽发背，疔疮大疖，痈已破出脓者。用油单纸摊匀，贴上呼脓汁盛多，将湿绢揩净，又将此药于火边烘，揉均再贴。第三日不用，另换一个贴之。疮势将收，亦量疮口大小贴之。

麻油三斤。槐、柳条各七寸，入油内 头发一团，入油，熬化尽

当归 黄芪 黄连 黄柏 大黄 黄芩 白芷 杏仁 防风 荆芥 羌活 独活 连翘 山栀 赤芍药 生地黄 白及 金银花 青藤各一两

上将前药剉研，入油，用文武火煎熬白及紫黑色，住火，滤去渣，再用水淘过净。黄丹八两炒热，黄蜡五两，沥青二两，待油滚，渐渐加之，看软硬适中，不粘手为度，方加乳香、没药、血竭、轻粉各一两。春冬宜软，秋夏宜硬。

透骨膏 治一切疔疮恶疮已成脓者不能出。用针微拨破疮头，挑药一米粒入疮口，次用清凉内消膏贴之。

蜗牛 蟾酥 硇砂 轻粉 巴豆各五钱

上将巴豆研如泥，次下余药，同研极细，油纸裹定。如有疔疮，用针微拨破，用药二次便见破。

清凉内消膏 专治痈疽发背、疔疮、大小疖一二日方起。用油纸量疮大小，均贴上，不许揭动，待疮消散则除之。若疮势已过四五日，则难退矣。

芝麻油二斤 大黄 金银藤 黄芩 苦参 荆芥 玄参 白芷 僵蚕 黄柏 桃仁 杏仁 防风 栀子 羌活 独活 蜂

房　头发　青藤　连翘　蛇蜕　木鳖子　川山甲　芍药　南星　黄芪　当归　黄连各一两半

上将前药共剉碎，入油内，以文武火熬之，待至白芷紫色住火，滤去渣。用黄丹三斤，先用水淘过，炒热，并麝香一两罗过，待前药油熬滚，渐渐加之，滴水中，看软硬适中，不粘手为度。

神机万应秘传膏

香白芷　两头尖　赤芍药　白芍药　生地黄　熟地黄各五钱　当归一两一①个者　蓖麻子五十粒　木鳖子五十个　巴豆五十个　乳香　没药　五灵脂　阿魏各五钱　川山甲大者，五②个，炙黄，为末　黄丹一斤，飞过者，炒至黑色　槐枝用木，许箸大，四十八根　柳枝与槐同，四十八根　香油二斤，真者

上㕮咀，先将巴豆以上诸药切为细片，乳香以下诸药研为细末。将香油二斤入巴豆，以上药放磁罐中，春浸五日，夏三日，秋七日，冬十日，浸毕取出，铜锅内并入槐柳枝，文武火熬至槐柳枝黑色，方用细绢滤去药渣，方入黄丹在油内同熬，外以槐枝一尺比箸大者，频频搅之，看火色将好，油已成膏，滴水如钱，方入乳香以下诸药末，愈加频频搅，良久以药提起，有细丝三五七根，尺长不断，然后盛入二三小磁罐内，放土地内以受五行之气，月余方可用。用时以绢绫摊之为上，纸次之，贴一应疮毒皆效。凡用贴疔疮，以火焙手熨三百度，发背等疮二百度，无名肿毒一百五十度，臁疮、对口一百三十度，风气

① 一：原无，日本抄本同，据嘉靖三十七年本、《摄生众妙方》卷八补。

② 五：原字漫漶，据嘉靖三十七年本、日本抄本、《摄生众妙方》卷八补正。

一百七十度，疥癣一百度，余不拘。熬药之时，宜空闲去处，切忌妇女及童稚窃视。此方传之不难，而制之甚难，不难于㕮咀，而难于火色，太早则药嫩，太迟则药老，嫩则油散而不成膏，老则药耗而难得化。

神仙败毒散 专治诸恶毒、风毒、疔疮、花疮、小儿恶疮、气滞腹胀、妇人月经不通。

大黄一两二钱 白芷六钱 沉香 木香 乳香 没药 川山甲各五钱

上各研为细末，大黄酒浸一宿，晒干为末，量人虚实，实者不过三钱，虚者二钱半，临睡时好酒送下，服后禁饮食汤水。五更觉腹中疼痛三五度，稀温粥补之，次早大便，不动元阳，只去毒。修合时，要整衣冠，不令妇人、鸡犬见之。此药不可多合，恐久①不效。

治一切疔疮无名肿痛恶疮

用苍耳草梗中虫一条，入白梅肉三四分，同捣如泥，贴疮上立愈。取此虫须看草梗有大蛀眼者，以刀截去两头不蛀梗。俟收，多以粗麻线缚之，挂壁头，其虫不死，在内经一年亦可取用。细者用两三条。

金银花汤 治痈疽发背及一切无名肿毒、乳痈、便毒等证，不问已溃未溃，或初起肿痛极热，无不效者。

金银花即忍冬藤，俗呼为甜藤，其花开黄白二色，故名金银花。三、四月间采，江南极多。采花连茎叶，取自然汁半碗，老酒半碗，煎八分，其渣即可敷于毒上。如无，取收干者一握，

① 恐久：嘉靖三十七年本、日本抄本、《摄生众妙方》卷八作“久恐”。

用水、酒各半碗煎服。此汤败毒托里，散气和血，其功独胜，乡村居人远违城市，迎医不便，尤宜知此也。

治发背疔肿诸疮护心托里累有效验

白龙丸，用生白晋矾为丸如梧桐子大。每服七丸，日进三服，三日而止。

黄龙丸，用生白矾四两，研为细末；黄蜡四两，铜器熔开，去渣，离火，少澄，入矾末，且洒且搅如糊，傍火丸如梧桐子大；朱砂二钱，研细为衣。每服三十丸，清晨临睡，日进二服，十日，稍歇三日，再服十①日。疮极危者，方服前一方；稍轻者，止用后一方。

治久远肿毒不能收口

用桑叶，醋煮贴之。

又方

乌梅烧存性为末，敷之即愈。

治男女一切恶疮并小儿痘疹余毒乳疽疔疮

用老苦丝瓜连皮、筋、子全者，烧存性，研末。才生起，每用末三钱，白蜜调服，日二夜一，则肿消毒散，不至内攻害人。

治一切无名肿毒乳便等恶疮

芍药　栀子　黄芪　当归　川芎　防风　甘草　瓜蒌　白芷　官桂　桔梗　连翘　金银花

痛加乳香、没药、大黄。

上用水二钟，煎至七分。临时，入好酒一钟温服。患在上者，食后；在下者，空心、五更时服。

① 十：原作“下”，据嘉靖三十七年本、日本抄本、《摄生众妙方》卷八改。

治诸疮方

土茯苓白者，五斤　当归三两五钱　木瓜二两五钱　木通　白鲜皮　金银花　皂角子　防风　薏苡仁各二两五钱

上为粗片，用水一钟半，煎至一钟，去渣，温服，辰一服，午一服，两服渣共煎一服。忌口及房事。

治诸毒疮方

李树虫沙四两，金银花末十钱。

三枚皂角去弓弦，各炒熟黄杵烂。

细拣劳心洁净，恶疮疔毒肿皆痊。

五双小枣水熬煎，调药立服便见。

孙真人透骨小灵丹　专治诸般痨病、积气、疔疮等症。又治三十六疔、七十二黄。又治诸寒。

蟾酥五钱　雄黄　硇砂各一①钱　轻粉　血竭　辰砂各五分　麝香少许

上为细末，乳面糊为丸如黄米大。每服三丸，用葱三枝开孔，入药于内，纸卷，慢火烧热酒送下。小儿诸病，用金银研凉水送下。

治②百般肿毒　服之神效。

麝香一分，待药研细，洗和一处　乳香二钱，日晒　僵蚕二钱，麦皮炒　杏仁二钱，热水浸去皮　川山甲四片，麦皮炒焦　大黄五钱，看人肥瘦加减　白芷二钱，炒

上为末，用蜜一盏半调匀，再用当归尾四钱，用水四盏煎汤调下，待大便去四五次，吃薄粥止之。

---

① 一：原无，据嘉靖三十七年本、日本抄本、《摄生众妙方》卷八补。
② 治：原无，据原目录补。

治无名肿毒一切败毒散

当归尾五钱　白芷一两　防风一两，去芦　大黄五钱　羌活　甘草　蜂房　连翘　金银花各一两　川山甲二两，生用

上为细末，和匀。每服三钱，重甚用四钱，以好酒调下。如肿毒痛甚，加乳香、没药、血竭、皂角刺各一钱，立效。

荆防败毒散　治疮肿初起。

羌活　独活　柴胡　前胡　枳壳　茯苓　防风　荆芥　桔梗　川芎各一钱五分　甘草五分

上用水一钟半，煎至八分，温服。

治发背及一切无名肿毒

榆树面卖香铺求之　大黄　皮硝

上三味，榆面一半，黄、硝二味共一半，用童便调敷毒处，干则再敷。如毒已成，留头，令出气，止敷其周围。此经验神方也。

治诸肿发背一应恶疮经验方

用明矾，无瑕点如水晶透明者，不拘多少，五月五日午时研为细末，晒干，磁器盛之。但遇疮毒初起时，以矾末三钱，加葱白头细切如花，拌匀，用好酒调服。疮在上饱服，在下空心服，尽醉一时。或吐，以茶压之。或将矾干与葱白捣烂为丸，以酒吞下亦可。若未制，不拘时节，以生矾照方服，以后方敷之。

以前晒过矾末五钱，加麝香一分，取活虾蟆一个，去肚肠，捣烂如泥，敷毒疮周围，留头出气，不过一日夜即愈。

渊然真人夺命丹　专治疔疮、发背、脑疽、乳痈、附骨疽，一切无头肿毒恶疮，服之便有头。不痛者，服之便痛。已成者，服之立愈，乃恶症药中至宝。

蟾酥二钱，干者，老酒化　血竭一钱　乳香　没药　铜绿　朱砂为衣。各二钱　轻粉半钱　胆矾　寒水石各一钱　雄黄三钱　麝香五分　脑子五分，无亦可　蜗牛十一个，连壳用　蜈蚣一条，酒浸炙黄，去头、足

上为细末，将蜗牛研作泥，和前药为丸如绿豆大。若丸不就，以好酒煮面糊为丸。每服只二丸，先用葱白三寸，令病人嚼烂，吐于手心，男左女右，将丸子裹在葱白内，用无灰热酒三四盏送下，避风处以衣被盖覆，约人行五里之久再用，热酒数杯以助药力，发热、大汗出为度。如汗不出重者，再服二丸，汗出即效。初觉者，二丸即消。三五日病重者，再进二丸。如疔疮走黄，过心难治，汗出冷者亦死。如病人不能嚼葱，擂烂裹药，仍以热酒吞下。疮在上，食后服；疮在下，食前服。后忌冷水、黄瓜、茄子、油面、猪羊杂肉、鱼一切发疮等物，及妇人，洗狐臭，犯之难治。

透脓散　治诸痈疮及贴骨痈不破者，不用针刀，一服，不移时而自透。

蛾口茧用出子蛾儿茧

上将茧儿一个，烧灰，用酒调服即透。若服一个只一个疮口，两三个即两三个疮口。切莫轻忽。

治发背并疔疮疬疮一切无名肿毒

先将朱砂为末，以盘盛之。拣明矾鲜明者，不拘多少，用砂锅熔化，就热用箸头挑热矾，敲成丸，入朱砂盘内相拌为衣，如豆大。少壮者服十三丸，虚弱者或九丸、七丸，用生葱捣汁，和滚汤将前药送下，用厚棉被盖卧，出汗即愈。如汗不出，再依前服，以汗出为度。其方就丸就用。

蟾酥丸　治诸恶毒发背等症。

将活虾蟆以手指甲挤白浆如乳汁者，逼板上取下，为蟾酥，于五月五日午时取者为佳。每一两，用透明雄黄一两五钱，为细末，捣拌匀为丸如小绿豆大，用辰砂为衣，每服三丸，用好酒三四盏吞下。毒在上饱服，在下空心服。年幼者，止可一二丸。服后用棉被盖毒上，少睡一二时即散。三五日，毛管黄水出即愈。

疮肿方

用甘草节、金银花等分煎服，肿毒、疮疥皆治。

治肿毒初发时

即将香油一杯热温饮之，则毒不攻心，可以缓治。

又方

用花椒、盐煎水洗，以黄栀树嫩顶捣烂傅上，日换三次，一洗一换。

诸疮肿毒

用癞虾蟆生剥其皮，乘热贴诸般肿毒之上，如对口之类，极见效。

治各项肿毒

用白及末，以无根井水调摊纸上，贴患处已成者，加大黄少许。

治极毒疽疮

凡手指及诸处，但疮将发，觉极痒不可忍，及身热恶寒，或麻木，此极毒之疮。一时医药不便，亟用针刺破痒处，挤去恶血数次，候血出尽，方用口噙凉水吮之，水温，换水再吮，必俟痒痛乃止，即愈。

铁井栏

治一切肿毒背痈，以此药围定，不复衅开。

芙蓉叶重阳前取　苍耳叶端午前收，烧灰存性

上为末，蜜水调傅之。

治发背

雄鸡，用剪剪鸡冠尖上少许，悬脚头向下，滴血疮上，血尽再换，不过五六鸡。止痛消毒，其疮不数日自愈。

内托散

大黄　牵牛各等分，为末

凡肚腹膨胀，大小疮有形迹者，水半碗，将药末入内，煮一沸，空心服之，泄泻自愈。

治发背方　彭幸庵传。亦治一切疔肿疮毒。

凡人中热毒，眼花头晕，口干舌苦，心惊背热，四肢麻木，觉有红晕在背后，即取槐子一大抄，拣净，铁勺炒茶褐色，用好酒一碗滚过，逼去槐子，止乘热服酒①，一汗即愈。如仍未退，再拣槐子一抄如前炒，煮服之极效。纵成脓者，亦无不愈。此三十年屡验之方也。

又方

生明矾，每服二钱，用好酒调服。外肿处，用五倍子炒去火毒，研为末，酽醋调敷于肿处，中留一窍，干又敷。

又方

用大黄、朴硝等分，为细末，以童便调敷，即散如血。不散，用榆树皮末倍加，和前药敷。

又方

用槐花、绿豆粉各一升，炒作象牙色，研为末。次用细茶

---

①　酒：原作“温”，据嘉靖三十七年本、日本抄本、《摄生众妙方》卷八改。

一两，煎一大碗，露一宿，将药三钱调匀，有头留头，无头尽敷。莫犯妇人手。

治发背神效方

用榆树一名田柳树。根皮切碎，清水泡洗，捣烂，和香油遍敷患处，只留疮头出气。若药干拘急，用苦茶湿润，药不粘，更换新者。将愈，用桑叶口嚼断筋，随大小贴患处，渐收小，合乃止。

治痛疯杨梅疮方 此方平和而取效速。

当归 防风 牛膝 羌活 甘草 木瓜 金银花 皂荚子 熟地黄 川芎各一钱 硬饭四两

上用水五钟，煎三钟。空心服一钟，午服一钟，将晚服一钟。渣再水三钟，煎一钟半，作茶用。

杨梅疮立效方

轻粉 雄黄各二钱 冰①片 麝香各半分 辰砂六分

上为细末，红米饭为丸如梧桐子大，空心无灰酒下二十丸。

又方

龟板 画皮各二钱五分 冰片一分 箭沙 秋石各一钱 轻粉三分 何首乌五钱

上用红米饭为丸如梧桐子大，每日二服四十丸，好酒送下。

加味遗粮汤 治杨梅疮、风毒及误服轻粉瘫痪，筋骨疼痛，不能动履者，服此除根。仙遗粮即硬饭，湿者二两，干者一两五钱。白者佳，红者伤人，俗名冷饭团，本草名萆薢。

防风 木瓜 木通 薏苡仁 白鲜皮 金银花各五分 皂荚

① 冰：原作“水”，形近而误，据嘉靖三十七年本、日本抄本、《摄生众妙方》卷八改。

子四分

如虚弱，加人参、当归各七分。

上用水一钟半，煎至一钟。空心一服，午前一服，午后连前二渣煎一服，一日三服。病浅者，十余日可愈；病深者，服四十日全愈。忌食牛羊肉、鸡、鹅、鱼腥、茶、烧白酒，最忌房事。

天疱疮方

红枣肉二钱　核桃仁五钱　槐花炒黄，二钱　轻粉二钱

先用羊肉汤下，二日后用鲜鱼汤下，三次用烧酒下。

经年顽疮不痊

孩儿茶二钱　锡四钱　当归二钱　水银四钱　莲壳二钱　水花朱①四钱　栀子　朱砂　蝉蜕　雄黄　蜂窝　大黄　没药各一②钱　麝香二分　白花蛇五分

上俱为细末，以绵纸作捻子成线，香油泡，浸透，入灯盏内照明，入斗内盛放，口含水，用大包袱一个，将头幪，熏除根，忌口，其骨自然不疼。

治多年不愈天疱③顽疮

南胆矾　汞　矾治过。各一钱　香油量用

上共研，不许犯铁器，汞不见星为度。四肢均搽，左手抚耳，右手抚脐，不许犯风，用加衣，巳时上药，午时出汗，未

① 水花朱：也称“水华朱”，即银朱，为人工制成的赤色硫化物，由水银、硫黄等升炼而成。《东医宝鉴·汤液篇·金部》银朱：“亦水银升者。杀疮虫，去脑虱，熏癞风疮，能收水去毒，一名水花朱。”《正德江宁县志上》：“银朱：水银硫黄烧造。上品为水花朱，可入漆。”

② 一：嘉靖三十七年本、日本抄本、《摄生众妙方》卷八作“二”。

③ 疱：原作“泡”，形声俱近而误，据嘉靖三十七年本、日本抄本、《摄生众妙方》卷八改。

时省衣，如此三日，神效。

又方

防风五钱　苦参二钱　轻粉一钱　槐花　白花蛇　乌梢蛇

上为细末，蜜为丸。每服九丸，清米汤下。凡妇人有疮，腹中有孕者，不必加白花蛇、槐花。

又方

朱砂少许　轻粉四钱　槐花

上为细末，蜜为丸。每服五七丸，出脓血口破，时时水嗽。

又方

雄黄　黄香　官粉　黄蜡　花椒　白矾飞过　银朱　香油各等分。为末，熔黄蜡和香油成膏

先用荆芥、甘草煎汤，洗去溃烂，以帛拭净后，将药敷在患处，一日换一次。

治风疮方

用陈年菜籽油熬川山甲成膏，涂之立愈。

治搭背疮或凡百疮不收口者

用文蛤不拘多少，焙干为末，用腊醋脚调匀，用鸡毛将疮周围擦上，即收口。

治疔疮方

雄黄　硇砂各五钱　蟾酥二钱　片脑一钱

上为细末，用蜂蜜调成膏子，白铁盘盛之。遇疔疮有头者，针刺破，有血水流出，将药用豆大按上，其血水流出，莫动；有泡者，针刺破泡去水，亦将此药用豆半大按上，周围用败毒散贴之，勤勤以水润之。

败毒散　疔疮走动用此方。

黄檗　黄连各一两　川乌二钱

上共为细末，罗过为末，用冷水调成膏，摊内[①]肿处，频以水润之，其肿自消。

又方

取豨莶草根，用生酒捣烂，连酒下，立效。

治臁疮隔纸膏

蕲艾末　飞丹　韶粉

上三味，以生桐油调匀摊纸上，隔纸贴之，先以葱、椒、米泔水洗过方贴。

又方

孩儿茶　乳香各三分　没药二分　轻粉二分　百草霜四两　黄蜡二两五钱　黄丹水淘　血余　香油四两

先用油熬，次下血余、蜡、丹，水内滴成珠者，方可下孩、香诸药[②]，不许见火，取出成块，油纸摊膏贴在疮上，其臁棒等疮五七日自愈。

又方

用黄蜡盛锅中煎化良久沸过，用旧黄历纸剪成四方，如膏药纸大，将前蜡摊上，复用黄丹摊于蜡上，又剪一方历纸，如前法摊一个，却将摊过二纸相合，过一二日取开，贴于疮上如膏药然，即生肉自愈。久疮不愈者，尤见神效。

又方

用黄蜡熔化，油纸摊成膏药十二个，半日一换。换时以先贴者加其上，不待尽而愈。

---

① 内：嘉靖三十七年本、日本抄本、《摄生众妙方》卷八作“在”。

② 药：原无，据嘉靖三十七年本、日本抄本、《摄生众妙方》卷八补。

又方

先用香油四两煎沸，用花椒一撮入内，煎至焦黑。用盐一撮煎至沸，又入黄蜡，煎少许，用纸淋过，去渣，以磁器盛之。次日用油纸摊上，贴在患处，连换数次即愈。贴后患处若痒，发小疮疥，则以热葱艾水洗之，又贴如前，即愈。

又方

用香油一碗，煮椿、柳、槐条、花椒、头发，熬数滚，将各物去却，后将黄蜡入油化开，及将黄丹、官粉、乳香、没药、轻粉少许研末，入油内再煎三滚，冷定成膏，摊油纸上。将疮洗净，将药贴上，用油纸三五层包住，不着风十日即好。虽远年者，神效。

又方

赤石脂　龙骨　血竭　乳香　没药　滑石　明府骨①　黄柏末　冰片　白石脂各等分

上为末，热汤洗净付之。

又方

斑蝥一个　紫苏二钱　乳香少许　甘草少许　甜茶二钱　龙骨少许　菊花二钱　榆叶六十七片，晒干

上用水一大碗，将前药并榆叶同投瓦罐内煮半日，将榆叶捞起，放净土地上片时，候干收藏，药水不用。凡疮，先用葱盐汤洗净后，用叶贴上一二日换。若疮边肉色紫黑，是将愈之验也。

又方

轻粉　乳香　没药　血竭　龙骨各一钱　黄柏五分　黄连五

① 明府骨：即海螵蛸。明府是指产地舟山属明州府。

分　甘草三分

上共为细末，用黄蜡一两、真麻油五钱熬化，倾磁器内成膏，再将药末入油蜡内，量疮大小，分作饼子贴之。每日用浓茶加盐少许，洗三四次。

治下疳疮

用轻粉一味研细，干掺之，即结干靥而愈。

又方

轻粉二钱　海螵蛸少许　飞白矾少许　珍珠三分

上为细末，温水洗净，糁上。

又方

孩儿茶　乳香　没药不见火　官粉炒过　麝香少许　龟骨　红褐烧灰，新的好　五倍子　珍珠炒过　象牙各等分

先用地骨皮煎汤洗净，然后上药。干者用香油调搽，湿者干糁。

又方

牡蛎　龙骨　赤石脂各一钱　麝香二分

上为细末，凡疮干者用香油调搽，湿者干搽。

又方

孩儿茶三分　冰片半分　血竭　乳香　没药　赤石脂各一分　炉甘石二分

上为极细末，糁患处①。

又方

用黄蔷薇叶，不拘多少，焙干，为极细末，洗净敷上。

---

① 处：此后嘉靖三十七年本、日本抄本、《摄生众妙方》卷八有“包裹”。

治走马疳

龙骨　赤石脂　老鸦用头，烧灰　飞矾　麝香　官粉各等分

上为细末，干者用香油调搽，湿者干搽。

治一切瘰疬鼠疮

僵蚕　赤小豆　甜瓜蒂　麻雀粪　磨刀泥　虎皮斑蝥各等分

上共为细末，每服二钱，四更空心无根水送下，三个时辰为度。如不行，三日后再一服。忌一切发物。止用米汤，不可用冷水。

又方

乌鸡子七枚　斑蝥四十九粒，去头、翅、足

每鸡子一个，破顶，用箸搅匀，入斑蝥七粒，以纸糊盖饭上蒸熟，取开，去斑蝥，食鸡子，煎五积散咽下，日服之，不过四五个。已破者生肌，未破者自消。忌鸡、鱼、煎炒。

又方

天麻子去壳

用新瓦炒微黄，临卧以白酒浆吞七丸至九丸，不数日愈。

夏枯草汤　治瘰疬马刀，不问已未溃，或日久成漏。

用夏枯草六两，水二钟，煎至七分，去渣，食远服。此生血、治瘰疬之圣药。虚甚，当煎浓膏服，并涂患处。多服益善，兼十①全大补汤加香附子、贝母、远志尤善。

疥疮方

槟榔七个　硫黄一两　飞矾一钱　轻粉五分　川椒三钱

上为末，等分。将滚汤放温，洗囊物，拭干，用前药以香油调匀，付囊下令遍，四五次即愈。妇人擦在尾尻骨上。男用

① 十：原无，据嘉靖三十七年本、日本抄本、《摄生众妙方》卷八补。

左手、女用右手敷擦，擦后勿洗手。

大枫膏　治疥疮最效。

大枫子四十九个　杏仁四十九个　川椒　枯矾　轻粉　樟脑　蛇床子各三钱　柏油烛①三两

先将诸药研细，入柏油烛同研涂之。

又方　治一切干湿疥癣并脓窠烂疮。

大枫子连壳二两，去壳用　枯矾四钱　樟脑三分　蛇蜕火煿②存性　蜂窠火炼存性。各三分　水银五钱　柏油烛四两

先将大枫子诸药为末，次入柏油烛③，次入水银，同研匀，涂付。

又方　治效同前。

水银一钱　生矾三钱　柏油烛九钱　松香五钱

上如前法制研，黑色为度，疥癣抓破付之。

又方

槟榔　苍术　柴胡　人言　硫黄　花椒　飞矾　大枫子

上为细末，香油熬搽。

又方

大枫子　樟脑各三钱　水银一钱　枯矾七分　黄柏八分

先用黄柏研细，次研大枫子如泥，和水、矾、柏再研匀，后入樟脑研合，湿润擦疮上。

---

① 柏油烛：由乌柏子油制作的蜡烛。《本草纲目》卷六“火部”释“烛烬”曰：“烛有蜜蜡烛、虫蜡烛、柏油烛、牛脂烛，惟蜜蜡、柏油者，烬可入药。”汪曰桢《湖雅》卷八：“中置烛心，外裹乌柏子油，又以紫草染蜡盖之，曰柏油烛。”

② 煿：日本抄本、《摄生众妙方》卷八作“炼”。

③ 柏油烛：原作“柏烛油”，据本方药物名称改。下方“柏烛油”同此例改。

洗疥方

大黄　黄芩　荆芥　当归　芍药　川乌　黄连　草乌各五钱　甘草三钱　威灵仙一两

上用水一桶煎洗。

熏疥方

艾二钱　木鳖子二个　硫黄一钱　砒一分五厘

上为末，烧烟入被内，熏疥即愈。

治诸般疥癞疮

蛇床子一斤，为末　大枫子取肉，四两　白矾五两，为末。疼则少用　槟榔一两，为末

上香油半斤调搽。小儿头疮，少加松香、轻粉。

鼠癣方

雄黄　防风　苍术　柴胡　巴豆去油净　轻粉

上为细末，香油调搽。

癣疮方

枯白矾二钱　樟脑一钱

上为细末，酸醋调匀，将疮擦去皮，以前药搽之。

洗癣疥方

苦参　川椒

熬水洗神效。

又方

川槿皮四两　滑石　白薇各一两　斑蝥三十个，去头、翅、足　地龙肝五钱　青娘子　红娘子各二十个　鹰米白二钱

上用井花水调，厚敷癣上，多年[①]者三五次，年近者一二次即愈，再不发。

治癞风疮方

擦药

胆矾　明矾飞枯。各一两　水银二两

上二矾不着铁器，石钵中研极细和匀，并作一分。制时不许妇人、鸡、犬等见。水银另作一分，各贮磁罐内。视人强弱用药多寡，如极强壮者，其矾多不过五钱，极怯弱者，少不下三钱。三日三次，俱于午前擦之，次两日每日减去一钱，其水银六分如数渐减，同矾入磁盏内，将麻油用竹片搅和厚糊，使水银一星不见，与矾为一色而止。视疮上下体、多寡，中画大小半。如上体多用大半，少用小半；下体多用大半，少用小半。先将右手掠药抹左足心擦起，随以左手掠药抹右足心，两手轮流，交相递换。患者无力不能，令人代之。尽其半药，用纸裹足，即以被覆下体而坐，然后自左手心以及右手心轮流如擦足法，以多擦为上。药尽即仰卧，覆被操手掩脐，帕裹其额。随天炎凉，用被厚薄；视人强弱，取汗多寡。次二日亦然。三日三餐，止许一味淡白粥，虽一菜亦不可用。择精室遮密，设榻下帷，不许透风，水火、饮食俱在帷内。如口齿发瘇[②]出涎，用清凉茶或绿豆汤漱吐，三日后，其疮自干脱靥，煎汤熏洗。人弱，则间一日。

---

① 年：原作“生”，嘉靖三十七年本缺，据日本抄本、《摄生众妙方》卷八及文义改。

② 瘇：肿胀。宋·司马光《答李大卿书》：“中冷则为羸瘠，面瘇外热。”《西游记》第五五回：“又不瘇不破，怎么贴得膏药？”清·蒲松龄《聊斋志异·娇娜》：“生胸间瘇起如桃，一夜如碗，痛楚呻吟。”

洗药

石菖蒲　何首乌　防风　荆芥　刘寄奴　苦参　甘草　铁脚威灵仙

上八味，各三两，不犯铁器，㕮咀为片。用水二斗，砂锅内煎至一斗半，烧一鹅卵石在灶，就于卧室中用芦席围盖木盘①，止留一角，倾汤出入，随即掩之，患者跨坐盘上。汤气稍缓，避于盘旁，将前烧红鹅卵石投入，使汤气发，仍坐盘上，熏蒸透彻。汤可入手，濡布淋洗净拭，易衣，床榻铺盖，俱不用旧者。是日煮鸡汤米饭啖饱，惟羊肉、烧酒当忌百日，余无不可食者矣。大抵此药功在发汗，而口出恶涎，齿根发瘇，腹泻恶积，旧曾受轻粉毒者，亦并去之，真仙方也。

治天蛇头毒疮

昔会水湾陈玉田妻患此疾，一老翁用水蛇一条，去头尾，用中腰一段如手指长，剖去骨肉，不令病者见，用皮包手指自然紧定，用纸裹之，顿觉半身皆凉，其疮即愈。数日后病者方见之，急扯去蛇皮，手指有一沟如小绳，然视蛇皮内宛有一小蛇，头眼俱全，可怪也。

治赤白汗斑

灸夹白穴即愈，或以针刺出血亦愈，此试验者。夹白穴，先于两乳头上涂黑，令两手直伸夹之染黑处，即是穴也。

治便毒方

以大蜘蛛一个樁烂，用生白酒泡服即愈。

---

① 盘：嘉靖三十七年本缺，日本抄本、《摄生众妙方》卷八作“盆”。后同。

又方

用鱼胶熬化，摊在桦皮上，贴患处即愈。

治对口疮

皂角针　金银花　防风各一钱　甘草八分　乳香　没药各五分　陈皮　知母　天花粉　白芷　当归　连翘　川山甲　赤芍药各一钱

上用水一碗，酒一盏，煎至七分，温服。

又方

用人脑骨烧成灰，为细末，掺上，三五日立效。

治热汤疮

用水里青苔，阴干为末，无根水调搽患处。

治汤火疮

用螺蛳壳多年干白者，火煅为末。如疮破，用干糁之；如不破，轻粉清油调傅之。

治坐板疮痒者

用丝瓜皮阴干，为细末，烧酒调搽。

神异散　治鱼口便毒疮。

金银花　天花粉　木鳖子各一钱　甘草二①分　连翘　黄芩各八分　栀子七分　川山甲二钱　皂角针三钱　木香五分　大黄三钱

上用水一钟，煎至半钟，入黄酒一盏，煎三五沸，空心温服。

又方

沉香　木香各三分　麝香一分　丁香一分　藿香一钱　独活　寄生　连翘　大黄　射干　木通　皂角刺　羌活　升麻各一钱

① 二：嘉靖三十七年本、日本抄本、《摄生众妙方》卷八作“三”。

没药　甘草各五分　金银花

上用水一钟半，煎至七分，食前温服。

蝼蛄疮方

猪蹄甲烧灰

灯盏内油调搽。

黄香膏　治黄水肥臁等疮如神。

百草霜　香油　桐油　黄香　乳香　没药

上为末，合和，煎成膏，搽患处。

治秃疮

巴豆十粒，去油　甘草三两，为末　真香油三两

上调搽。马癞亦治之。

治湿疮膏

黄蜡一两　猪胆二个　头发一团　轻粉二钱　香油一两

先用香油熬四五沸，然后下黄蜡，又熬五六沸后，下头发，慢火熬，用槐柳枝不住手搅，候发消化，有渣滓取出，后下轻粉，略熬一时，倾入磁器或茶瓯内，用冷水浸少刻许成膏。不拘远年近日，一应膝下、足心、足背湿毒疼痛不可忍，难于步履者，随疮之大小摊贴之。不日间毒水流出，拭干，加药再贴，即生肌布肉，疮口渐收，奏效矣。

治暑月疖毒

用槿树花捣①敷最妙。

治冻疮

用茄子根浓煎汤洗，并以雀儿脑髓涂之。

---

① 捣：原为墨钉阙字，据嘉靖三十七年本、日本抄本、《摄生众妙方》卷八补正。

贞　集

卷之九

眼目门

丹溪曰：目病属风热血少，目得血而能视。神劳目者，神之主肾虚也。河间曰：在腑则在表，当除风散热；在脏则为里，当养血安神。如暴失明昏涩，翳膜多泪，斑入眼，皆表也，风热也。

洗肝[①]汤　治肝实眼。

人参　黄芩去黑心　赤茯苓去皮　山栀仁　川芎　柴胡去苗　地骨皮　甘菊花　桔梗炒。各二两　黄连去须　甘草炙。各半两

上㕮咀，每服三钱，水一盏，入苦竹叶七片，煎至七分，去渣[②]，食后服。

甘菊汤　治内外障翳，一切眼疾。

甘菊花　升麻　旋覆花　石决明　芎䓖　大黄炒。各半两　羌活去芦　地骨皮　石膏碎　木贼炒　青葙子　车前子　黄芩去

① 肝：原作“肠”，据原目录、嘉靖三十七年本、嘉靖四十年覆刻本、日本抄本改。

② 渣：嘉靖三十七年本、嘉靖四十年覆刻本、日本抄本作“滓”。

黑心　防风去芦　栀子仁　草决明炒　荆芥穗　甘草炙。各一两　黄连去须，一分

上剉碎，每服三钱，水一盏，蜜少许，同煎至七分，去渣，食后、夜卧温服。

羚羊角饮　治眼渐暗及睹浮花，恐变成青风内障。

羚羊角镑　羌活去芦　人参　车前子　玄参　地骨皮洗。各一两

上剉碎，每服三钱，水一盏，煎至七分，去渣，食后温服。

连翘饮子　治目中溜火，恶日与火，隐涩，小角紧，久视昏花，迎风有泪。

连翘　当归　红葵花　蔓荆子　人参　甘草生用。各三分　柴胡二分　升麻一钱　黄芩酒制　黄芪　防风　羌活各五分　生地黄三分

上剉碎，每服五钱，水二盏，煎至一盏，去渣，食后稍热服。

清肝①明目饮　清头目，聪两耳。每月初三、十三、二十三合服，一月，头目自清，两耳自聪，神思爽快，眼无涩滞。

防风去芦，六分　羌活四分　黄连酒洗蒸过，六分　当归身酒洗，一钱　生地黄酒洗，一钱　白茯苓去皮，七分　人参　川芎各六分　甘菊花野者不用，五分　草决明五分，研破　甘州枸杞八分　莲心②家者，二分

上咀片，每一帖，用水一钟半，煎至八分，去渣，临卧徐

---

① 肝：原作“汗”，形近而误，据嘉靖三十七年本、嘉靖四十年覆刻本、日本抄本改。

② 莲心：原作“连心”，嘉靖三十七年本、嘉靖四十年覆刻本、日本抄本同。方中已有黄连六分，据方义主治当作“莲心”，故从改。

徐温服。渣再煎，次服。

育神夜光丸

当归全，用酒浸洗　远志以甘草水煮，捶去心　牛膝去芦，怀庆者佳　地骨皮去梗，用水洗净　菟丝子捣去灰土，酒浸，净，再以酒浸经宿，加酒煮烂，捣成饼，日暴干，入药　生地黄怀庆者，酒洗净浸烂　熟地黄怀庆者，酒洗净，浸烂，同生地黄木臼内捣成膏　枳壳去瓤，麸炒　甘州枸杞　甘州菊花去梗

上各等分，为末，入前药，炼蜜丸如梧桐子大。每服五六十丸，空心用盐汤、食后温酒、临睡茶清送下。

神应八宝丹

炉甘石一两，煅，用童便浸七次，七煅为灰，擂细，水飞净　黄丹一两，乳过，水飞　明矾一两，生用，为末　乳香三钱，用灯草同为末　麝香三钱　珍珠五钱，用蚌蛤盛之，以铁线缚合，火中煅过为末　朱砂五钱，二钱半入药内，二钱半为衣，乳极细末，水飞过　片脑三钱

用真蜜一两半，以铜锅熬，去膜，丝绵滤过，先下砂、麝、珠、矾、丹，次下脑、石，俱完，随热丸如黄豆大，少冷既成块，不就。修药之日，用天色晴明，成开收吉辰，或清明、端午、中秋、重阳四节。切忌生人、女子、鸡、犬、污秽之地，须洁净，两人方能成就。用磁罐盛多年，愈坚愈好，以井花水浓磨，点之立愈。

生熟地黄丸　治风热之甚，瞳子散大，视物生花。此血虚阴弱，当养血凉血，收火之散，除风之热，则愈矣。

人参二钱　甘草炙　天门冬汤泡，去心　地骨皮　五味子　枳壳炒　黄连各二钱　当归身酒洗，焙干　黄芩各五钱　生地黄酒洗，七钱五分　柴胡八钱　熟地黄焙干，一两

上俱为细末，炼蜜为丸如梧桐子大。每服一百丸，白汤送

下，日进二服。此法一补一消，取饮食缓化，不令目伤。东垣加陈皮一两，苍术枳橘丸，治老幼元气衰弱，饮食少进。

眼药方

炉甘石四两　防风　荆芥　黄连　黄柏　黄芩　菊花各四两　胡黄连一两

共用水五碗半，煎至二碗，澄放碗内，将炉甘石烧红，浸九次，焙干用听。

配合：制过炉甘石三钱　片脑三分　朱砂六分　硼砂二分　白丁香一分

共为极细末，再研一日，收入磁罐，听，点诸风热内外障①眼。

光明眼药方

熊胆一钱　片脑一钱　胆矾一钱　硇砂五分②　枯矾二钱　五灵脂三分，水飞过　老鸦翅十根，去绒，新瓦上烧灰

共为细末，分一半，用乳汁调于碗内上下，用无油铁锅底，用面固济碗口，炭火锅下底烧，待碗热取药，和不煎半生药，细研为末，用童子便为丸如麦子大，用时以乳汁调开，点眼③极效。

又方

炉甘石二两，火煅七次，艾醋汤内研之。一两　乳香竹叶上炙　没药　雄胆　辰砂　轻粉　硼砂　胆矾　白蝎帛④罗过，各一分半　麝香少许　片脑三分

---

① 障：嘉靖三十七年本、嘉靖四十年覆刻本、日本抄本作“瘴”。

② 五分：嘉靖四十年覆刻本、日本抄本作“一钱”。

③ 眼：原作“根”，嘉靖三十七年本、日本抄本作“服”，文义均不顺，据嘉靖四十年覆刻本改。

④ 帛：原作“白”，嘉靖三十七年本、嘉靖四十年覆刻本、日本抄本同，文义不顺，据《摄生众妙方》卷九改。

上为极细末，帛罗过，装瓶内，点百种眼疾。

又方

宋真宗皇帝敕封琼液膏，治远年近日一切不疗眼疾，功速如神。

熊胆一钱　牛黄一钱　龙脑半钱，为末　蕤仁一钱，去皮　硼砂一钱，为末　黄连　蜂蜜各一两

上熊胆、牛黄、蕤仁、黄连四味，用长流水二大碗，于磁器内熬至半碗，用重绵滤过，去渣，入蜜，再用文武火熬至紫色、蘸起牵丝为度，不可太过不及，取出，入硼砂、龙脑末和匀，磁瓶内封固，入土埋七日，出火气。每用铜箸少许点于患目内，瞑目片时，候火性过，日点三次。仍忌动风热物。

眼药方

用蜂蜜半斤，小铜锅内干柴火煅炼，槐条一枝不住搅，起紫色拳块，后入真黄丹飞过二钱，尝其味，甜少酸苦多，入水一小碗，再炼再搅，候末泡平为度。外用细生绢一层，内用薄绵纸一层，于磁碗内滤极净，小磁瓶内盛之，木筲衬生绢封口，黄土地内埋三日，取出。每日取少许，入小盏内，鸡翅毛一根，去其余毛，止留颠末者一指头大，取药时时点之，日中无事可点六七次，夜点三次。如眼涩糊热，水洗之，洗毕再点。如眼胞红烂，细研轻粉一麦粒；有瘀肉，细研硇砂一麦粒；云翳，细研胆矾一麦粒。各入小盏药内，与药轮点为妙。黄丹用水飞二次，每用小磁酒钟盛小①许，点尽再取，则瓶内药不坏。仍用一磁碗，盛黄泥半碗，将酒磁钟坐于内，则药不干，上用纸盖。

① 小：嘉靖三十七年本、嘉靖四十年覆刻本、日本抄本作“少”。

又方

秋间取有柄小葫芦或小药葫芦，阴干，于吃紧小处锯断，内挖取一孔如眼孔大。如眼有瘀肉、血翳，将眼皮上下用手挣开，将葫芦孔合定，初虽甚痛苦，然瘀肉、血翳皆渐下，不伤眼。

又方名拨云散

炉甘石五分，云南产者方佳。用煎银砂锅火煨，如煎银样，不用盖，煅令黄色，取出，童便淬之，再煅再淬，以尽童便为度，晒干，研极细末，纸罗二次方用　片脑一分，同甘石研极细

二味和匀，用银簪点眼角，不问远年近日，昏花赤暴，风烂眼疾，治无不效。若加空青二分在内，虽十数年盲瞽及胎痘瞎眼，服之皆可[①]复明，神妙无比。

又方

用王瓜内盛皮硝，吊在背阴，瓜旁硝自出，用调温水洗眼，光明。

又方

治时行害眼并风眼有泪者，用皮硝六钱，水一瓯，煎七分，候冷定，洗眼，每日洗数次，眼如童子明。每一月煎一遍。

又方

用朴硝。

又方

好鸡爪黄连剪碎洗净，同白矾少许，用红枣一枚去核，将二味盛入枣内，湿纸包裹，慢火煨熟，矾化取出，黄连浸人乳内，点眼，妙不可言。

---

① 服之皆可：嘉靖三十七年本、嘉靖四十年覆刻本、日本抄本及《摄生众妙方》卷九作“皆”。

又方名猪鬃①散

珍珠五分，烧存性　炉甘石童子便淬九次，净用，五钱　铜绿五分　飞矾　熊胆各五分　蕤仁三分　胡椒　飞黄丹　硇砂各五分　鸦翅十二根　皮硝五分

上为末，帛罗过极细，用猪鬃一根，点眼四角。

又方

光明子五钱，水飞为末。出四川，透明白色者是真的　胆矾五分②　老鸦翅十根，烧灰

上研极细末，用铜箸点一切眼疾，去翳，一日三次点之。

又方

抱鸡子内白皮，剪碎，焙黄色　炉甘石童便淬九次　海螵蛸各一钱　黄丹一钱二分五厘　蕤仁一钱　片脑五分　硼砂一钱　木贼五两，取净末，一钱二分　麝香二分

上各味，另研极细末，合为一处，用黄蜡一两熔开，入药末搅匀，用金石磁器内盛之，务令洁净。每用米大一粒，按作薄片，入眼内，重者二日一换，轻者五日一换，效不可尽述。

耳　门

丹溪曰：耳乃肾之窍，其心肾二经虚则耳鸣，是足少阴之气不能上腾，乃本窍失其原委，故气不顺而鸣也。亦有胃气不升而鸣者，久而不疗，则气不应，而变为聋。法当和补心肾，升提胃气，如枸杞、黄柏、升麻、人参、黄芪、菖蒲、川芎、

---

①　鬃：原作“猔”，文义不顺，据文义改。嘉靖三十七年本、嘉靖四十年覆刻本、日本抄本、《摄生众妙方》卷九作“猔”。下文同。

②　五分：原缺，据嘉靖三十七年本、嘉靖四十年覆刻本、日本抄本、《摄生众妙方》卷九补。

白术、蔓荆子、芍药、陈皮之类。

蔓荆子散 治上焦热，耳鸣而聋及出脓汁。

炙甘草 升麻 木通 赤芍药 桑白皮蜜制 麦门冬 生地黄 前胡 甘菊花 赤茯苓 蔓荆子各五分

上细切，作一服，生姜三片，大枣一枚，水一盏半，煎至一盏，去渣，食后服。

黍粘子汤 治耳痛生疮。

昆布 苏木 生甘草 蒲黄 草龙胆各二分 黍粘子 连翘 生地黄 当归梢 黄芩 炙甘草 黄连各三分 柴胡 黄芪各四分 桔梗一钱半 桃仁三个，去皮、尖，另研 红花少许

上细切，作一服，水二盏，煎至一盏，稍热，食后服。忌寒药，利大便。

治耳鸣风热上拥方

苍术一钱五分 防风 荆芥 蝉蜕各一钱 川芎 僵蚕 陈皮 白茯苓 瓜蒌仁各五分 黄芩 细辛各三分

上水二钟，煎至七分，食前服。

透耳筒 治聋因肾虚，耳中如风水钟鼓声。

椒目 巴豆 菖蒲 松脂各一钱

上为末，摊于纸上，薄薄卷作筒，塞耳内，一日一易①。

一方同，以蜡为丸如枣核，塞耳中。一方无松脂。

通耳丸 治卒聋及肾虚，耳内作风水钟鼓声。

川山甲用大片，以蛤粉炒赤色，去粉 蝎梢七个 麝香少许

上为细末，以蜡入麻油一滴为丸，绵裹塞耳内。

---

① 易：嘉靖三十七年本、嘉靖四十年覆刻本、《摄生众妙方》卷九同，日本抄本作“夜”。

麝香散　治耳虚鸣。

麝香五分　全蝎十四个　薄荷十四叶，裹麝香、全蝎，瓦上焙干

上为细末，滴水捏作锭子，塞耳内，极妙。

通灵丸

松香五钱

放在铁锅内熔化，用巴豆二十颗为末，入松香内，用葱汁为丸如莲子大，用丝绵裹塞过夜。如左耳聋，塞右耳；右耳聋，塞左耳；双耳俱聋，次第塞之。其效如神。

耳疳散　治小儿大人聤①疳出脓及黄水。

白矾枯，五分　麝香五厘　胭脂胚二分半　陈皮烧灰，五分

先用绵枝子缠去脓，另用别绵枝子送药入耳口。

鼻　门

丹溪曰：鼻为肺之窍，因心肺上病而不利也。有寒有热，寒邪伤于皮毛，气不利而壅塞，热壅清道。寒则表之，热则降之。

鼻渊，胆移热于②脑，则辛频鼻渊，通圣散一两加薄荷、黄连各二钱半。

犀角地黄汤　治鼻血不止，立效。

犀角一两　生地黄　熟地黄　牡丹皮　白芍药　蒲黄　栀子　郁金　生末水即童便　黄柏　黄芩以上各五钱

上㕮咀，分作五服，水二钟，煎至一钟，温服。

① 聤：原作“停”，嘉靖三十七年本、嘉靖四十年覆刻本、日本抄本同，文义不顺，据前后文义改。

② 于：原作“如”，据嘉靖三十七年本、嘉靖四十年覆刻本、日本抄本及《素问·气厥论》改。

又方

用生葱管内涎水，吹入鼻内，立效。且觉血从脑顶散下。

左孔流，用线将左手中指根紧扎；右孔流，扎右手中指，血止。

又方

多年陈荆芥穗，灯烟上燎焦黑色，存性为末。每服三钱，童便调下。

又方

用人头发一握，捻紧，灯上烧焦出油，衄血时塞鼻孔。

赤鼻方

雄黄五钱，用透明成块、无石红色者为佳　硫黄五钱　陈水粉二钱，真正者

共为细末，合一处，用头生男乳汁调敷，不过三五次即愈。

治鼻不闻香臭[①]

细辛　白芷　防风　羌活　当归　半夏　川芎　桔梗　陈皮　茯苓各一钱　薄荷三钱

上㕮咀，用水二钟煎服。

口疮门

丹溪曰：口疮服凉药不愈者，因中焦土虚，且不能食，相火冲上无制。用理中汤，人参、白术、甘草补土之虚，干姜散火之标，甚则加附子，或噙官桂亦妙。

既济丹　治口生疮。

干姜　黄连等分

① 臭：原作“嗅”，据原目录改。

为末，搽上流涎即愈。

又方

甘草　干姜等分

为末，搽上流涎即愈。

又方

黄连　细辛等分

为末，搽上流涎即愈。

又方

黄连一两　福建靛花三钱

上共为末，拌匀，盛于磁器内，夜间敷患处，立效。

治口疮喉闭乳蛾之症

胆矾一钱　熊胆一钱　广木香三分

通为细末，以木鳖子一个，去壳，磨井水，以鹅翎蘸药敷之，一二次即愈。

又方　项颈浮肿，外用敷药。

大黄一两　榆树皮五钱　皮硝三钱

共为细末，用醋水各一半，调敷周围，自散。

治舌上大人小儿疮肿神效

用雄鸡肫内黄皮数个，以瓦焙干，和硼砂三分，乌丁泥五分，黄连五分，共为末，擦舌疮上即愈。

牙齿门

丹溪曰：牙疼者，乃属阳明胃经也。风热上侵，则有所感，而举之有热、有风、有寒、有虫、有湿热。

一笑散　治虫牙疼痛不可忍。

目椒为末，以巴豆一粒研成膏，饭丸如蛀孔大，绵裹安于蛀孔内。昔有乐清子患此，号呼之声彻于四邻，诸药不效，用此愈。

羌活散 嗽牙药，去风止痛。

薄荷 羌活二钱 大黄一钱

上用水二钟，煎至一钟，去滓，温嗽，冷吐之，咽亦无妨。

又方

川乌草乌与防风，荆芥薄荷紫苏同。

半夏甘草同黑豆，艾叶花椒水三钟。

煎至七分来漱口，牙齿疼痛永无踪。

一方

用皂角一枚半，截去瓤实，以青盐火内煨，青烟起，取出捣烂，用极沸滚水泡，嗽口中。

又方

好信不拘多少量，加黄丹少许，以黄蜡熔成一块，旋用旋丸如黄豆大，用白薄丝绵包裹留尾。如右牙痛则塞右耳，左牙痛则塞左耳，两牙俱患则两耳俱塞，必深入耳窍，一夜其虫尽死，一生永不复痛矣。

加味赴筵散

良姜 草乌去黑皮 荆芥穗 细辛 乳香另研 香白芷 真川椒去目 僵蚕 猪牙皂角去弦

各等分，为末。每用少许擦于患处，上下牙咬定，有涎吐出，不得吞咽，良久，其痛即减。

又方

旱莲草三两半。此草有二种：一种是紫菊花，炉火客用之；此种本草名鲤肠草，孙真人《千金方》名金陵草，浙人谓之莲子草，其子若小莲蓬故也 芝麻苹三两，压油芝麻枯饼是也 诃子二十个，并核剉 不蛀皂角

三锭　蚕砂二两　青盐二两半　升麻三两半

上为末，醋打薄糊为丸如弹子大，捻作饼子，或焙或晒，以干为度。先用小口磁瓶，将纸筋泥固济，暴干，入药在瓶内，煨灰火中，烧令烟出，若烟淡时，药尚存性，急取退火，以黄泥塞瓶口，候冷，次日出药，旋取数丸，旋研为末。早晚用如擦牙药，少候片时，方用温汤灌嗽，久用功莫大焉。

固齿延寿膏　此膏专贴龈宣齿槁，黄黑腐败，风虫作痛，腮颊红肿，大有奇功。久贴坚固牙齿，驱逐垢腻，益肾气，长养津液，壮骨强髓，添精倍力。

珍珠五钱，绢袋盛之，豆腐一方中作一小孔，将珠入孔内，上面亦将原腐盖之，放在锅内，用线悬锅上，不可落底，恐伤珠之元气，桑柴火煮一炷香为度，听用　雄鼠骨五钱。用腊月内雄鼠一只，面作饼，将鼠皮肉包裹在内，外面用盐泥复包，阴干，入灰火内烧红为度，冷定，打破，取骨收之，听用　秋石三钱　破故纸炒香，净五分，忌铁器　青盐三钱半　香白芷五分　大小皂角五分　细辛三分，水洗净①，晒干　龙骨用面作饼包裹，外面用盐泥复包，阴干，入灰内，火烧②红为度，冷定，打破用骨，五钱　鹿角霜五钱。鹿角或三十斤，锯作一寸长块，用篓盛之，放在长流水中浸三日夜取出，别洗洁净。用楮实子一两，桑白皮共一炒锅内，将盖上中作一小孔，孔中陆续添滚热水，不可入冷水，锅盖周围封固，不可泄气，用桑柴火煮三昼夜，听用　沉香二钱　广木香二钱半　南川芎　熟地黄怀庆者　乳香　没药　白芍药　当归各一钱　阳起石五钱　象牙作末，五钱

---

① 净：原缺，据嘉靖三十七年本、嘉靖四十年覆刻本、日本抄本、《摄生众妙方》卷九补。

② 灰内火烧：嘉靖三十七年本、嘉靖四十年覆刻本、日本抄本、《摄生众妙方》卷九作“灰火内烧”，义胜。

另白蜡五钱

上各味，另研极细末，俱各作二分，用蜜煎罐一个，先将白蜡化开，后次[1]下一分药面，桑柴文火熔开蜡，将药搅匀，外用呈文纸二张，将前药一分散在纸上，用手擦磨药面在纸上下周围，后将罐内药火化开，搅匀，倾在纸上，用熨斗文火熨化，上下周围俱用药汁走到，用刀切作条。临卧贴在牙上下一夜，明日清晨将药条取出，其条就黑，牙齿坚固。

又方

龙骨　官粉　黄蜡各五钱　珍珠　秋石　阳起石　鼠骨腊月内者　象牙　大小皂角以上各一钱　麝香少许

共为细末，用蜜煎罐一个，用文武火先将蜡化开，次徐徐下众药，后下官粉，均匀摊在纸上，用熨斗文火熨化，遍润周围，将纸用刀切作条用之。临睡时取一条，将有药一面贴在牙龈上，次早取看有黑处，乃其验也。

牢牙定痛散

珍珠　琥珀　龙骨　象齿不用牙　定粉各一钱

上五味，为细末，先将槐、柳枝各半，烧灰二升，淋水一碗于小铁锅内，入黄蜡一两，火熬水尽为度。仍将蜡熔开，投前五味药末于内，成膏，用厚纸热铁锨上摊成蜡纸，裁作四分阔四寸长条子。临卧贴牙上，天明除之。痛者即止，动者不过五六次，牢固如初，神效。

青白散　治一切牙疼。

青盐二两　白盐四两　川椒四两，煎汁

---

① 后次：嘉靖三十七年本、嘉靖四十年覆刻本、日本抄本、《摄生众妙方》卷九作“次后”。

上以椒汁拌二盐，炒干为末，擦之，永无齿疾。以嗽出水洗目，亦无目疾。

羊骨散 治肾虚风热牙疼。

羊胫骨烧灰存性，四两 升麻五钱 生地黄五钱 梧桐木律三钱 黄连一钱① 龙胆草少许

上为末，入石膏末五两擦牙，用水嗽极妙。或以寒水石代石膏用，亦可。

又方 治风蛊牙疼。

芫花 小麦 细辛 花椒 蜂房 盐各一钱

上用水煎滚，嗽之勿咽。

又方

胡椒九颗 绿豆十二粒

上用布囊裹，击碎，以丝绵包作一粒，痛牙上下咬定，良久吐出涎沫，立愈。虫孔中以硇砂填塞，尤妙。

又方 阳明引经之剂，不拘风虫等牙，皆可。

牡丹皮 升麻 当归 生地黄 黄连各等分

上用水二钟，煎至八分，温服，嗽口吞下。

又方

用肥皂一个，去瓤，内入山赖②、甘松各三分，花椒、盐不拘多少，以塞肥皂，孔满为度。外用面包裹，以火③炼红，

---

① 黄连一钱：嘉靖三十七年本、日本抄本、《摄生众妙方》卷九同，嘉靖四十年覆刻本无。

② 山赖："山柰"别名。

③ 以火：嘉靖三十七年本、嘉靖四十年覆刻本、日本抄本、《摄生众妙方》卷九无。

取出，研为细[①]末，每日擦牙，风虫牙痛俱止。

又方

熊胆三钱　片脑四分

上为末，用猪胆汁调搽痛患处。

又方

细辛　猪牙皂角　白芷各一钱　防风五分

上为细末，用柳枝煎汤，嗽口吐出，用手蘸末，搽在牙痛处，立效。

又方　治牙龈[②]肿痛。

川朴硝一钱　朱砂半分　白净石膏一钱五分　樟脑四分

上为细末，用温盐汤嗽口吐出，用手搽于肿痛处，合口有痰涎吐出，立效。

又方

用猪牙皂角一个，于门槛上砍作两截，以酸醋一盏煎滚，候温，嗽之神效。

治牙龈肿烂出臭水

用芥菜秆，烧灰存性为末，敷之即愈。

牙疳方

乳香　没药　孩儿茶[③]　水花朱　珍珠各等分

上为末，擦患处，温水嗽之。

① 细：嘉靖三十七年本、嘉靖四十年覆刻本、日本抄本、《摄生众妙方》卷九无。

② 龈：嘉靖三十七年本、嘉靖四十年覆刻本、日本抄本、《摄生众妙方》卷九作“根”。

③ 茶：原无，据嘉靖三十七年本、嘉靖四十年覆刻本、日本抄本补。

擦牙方

牙皂去弦　生姜　升麻　熟地黄　细辛去叶　木律　旱莲　晋盐火煅　荷叶　槐角子各等分

上为细末，每日擦牙，能固齿黑须发。

又方

用骨碎补一味，白水洗净，铜刀切片，用铜锅炒，用槐枝不住手搅炒，冷后又上火炒，微枯黑色，又住火，冷后又上火炒，老黑色，取起。研末擦牙，极能坚骨固牙，益精髓，去骨中毒气及筋骨中疼，治牙则其痛再不复作，牙将落动摇者，数擦立住，再不复动，经验如神。

又方

用好软石膏一两，火煅红，入淡酒中淬过为末，入防风、荆芥、细辛、白芷各五分，为末，时时用之。软石膏淬过后，铺于净地纸上，碗盖出火气。此方治胃经风热牙痛，甚妙①效。

又方　乌须固齿补肾。

当归酒浸，去芦　川芎不用西芎　香附子去毛　荆芥去梗　白芍药　枸杞子出甘州者　青盐　熟地黄　川牛膝酒浸。各三两

上为细末，用米一升半煮饭，将前药拌匀，分作七团，阴干，置桑柴火烧灰存性，研为细末，铅盒盛之。每清晨鸳鸯手擦牙二次，药与水咽下。年老牙齿不②落，极妙。

又方

七月间取旱莲草连根一斤，用无灰酒洗净，用青盐四两淹

---

① 妙：嘉靖三十七年本、嘉靖四十年覆刻本、日本抄本、《摄生众妙方》卷九无。

② 不：此前嘉靖三十七年本、嘉靖四十年覆刻本、日本抄本、《摄生众妙方》卷九有“不疼”。

三宿，取出油腻，锅中炒存性。炒时将原汁旋倾入，炒干为末。每日清晨用一钱擦牙，连涎咽之。

又方

赤旱莲草，采之，阴干，剉[①]碎，用好酒浸一日夜，用烧红新瓦煅存性，为末。白者并头不用。

青盐有泥，用水淘净，煎成盐，用新瓦炒，与旱莲末均调。自四十后，晨起擦牙，嗽服之，须发不白。

又方

用旱莲草捣汁，和盐煎成饼，又碾为末。每日擦牙，嗽服之。

又方

没石子四钱，有眼者　熟地黄一两五钱，酒浸三宿，砂[②]锅焙干　破故纸一两，火焙，破肚，用砂锅炒　地骨皮二两　冬青子一两，去核取肉　细辛一两　青盐一两。俱忌铁器

上为细末，清晨未洗面，先擦牙咽之，白汤下。

又方

春取[③]槐芽或槐条如指[④]大者，不拘多少，煎浓汁，同净盐熬干，研为细末，入花椒末少许，清晨擦牙嗽口洗眼，眼明齿固，须发亦黑。其盐以水淘去黑泥，先将盐水熬干，后入槐汁同熬。

---

① 剉：嘉靖三十七年本漫漶，嘉靖四十年覆刻本、日本抄本、《摄生众妙方》卷九作“挫”。

② 砂：此前嘉靖三十七年本、嘉靖四十年覆刻本、日本抄本、《摄生众妙方》卷九有“用”。

③ 取：嘉靖三十七年本、嘉靖四十年覆刻本、日本抄本、《摄生众妙方》卷九作“采”。

④ 指：原作“纸”，嘉靖三十七年本、嘉靖四十年覆刻本，日本抄本同，音近而误，据《摄生众妙方》卷九改。

又方

槐角取其二子、三子一角者，不拘多少，河水洗净，仍泡于盆中，二三日浑如泥，以布取汁，用桑柴火熬为膏。其膏汁每一碗，大约用青盐、蒺藜根、石膏、破故纸各二两，为细末，和匀，以瓦器晒干，仍为细末。每日清晨未梳洗之时，擦于齿上，候洗嗽之。槐角于霜降后取，一子、四五子相连者不用。

又方　固齿乌须，返老还童。

川芎　细辛　荆芥穗　当归全用①。各二两　青盐四两

上为细末，用陈仓老米饭八两，将前末同一处捣成，每两作一饼，晒干，以炭火烧红，断烟存性，用碗覆在地上，冷定，复为细末。用生香附米八两，捣头末四两，余不用。将前药共一处，搅匀，以铅盒盛之。早晚擦牙，良久用水嗽去。

又方　治牙热痈肿痛出血之证。

柳枝札②碎二碗，槐枝札碎二碗，盐一碗，加青盐二两，井水八碗，锅内煎干炒燥，碾为细末，擦牙。

又方

用当归极大者一根，去头尾，入竹筒内，周围用白盐填实，用纸塞口，炭火烧存性，为末。擦牙洗眼，津咽下。又乌须发。

咽喉门

戴人云：咽与喉，会厌与舌，此四者同在一门，而其因各异。咽以纳气，故咽气通于天；喉以纳食，故喉气通于地；会

① 全用：嘉靖三十七年本、嘉靖四十年覆刻本、《摄生众妙方》卷九同，日本抄本无。

② 札：嘉靖三十七年本、嘉靖四十年覆刻本、日本抄本、《摄生众妙方》卷九作“扎”。

厌管乎其上，以司开阖，掩其食下，不掩之，其喉错，必舌抵上腭，则会厌能闭其咽矣。四者相交为用，缺一则饮食废而死矣。此四者，乃气与食出入之门户，最急之处。故为病也，为咽痛喉痹之证，是以难治。轻者，或治而愈；甚者，虽治必殆矣。《内经》曰：一阴一阳结谓之喉痹。王注曰：一阴者，手少阴君火，心主之脉也；一阳者，手少阳相火，三焦之脉也。二火皆主脉并络于喉，气热则内结，甚则肿胀，肿胀则甚，甚则痹，痹甚而不通则死矣。非惟二脉系此为病，以十二经推之，惟足太阳别下项，其余皆凑于喉咙，惟君相二火独胜，则热结正络，故痛且速也。

龙脑鸡苏丸　治肺虚气损失声。

银柴胡一钱五分　木通二钱，同上通用水浸二日，取汁入膏用　生地黄六钱，另研为末　薄荷一两五钱　麦门冬四钱　蒲黄二钱　阿胶二钱，炒成珠①　人参二钱　黄芪一钱

上为末，炼蜜同地黄末、木通、柴胡汁熬成膏，丸如梧桐子大。每服五七丸，徐徐噙化下。

甘露饮　治胃中客热，牙宣龈肿，咽膈干燥，吐气腥臭。或胃经受湿，伏热在里，身黄如疸，亦能治之。

枳壳　石斛　甘草　枇杷叶　熟地黄　黄芩　麦门冬　天门冬　山茵陈　生地黄

上㕮咀，每服三钱，水一盏，煎七分，食后温服。

急喉痹方　治缠喉风，喉闭，先胸膈气紧，蓦然咽喉肿痛，手足厥冷，气不通，顷刻不治。

---

① 珠：原作“味”，形近而误，据嘉靖三十七年本、嘉靖四十年覆刻本、日本抄本改。

巴豆七粒，三生四熟，生者去壳，研，熟者去壳，灯上烧存性　雄黄皂子大，明者　郁金一个，蝉肚者佳

上三味为末，每服半字，茶调服。如口噤咽塞，用竹管纳药入喉中，须臾吐痰即醒。

喉闭极效方

胆矾　白矾

各等分，生用，研极细末，合为一处。如咽喉初觉痛时，用苇筒将此药吹入痛处，闭口，切勿咽下，少时口涎下流，觉药力稍缓，用温水漱之。如此一二次，即消肿痛矣。如觉迟，已成赤紫如皂子大者，此药可日加数次，亦能消之，白滚汤可用。忌生冷之物。

又方

用明矾一钱熔化，入巴豆半粒滚过，去巴豆，将矾研末。以竹丝如铁线，大头上缚绵如豆大，以津液粘药于喉中双骨黑泡上，一点即愈。

又方名水梅丸　治喉闭十八种，俱效。

大南星二十五个，鲜者，切片　大半夏五十个，切片，鲜者最佳　皂角四两，去弦净数　白矾四两　盐四两　桔梗二两　防风四两　朴硝四两

拣七分熟大梅子一百个，先将硝、盐水浸一周时，然后将各药碾碎，入水拌匀，方将梅子置于水中，其水过梅子三指为度，浸七日，取出晒干，又入水中浸透、晒干，候药水干为度，方将梅子入磁器密封之，如霜衣起愈妙。要用时，薄绵裹之，噙[①]在口内，令津液徐徐咽下，痰出即愈。

---

① 噙：原误作“蹻”，据嘉靖三十七年本、嘉靖四十年覆刻本、日本抄本改。

又方　治喉闭。五月五日合。

青梅二十个，用盐十二两，五月初一日腌至初五日取用，梅汁拌后药　白芷二两　羌活二两　明矾三两　防风二两　猪牙皂角三十条　桔梗二两

上六味俱为细末，拌梅，用磁器盛，如前法噙。

治急喉风乳蛾闭塞

用新鲜牛膝根一撮，艾叶七片，捣碎，人乳和，再捣取汁。令病人仰卧，将汁灌入鼻内，须臾，痰涎即从口鼻出而愈。

又方

用好鸭嘴胆矾盛于青鱼胆内，阴干为末，吹入喉中。

治声哑

甘草　乌梅　桔梗　乌药

上㕮咀，各等分，用水二钟，煎至一钟，温服。

治暴失音

用猪脂油一斤，入锅先炼成油，捞出渣，入白蜜一斤，再炼少顷，滤过，净磁器内冷定成膏，不时挑服一茶匙，即愈。无疾亦可常服润肺。

赤咽喉疮

百草霜　枯矾

研细末，吹入喉内，自愈。

治骨鲠

香椿树子阴干，半碗，擂碎，热酒冲调服之，良久，即连骨吐出。

又方

以橄榄食即下，或核捣为末，用流水调下。

治鸡骨鲠

用活鸡一只打死，趁热取出腹中鸡肫里面黄皮，洗净，以灯草裹鸡肫黄皮，火上烧成灰，研末，以小竹筒吹喉中，骨鲠即消化。不可见肉。

又方

甘草二钱　威灵仙五钱　缩砂三钱

上用水一钟，煎四分，入口噙嗽，入喉呵气即愈。

体气门

治体气

田螺大者，一个　巴豆去壳　胆矾一豆许　麝香少许

上将螺用水养三日，去泥土，揭起螺靥，入矾、豆、麝在螺内，以线拴住，放磁器内，次日化成水。凡用，须五更时，将药水以手自抹在两腋下，不住手抹药，直待腹内欲行脏腑，却住手。先要拣深远无人到处空地内去大便，黑粪极臭，是其验也。以厚土盖之，不可令人知之。如不尽，再以药水抹之，又去大便，次日用后药擦之，永去病根。

枯白矾一两　蛤粉半两　樟脑一钱

上为细末，研匀，每用少许擦之。

又方

阿魏　蛤粉

各等分，为细末，搽纳肌①窝内自愈。

① 肌：原作“饥”，形声俱近而误，据嘉靖三十七年本、嘉靖四十年覆刻本、日本抄本、《摄生众妙方》卷九改。

又方

香白芷一两　干姜一两

共为细末，用热黄酒、生葱一大钟送下，汗出为度。

又方

用自唾，以手指擦胁下数遍，以指甲去其垢，随用热水洗手数遍，十余日全愈。

折损门

治跌扑损伤

乳香一分　五倍子一分　狗骨一分　小麦面五分　锅末五分

上为末，用好酒调和如糯糊，用热敷痛处，不可敷在破处。伤重者，再加天灵盖少许，煅过极妙。烂者，只用凤尾草一味，捣敷患处，或以此草煎汤洗亦可。凤尾草在池边、井边寻讨。

此方宁波有一铁匠专治跌伤有名。

七味定痛散

白术二钱　当归二钱　乳香一钱　没药　甘草　白芷各一钱　羌活八分　人参一钱

上为细末，以水调成膏子。每服用无灰冷酒调服一钱，随以热酒尽量饮，最治伤损。

治刀伤跌打等症

当归　黄芪　芍药　生地黄　熟地黄　甘草　白术　陈皮　白芷　苏木各等分

上水一钟，煎半钟服。如身疼沉重者，服接骨丹。

治跌打及刀斧伤破血流[1]不止

何首乌一味，研末，搽伤处，血止。

接骨丹 曾有断喉者，以此二方，治之即生。

浤即粪窑陈年砖上之秽者 自然铜 天雷石打碎。各一两

上将三味用好醋炼九次、淬九次为度，须用猛火，再加后药。

猫头骨醋炙九次，一个 凤凰蜕即鸡子壳，烧灰，五钱 乳香二钱 没药三钱 血竭一钱

上为细末，每服三钱，酒送下。

接骨方

用小鸡一只重二两以下者，将手闭死，勿令出血，去毛，将刀切细，加风化灰二钱，研细，捣成膏。用油纸包，围贴患处，丝绵裹之，服接骨丹三钱。

接骨膏又名当归合气散

当归一两半 川芎一两 乳香五钱 没药一两 广木香二钱 川乌八钱，火煨 骨碎补一两 黄香一斤 古老钱七个，酒浸七次 油三两，熬熟下药

上用前各药为末，和油成膏，油纸摊贴，骨碎依旧，筋断续而复初。

接筋断并指断

千年润细根 旱莲草

上捣细，用箬叶包定，将丝绵裹之，日周去之。

接指方

用真正沉重苏木为细末，敷断指间，外用蚕茧包缚完固，

---

① 血流：原目录及嘉靖三十七年本、嘉靖四十年覆刻本、日本抄本、《摄生众妙方》卷九作“流血”。

数日如故。亦治其余皮肤刀矢伤。

治刀斧伤止血定痛生肌一上即愈

晚蚕蛾　白芷　当归头　陈年石灰

各等分，为末，傅伤处即愈。

又方

五月五日午时，采百草头舂烂，以多年陈石灰捣匀为饼，细[①]末，敷刀口即愈。

又方

沥青不拘多少，为末，少加生铜屑末，掺之即愈。

治箭伤

以妇人月经或经布涂伤处，愈。

治打碎头骨盖

用虎脂一两，将好酒淬服，以汗出为度。患处青者，不治。

治破伤风散

草乌　苍术火烧

上为末，温酒服之，汗出为度。

又方

烧鱼胶存性，研末，调热酒服之，愈。

又方

狐狸二目，不拘三五七副，晾干收贮。凡有破伤风者，将二目炭火微烧存性，捣烂，无灰酒调下，立效。

收口药

小皂子树三根，晒干不见火，独根者　龙骨二钱，酒煅一次　血竭

---

① 细：此前嘉靖三十七年本、嘉靖四十年覆刻本、日本抄本、《摄生众妙方》卷九有“研”。

一钱　凤凰蜕　松香一钱　马屁勃一个　乳香　没药　葛苎各一钱

上同研极细，用掺疮口。

治打伤血不止

竹节草即马兰　旱莲草　松草箸上炙过，净者　皂子叶冬用皮，皂子叶即柜①子叶

上四味捣细，务将药入刀口内，不入刀口不效。

又方

用葱、艾捣，敷患处即止，或加松香。

当归导滞散

治落马坠车，打扑伤瘀血，大便不通，浮肿痛，昏闷，蓄血壅欲死。

大黄一两　当归二钱半　麝香少许

上为末，每服三钱，热酒下。

鸡鸣散

治从高坠下及木石压伤，瘀血凝积，痛不可忍。并以此药推陈致新。

大黄酒蒸，一两　桃仁七粒，去皮、尖　当归尾五钱

上为末，酒一碗煎，去柤，五更鸡鸣时服，取下恶血即愈。若气绝不能言，急以小便灌之即苏。

杖棍疮

杖毕，饮童便和酒，免血攻心。用热豆腐铺在杖紫去处，其气如蒸，其腐即紫。复以热豆腐铺之，以紫肉散尽，淡红为度。

① 柜：原作“拒”，文义不顺，据嘉靖三十七年本、嘉靖四十年覆刻本、日本抄本、《摄生众妙方》卷九改。

杖疮未[①]破，先以干黄土为细末，以童便调稠。临用时，复多以鸡子清调如稀浆，用鸡毛傅刷伤处，随傅随干，随以滚过熟水，乘热用手傅于疮上，洗去土浆，复以前稀浆傅刷，待干又以热水傅之。如此者数十次，亦以紫退见淡红色为度。两腿胯中先用稀土浆刷傅一条，以防紫血之攻阴也。

棒疮药

滑石　大黄　赤石脂各五钱

上为细末，疮干，用茶汤洗敷，湿，用干掺上。

诸毒门

解毒丸　解世间不测一切毒恶症。

山豆根　山茨菰　绿豆粉各三两　板蓝根即大叶靛　土马棕[②]　黄药草　紫河车草　续随子　木通　盆硝　藿香　五倍子　薄荷　贯众　石膏　僵蚕　干葛　雄黄　百草煎　茜草根　大黄　朱砂各二两　麝香五钱　甘草炙，四两

上为细末，蒸饼为丸弹子大，以螺青三两，一半和药，留一半为衣。每服半丸，用生姜汁和蜜水化下。

治蛊毒方

五倍子二两　硫黄末一钱　甘草三寸，一半火炮，一半生用　丁香　木香　麝香各十分　轻粉二分　糯米二十粒

上八味，入小砂盆内，水十分，煎七分，候药面生皱纹为度，生绢滤去渣，通口服。患人平身仰卧，令头高阁，觉腹中

① 未：原作“衣”，文义不顺，据嘉靖三十七年本、嘉靖四十年覆刻本、日本抄本、《摄生众妙方》卷九改。

② 棕：原作“稯”，嘉靖三十七年本、嘉靖四十年覆刻本、日本抄本同，据《摄生众妙方》卷九改。

有冲心者三，即不得动。若吐出，用桶盛之，有如鱼鳔之类，乃是恶物。吐罢，饮茶一盏。泻亦无妨，宜煮白米粥补。忌生冷、油腻、酱醋。十日后，服①解毒丸一二两，又经旬日平复。服紫金丹，亦可代解毒丸。

凡中毒蛊，无论年远近，但煮鸡卵，插银钗于内，并衔之，过一食顷，视钗卵俱黑，即中毒也。入闽广，不可不知此方。嘉祐中，兵部范师道为福州守日，曾刻于石以告人。

救中蛊毒

用白矾一块，嚼之觉甜不涩，次嚼黑豆不腥者，便是有毒也。即用木梳齿上垢腻，水调服之，吐出恶物。成丸服亦可。

一方

用蚕蜕捻作纸条，蘸麻油烧存性，为末，水调一二钱，频服。诸中毒，面青脉绝，昏迷如醉，口禁吐血，服之即苏。

一方

用白鸡鸭血饮之，立效。

此方亦可治砒毒。

砒毒初中

用乌桕树根白皮煎服，吐出②，以此方饮之，或羊血亦妙。如稍多时，用黑铅磨水服，以泻为度，次服此方及羊血饮之。曾治数人皆活，有服铅四两才得泻者，亦活。无乌桕树根处，酱和泉水饮以探吐，亦效。

① 服：原作“复”，音近而误，据嘉靖三十七年本、嘉靖四十年覆刻本、日本抄本、《摄氏众妙方》卷九改。

② 出：嘉靖四十年覆刻本同，嘉靖三十七年本、日本抄本作“去”。

又方

用旱禾秆烧灰，新汲水淋汁，绢滤过，冷服一碗，毒下利即安。

又方

用白扁豆末，新汲水调下。

诸中毒方

觉腹中不快，即以生豆试之，入口不腥如甜，乃中毒也。急以升麻浓①煎汤，连饮一二碗，以手探吐②即愈矣。若多饮盐水，吐之亦好。

中毒之后，用生豆数十粒，以熟温水呷之，少顷，必吐，亦好。

中断肠草毒，亦急以升麻等药吐之。

凡心中不快，即以手探于舌喉之中，为欲呕之状，纵不致吐，而气已升提，亦效。

两广溪水不可用，须带井水随行，还须煎熟，去其上下不用，止用其中间者。盖溪水有蛇毒，而井水亦不可不慎。

器皿须用银箱③，可以辨毒。

凡饮食之类，俱宜用蒜，此辟瘴之要味也。

凡肉食之类，不可煮熟过宿，过宿即有虫蚁之毒。

---

① 浓：原为墨丁阙字，据嘉靖三十七年本、嘉靖四十年覆刻本、日本抄本、《摄生众妙方》卷九补。

② 吐：此前嘉靖三十七年本、嘉靖四十年覆刻本、日本抄本、《摄生众妙方》卷九有“之”。

③ 箱：嘉靖三十七年本、嘉靖四十年覆刻本、日本抄本、《摄生众妙方》卷九作“相”，按上下文有镶嵌之意，或以“相”为长。“相嵌”，同“镶嵌”。宋·赵希鹄《洞天清录集古钟鼎彝器辨》：“余尝见夏琱戈，于铜上相嵌以金，其细如发。”

解诸药毒死，心间尚暖者，用防风一味，擂，冷水与服。

解巴豆毒，煮黄连汁饮之。

解附子、川乌、天雄毒，煮大小黑豆汁饮之。

解斑蝥毒，煮大小黑豆饮之。

解食河豚鱼毒，仓卒无药，急以清油多灌之，吐出毒物即愈。

治诸蛇虫伤

救虎伤　用生姜汁服，兼洗伤处，白矾末傅疮上。

救毒蛇伤并诸色恶虫毒气入腹者　用苍耳草嫩叶捣汁灌之，将渣厚罨伤处。犬咬，煮汁服之。

救蛇咬伤　用白矾置刀上烧汁，热滴咬处，亦以矾汤服之。

治风犬伤　用斑蝥九个人大者用九个，小者五个或六七个，俱去头、翅、足，糯米同炒，米黄为度，其糯米因人年岁加减，一岁用一粒，炒毕，去米用蝥，加麝香三厘，同为末。

一方加滑石末少许，以无灰酒一杯，空心服，小便中去血块为验。不去血块，再服前药。愈后用木通利水散，药中下热药务要加解心火药为佳，如木通、车前子、黄连、灯心之类是也。仍忌房事一年。

治常犬伤　用蚯蚓泥和盐研，傅之。亦治狂犬伤及毒蛇伤。

又方　以砂糖涂之。

又方　急于无风处，嗍①去疮孔血，小便洗净，用热牛粪傅。或鼠屎为末，和猪脂傅。或韭菜和石灰捣成饼子，阴干为末，和猪脂傅，更以韭菜、生姜捣汁服之。

治马咬及踏伤　用艾灸疮上并肿处，又用妇人月经，或人

① 嗍（suō 缩）：用唇舌裹食，吮吸。

屎，或马屎，或鼠屎，烧为末，和猪脂傅之，皆效。

又方　人体先有疮，因乘马为马汗或马毛入疮中，或为马气汗蒸致肿痛，宜数易冷水渍之，难渍处以布浸湿溻[①]之。

治鼠咬　用猫毛烧灰，麝香少许，津唾调傅。

治蜂虿毒　用野苎叶擦之。如不便，急以手就头爬垢腻傅之，或用盐擦，或用人尿洗之，或桑树汁傅之。

治蝎螫　白矾、半夏等分为末，好醋调贴，痛止毒出。

治蜘蛛伤，遍身成疮　用青葱叶一茎，小头作一孔，盛蚯蚓一条，捏两头，不令透气，摇动化为水，点伤处。

治八脚虫伤　其虫隐于壁间，以尿射人，遍身生疮，状如汤火伤。用乌鸡翎烧灰，鸡子白调傅。

妇人门

经曰：女子七岁，肾气盛，齿更发长；二七而天癸至，任脉通，太冲脉盛，月事以时下。天谓天真之气降，癸谓壬癸，水名，故云天癸也。然冲为血海，任[②]主胞胎，肾气全盛，二脉流通，经血渐盈，应时而下。所以谓之月事者，平和之气，常以三旬一见，以像月盈则亏也。若遇经脉行时，最宜谨于将理，将理失宜，似产后一般受病，轻为宿疾，重可死矣。盖被惊则血气错乱，经脉斩然不行，逆于身，则为血分痨瘵等疾；若其时劳力则生虚热，变为疼痛之根；若恚怒则气逆，气逆则血逆，逆于腰腿，则遇经行时腰腿痛重，过期即安也。逆于头

---

① 溻：原作“塌”，嘉靖三十七年本、嘉靖四十年覆刻本、日本抄本同，据文义改。

② 任：原作“壬”，嘉靖三十七年本、嘉靖四十年覆刻本、日本抄本同，据前后文义改。任，即任脉，人体奇经八脉之一。

腹、心肺、背胁、手足之间，则遇经行时，其证亦然；若怒极则伤肝，而有眼晕、胁痛、呕血、瘰疬、痈疡之病，加之经血渗漏于其间，遂成窍穴，淋沥无有已也。凡此之时，中风之[1]病风，感冷则病冷，久而不愈，变证百出，不可言者。所谓犯时微若秋毫，感病重于[2]山岳，可不畏哉！

滋阴百补丸

专治女人劳伤，气血不足，阴阳不和，乍寒乍热，心腹疼痛，不思饮食，尪羸乏力。

香附子一斤，炒去毛，分四制，酒浸四两，盐水浸四两，醋浸四两，童便浸四两，俱炒焙干　益母草半斤，端午日采，去土　当归六两，酒洗　川芎四两　熟地黄四两，酒洗　芍药三两，炒　白术四两　人参　茯苓　玄胡索炒。各二两　甘草炙，一两

上为细末，炼蜜丸如梧桐子大。每服五六十丸，空心或缩砂汤或醋[3]或酒或滚水任下。

济阴返魂丹

一名益母丸。只益母草一味，其草即茺蔚子，其叶类火麻，对节而生，方梗凹面，四五六月间，节节开紫花，南北随处有之。此草生二种，白花者不是。于端午、小暑或六月六日花正开时，连根收采，透风处阴干，用时不犯铁器铜器，以石臼捣罗为细末，炼蜜丸如弹子大。每服一丸，各照后开汤使下。若量加木香、全当归、赤芍药尤妙。其药不限丸数，以病愈为度，日服三五丸，或丸如梧桐子大，每服五七十丸。熬膏尤佳，治

---

① 之：嘉靖三十七年本、嘉靖四十年覆刻本、日本抄本作“则”。

② 于：嘉靖三十七年本、嘉靖四十年覆刻本、日本抄本作“如”。

③ 醋：此后嘉靖三十七年本、嘉靖四十年覆刻本、日本抄本、《摄生众妙方》卷十有“汤”。

法具后。

熬膏法

益母草不限多少，依前法采。连根、叶、茎洗净，用石臼内捣烂，以麻布滤去浓汁，入砂[1]锅内，以文武火熬成膏，如黑砂糖色为度，入磁灌内收贮。每服用一茶匙，极妙。

胎前脐腹刺痛，胎动不安，下血不止，水煎秦艽糯米汤或当归汤下。

胎前产后，脐腹作痛作声，或寒暑往来，状如疟疾者，俱温水汤下。

临产并产后，各先用一丸，童便酒化下。安魂定魄，血气调顺，诸病不生，又能破血痛，养脉息，调经络，功效不能尽述。

产后胎衣不下，落在胞中，及产前一切产难，横生不顺，死胎经日不下，胀满腹中，心闷心痛，炒盐汤下。

产后中风，牙关紧急，半身不遂，失音不语，童便、无灰酒各半下。

产后气喘咳嗽，胸膈不利，恶心，口吐酸水，面目浮肿，两胁疼痛，举动失力者，温酒下。

产后两太阳穴痛，呵欠，心怔气短，肌体羸瘦，不思饮食，血风身热，手足顽麻，百节疼痛，温米饮下。

产后眼前黑暗，血晕血热，口渴烦闷，如见鬼神，狂言，不省人事，薄荷自然汁下。如无生者，浓煎薄荷汤下，或童便、酒各半下。

---

① 砂：原作“铁”，嘉靖四十年覆刻本同，据前文“不犯铁器铜器”及嘉靖三十七年本、日本抄本改。

产后面垢颜赤，五心烦热，或结成血块，腹脐奔痛，时发寒热，有冷汗者，童便、酒各半下，或温薄荷汤下。

产后余血恶露不尽，结滞腹脐刺痛，恶物上冲，心胸满闷，童便、温酒各半下。

产后未经满月，血气不通，咳嗽，四肢无力，临睡自汗不止，月水不调，久而不治，则为骨蒸之疾，童便、酒下。

产后鼻衄，口干舌黑，童便、酒下。

产后大小便不通，烦燥口苦者，薄荷自然汁下。如无生者，浓煎薄荷汤下。

产后痢疾，米汤下。

产后泻血水，煎枣汤下。

产后赤白带下，煎胶艾汤下。

血崩漏下，糯米汤下。

勒奶痛或成痈，为末，水调涂乳上，一宿自瘥。或生捣烂，敷上可。

妇人久无子息，温酒下至十九二十丸，决有效矣。

治妇人下寒久不生产方

胡椒　杏仁　核桃仁　蜂蜜各四两

上捣烂，用磁瓶一个，以纸封固，用绳系紧，用竹箭一条插封瓶纸中间，以通其气，放瓶于锅汤内煮一饭熟为度，取起。每日清晨，用热酒服三茶匙，睡一觉起，久服如火热，自然有胎。

艾附丸

妇人无子者，取好香附子，每斤陈艾四两、陈醋一大碗同煮。待香附子煮透，去艾，将香附子炒干为末，醋面糊为丸如梧桐子大。每服一百丸，白汤任下。

调经当归泽兰丸　治妇人经脉不调，赤白带下，久无子者。

用好香附子去衣，分作四处，童便四两，酒四两，醋四两，米泔四两，各浸一宿　当归去须，酒浸，二两　白芍药炒，二两　熟地黄酒制，二两　生地黄二两　泽兰叶　艾叶　白术各一两五钱　黄芩一两　川芎二两

上为末，醋糊为丸如赤豆大。每服六十丸，空心白汤或酒下。

加味四七汤　白带下，方以理气为主。

半夏　紫苏　甘草　厚朴　益志子①　乌药　香附　茯苓　陈皮各等分　灯心七根

上㕮咀，生姜三片，水煎，温服。

加味二陈汤　白带下，化痰升气。

半夏　陈皮　茯苓　甘草　白术　苍术　升麻　益志　香附

上㕮咀，生姜三片，枣一枚，水煎，温服。

调胃汤　带下常服，可以健脾。

人参　苍术　白术　川朴　茯苓　乌药　半夏　砂仁　草果　益志　陈皮　香附　甘草

上㕮咀，生姜三片，枣一枚，水煎温服。

凉血固真汤　治月水频并，血分有热，劳倦腰疼，手足烦热②，头目昏眩，渐成崩漏。

当归身七分　川芎五分　白芍药七分　生地黄一钱　熟地黄一钱　条实黄芩生用，细切，一钱二分　香附子童便浸透，七次　续

---

① 益志子：益智仁的别名。

② 热：嘉靖三十七年本、嘉靖四十年覆刻本同，日本抄本无。

断五分　柴胡八分　丹参五分　白术七分　荆芥穗五分　黄柏微炒，五分

上剉，作一服，用水一钟半，煎至七分，去渣，食前温服。

清荣养血丸　治月水不调，紫黑成块，频并不及期，烦热腰困，手足酸痿。

当归身酒浸，洗去土，晒干，一两　川芎茶浸洗，七钱五分　白芍药酒浸，微炒，一两　熟地黄酒洗，一两　陈皮去白用红，一两　白术去梗，一两　生条黄芩二两　知母去毛，一两　陈艾叶五钱　黄柏生，炒，二两　泽兰叶一两　香附子肥大沉实者，四两，分四分，醋、酒、童便、米泔水制，俱炒

上共为末，醋糊为丸如梧桐子大。每服五十丸，空心米汤或淡酸①汤任下。

调经养荣汤　治月水不调，过期色淡，经血短少，饮食无味，腰腿酸困，脐腹胀疼。

当归身一钱五分　川芎七分　白芍药八分　熟地黄一钱　生地黄五分　丹参八分　玄胡索六分　牡丹皮五分　香附子一钱　陈皮七分　白术八分　缩砂仁二分　红花二分

上用水一钟半，煎至七分，食前温服。

治月水久闭

用蚕砂四两，炒半黄色，就入无灰酒②一壶，于砂锅之内沸过，取起，以磁器盛之，去砂，温饮一盏即通。

乌骨鸡丸　专治妇人诸病。

---

① 酸：嘉靖三十七年本、嘉靖四十年覆刻本、日本抄本同，《摄生众妙方》卷十作“醋”。

② 无灰酒：原作“黄灰酒”，据嘉靖三十七年本、嘉靖四十年覆刻本、日本抄本及《摄生众妙方》卷十改。

香附子去毛，净，二斤　艾叶去枝梗，净，二斤

二药分作四分，每分艾半斤，香附半斤，一分老酒，一分米醋，一分童便，一分糯米泔水，各煮，须得烂熟为佳，石杵捣碎成薄饼，晒，焙干，杵捣碎为末，听用。

乌骨大白雄鸡一只，杀，去毛、血不用，用汤修理鸡杂洁净，不见水。

当归酒洗净，四两　川芎水洗净，四两　白芍药火煨，四两　熟地黄酒洗净，不见铁，四两　人参去芦，一两　黄芪蜜煮，一两　白术面皮炒，一两五钱　白茯苓去皮，一两五钱　陈皮去白，一两五钱　砂仁去壳，一两五钱　神曲炒，七钱　甘草炙，七钱

上药十二味，并鸡杂俱塞在鸡肚内，用线缝固。仍用老酒、米醋、童便、米泔等分，务煮烂熟，石杵捣碎，成薄饼，晒，焙干，杵碎为末，听用。

木香不见火，五钱　乌药不见火，五钱　干姜火煨，六钱　官桂去皮，不见火，六钱

通前药十八味和匀，石杵捣为细末，绢筛过，炼蜜丸如梧桐子大。每服七十丸，空心用老酒或盐汤送下。

治赤白带下方

芍药　甘草　良姜　熟地黄　菖蒲　当归　牡丹皮　川续断　红花　苏木

上各等分，用水一钟半，煎至八分，温服。

樗柏皮汤　治崩漏不止，血下无度①。

樗柏皮即臭椿，二钱。涩血　枯芩一钱五分。凉血　熟地黄一钱。补血　当归头一钱五分。止血　地榆一钱。收血　川芎一钱　芍药八分

① 度：原作“皮”，文义不顺，据嘉靖三十七年本、嘉靖四十年覆刻本、日本抄本及《摄生众妙方》卷十改。

生地黄七分　伏龙肝一钱　南艾叶六分，炒

上用水二钟，醋一匙，煎至八分，空心服，三五服即止。

治妇人血崩不止诸药不效服此立止

用甜杏仁上黄皮，烧存性，为细末。每服三钱，空心热酒调下。

又方

用白矾飞过为末，面糊为丸如指头顶大。每服一丸，黄酒送下。

又方

香附子童便浸，冬七日，夏三日　地肤子即秃扫帚干者，炒用，如用干苗，亦炒过，若用生苗，捣汁，调和上二味，服之更妙　旧棕履底用其旧者，洗净，烧灰存性

上三味，各等分，为末，以热酒调服。初觉血多，以渐而少，由紫色而红，以至于无。如血仍前不止，加荷叶蒂，焙干为末，和前药，用酒调服即止。大抵此病原于心，不可骤止之，须以渐，且调且止，既止之后，用前四物术苓香附方服，甚好。

又方

用香附炒焦黑，研末，酒下三钱，三服即止。

又方　治血崩垂死者。

用草鞋鼻头一双，每取三寸，又用箬皮包乱发，俱烧灰存性，用酒煎，调服即苏，而血亦止。

又方

石花　细茶俱焙干，为末①　旧漆碟烧灰为末

① 末：此前嘉靖三十七年本、嘉靖四十年覆刻本、日本抄本有“细”。

上三味，各一茶匙拌匀，以碗盛酒，放锅内煮一滚，方入前药末，露一宿，清晨如前，连药再煮一滚，温服。

又方

败棕烧灰，五钱　五灵脂　莲蓬壳烧灰，各五钱　香附子一两

上为末，醋糊为丸，米饭汤送下，或七丸或十丸。

枇杷叶丸　治妇人血崩，经事失期，或前或后，能令有子，极效方。

枇杷叶二斤，蜜炙　枸杞子半斤　山药一斤　山茱萸半斤　吴茱萸一两

上各为末，炼蜜丸如梧桐子大。每服七八十丸，清米饮下。

保胎丸　专治屡经堕胎，久而不育者。过七个月不必服。

人参一两五钱　白术四两　黄芩二两　当归二两　杜仲一两五钱，盐酒炒，另研　陈皮一两　续断一两五钱，酒浸　熟地黄一两，酒浸，蒸　香附子一两，童便浸

上各研为细末，糯米饭为丸。空心每服七十丸，白汤送下。

临产方

当归三钱　川芎三钱　陈皮一钱五分

上用水一钟半，煎至七分，温服。

佛手散

川芎　当归各三钱，为末

或上或下，或左或右，或死或活，姜汤调服，自愈。

难产方

用鱼鳔三寸，烧过为末，酒下，横者令直，即下。

治横生方

木柘枝，有刺者佳，一握，约长五七寸，六七茎，切碎，和生甘草五寸，煎水服。

又方

四物汤加丹参，煎水服，甚效。

治胎衣不下恶血凑心

其证心头迷闷，胎衣上逆冲心，须臾不治，其母即亡。

干漆五钱，为末　大附子一枚，炮，去皮脐，为末

上用大黄末五钱，酒醋熬干，入前二味，为丸如梧桐子大。每服三十丸，淡醋汤吞下，须臾又进二服，胎衣立下。此药可预先合下。

又方

用妇人自己手足指甲烧灰，酒调一服，须臾又进一服，更令有力妇人抱起，将竹筒于心上赶下，妙。

治孕妇逆生

其证孕妇欲产时遇腹痛，不肯舒伸，行动多曲腰，眠卧忍痛，其儿在腹中不得转动，故脚先出，谓之逆生。须臾不救，子母俱亡。

乌蛇蜕一条　蝉蜕十四个　血余胎发，一球

上各烧灰，服二钱，酒调下，并进二服。仰卧霎时，儿即顺生。

又方

用槐子二七粒，并井花水吞下。

又方

用小绢针于儿脚心刺三五针，急用盐少许涂脚心刺处，即时顺生下，子母俱活。

治产后眩晕生花不省人事

截鹿角，不拘多少，烧灰，以酒调服，即止。

称病散

产后遍身疼痛者何？答曰：因产走动，血气升降，失其常度，流滞关节，筋脉引急，是以遍身疼痛，甚则腰背强硬，不能俯仰，手足擎物，未能屈伸，或身热头疼，不可作他病治。

川牛膝去芦，酒浸　当归去尾，酒浸　官桂不见火　白术　黄芪去芦　独活　生姜　白僵蚕　甘草　寄生

上为细末，每服四钱，热水调服，神效。

治产后血晕血迷

用多年陈荆芥穗，灯烟上燎焦黑存性。每服三钱，童便少兼酒调下，极妙。

治妇人吹乳久不愈者

用桦皮、油核桃烧存性，入枯矾、轻粉少许，香油调敷。

又方

用头垢为丸如鸡头子大，朱砂为衣。每服一丸，食后茶清送下。

又方

用贝母、白芷各一两，为末。每服二钱，白汤调下，立效。

又方

用大车头边油垢，为[①]丸如梧桐子大。每服五十丸，温酒送下。

① 为：日本抄本同，嘉靖三十七年本、嘉靖四十年覆刻本无。

卷之十

子嗣门

总　论

尽万物而观之，山无不草木，地无不黍稷，人无不生育，要之，得其养耳。得其养则硗[①]者肥，瘠者以沃，草木何惧乎不蕃？黍稷何惧乎不秀？夫人亦由是也。苟形质强壮，而嗜欲无节，久之不免虚衰，赋禀怯薄。而摄养有道，终焉亦能完实，不特少健而老衰、早壮而晚惫，滋培保护之间，固可以挽秋冬而复春夏也。

昔者名医罗天益云：戊午春，桃李始华，雨雪厚寸，一园叟令举家击树堕雪，焚草于下，是年他果萧然，而此园大熟。然则天地之气尚可以力转移，于人之身，岂无所用其术哉？桥[②]乃不惭愚昧，积以平日所闻缙绅方士之说，质诸古今名家论议，著为调理精血、直指真源、男女服药三论，阴阳虚实四图，合用方法三十五道，附录经验秘方，号曰《广嗣要语》，精切晓明，纤芥弗隐，信此以行，将见天下无不父之男，无不可母之女，而螽斯[③]之应，比屋皆然矣。

---

① 硗（qiāo 敲）：地坚硬不肥沃。《说文·石部》："硗，磐石也。"

② 桥：即俞桥，字子木，号溯洄道人。浙江海宁人，少业儒，究心理学，兼精岐黄之术，明嘉靖年间以名医被征，累官太医院院判。著《广嗣要语》。

③ 螽（zhōng 钟）斯：直翅目螽斯科的泛称，中国北方称其为蝈蝈，后引申为子孙盛多之义。《诗经·周南·螽斯序》："螽斯，后妃子孙众多也。"

调理精血论

求嗣之要，在乎男精女血充满而无病也，苟或病焉，必资明医而证调之。夫精者，血也，水也，阴也，盖以有形言之也。有形而能射者，则又为气、为火、为阳所使然也。论曰：孤阳不生，独阴不成，无阴则阳无所附，无阳则阴无所依。是精兼气血、兼水火、兼阴阳，总属肾与命门，而脉以沉静为平。若见命门脉微细或绝，阳事痿弱，是为阳虚，法当补阳。若见命门脉洪大鼓击，阳事坚举，是为相火妄动，法当滋阴制火。启玄子云壮水之主以制阳光，正此谓也。若见肾脉洪大或数，遗精尿血，是为阴虚，法当补阴；若见肾脉虚微太甚，别无相火为病，法当补阳，双补之。夫经者，血也，水也，阴也，假火色而为赤也。兼气而行，依阳以运，亦若精之兼气血、兼水火、兼阴阳者也。其候以一月①为期，上应月之盈缺，故名月水。应其期则平，失其期则病，先期者血热也，过期者血虚也。过期而色淡者，有痰也，或曰虚也；经行而成块者，血之凝也，或曰②风冷乘之也；将行而作疼者，气之滞也；行后而疼者，气血俱虚也；经水紫黑色者，气血俱热也。虽然，又当察其时之寒暄、脉之迟数、证之冷热，平而调之，以复常候，不可一途而取。夫男女精血既充，别无他疾，惟守投虚之法，是为知要。

直指真源论

结胎者，男女精血也。男属阳而象乾，乾道资始；女属阴

---

① 月：原作“日”，日本抄本同，文义不顺，据嘉靖三十七年本、嘉靖四十年覆刻本、《摄生众妙方》卷十一及下文“上应月之盈缺，故名月水”改。

② 曰：原作“月”，嘉靖三十七年本、嘉靖四十年覆刻本同，文义不顺，据《摄生众妙方》卷十一改。

而象坤，坤道资生。阳主动，故能施与；阴主静，故能承受。夫动静相参，阴阳相会，必有其时，乃成胎孕。凡经尽一日至三日，新血未盛，精胜其血，血开裹精，精入为骨，男胎成矣；四日至六日，新血渐长，血胜其精，精开裹血，血入居本，女胎成矣；六日至十日，鲜有成者，纵成亦皆女胎。欲求子者，全在经尽三日以里交合，如俯首拾芥，万举万当。斯时男女无暴怒，毋醉饱，毋食炙煿辛热，毋用他术赞益，阴阳和平，精血调畅，交而必孕，孕而必育，育而为子，坚壮强寿。至真切要，在此数语。

受娠之后，宜令镇静，血气安和，则胎孕长养。又须内远七情，外薄五味，大冷大热之物，皆在所禁。苟无胎痛胎动、漏血泻痢及风寒外邪，不可轻易服药，亦不得交合阴阳，触动欲火，未产则胎动不常，既产则胎毒不已。降生之后，摄养一如胎前，盖母食热则乳热，母食寒则乳寒，母食膏粱爨①烈之物则乳毒，有是数者，子受其害矣。

求嗣之道，诚不出此。然源头一节，尤当研究。男子十六而精通，必三十而娶，女子十四而天癸至，必二十而嫁，皆欲阴阳二气充实。或精未通而御女，经始至而近男，未完而伤，未实而动，根本既薄，枝叶必衰，嗣续岂能蕃衍？先儒尝言，寡欲则有子。盖寡欲则不妄交合，积气储精，待时而动，故能有子。愚谓不止此为寡欲，凡心有所动即是欲，心主血而藏神，属手少阴，肾主精而藏志，属足少阴，心神外驰，则肾志内乱，其于交会之际，殊无静一清宁之气，所泄之物，同归腐浊而已，

① 爨（cuàn 窜）：烹煮之义。《广雅·释言》："爨，炊也。"《说文系传》："取其进火谓之爨，取其气上谓之炊。"

安能发育长养于其间哉？《书》曰：人心惟危，道心惟微。夫能精一道心，俾常为一身之主，则邪思妄念自尔退听，欲寡而神益完，不惟多子，抑亦多寿，盖养生尤贵于寡欲故也。

男女服药论

男子以阳用事，从乎火而主动，动则诸阳生；女子以阴用事，从乎水而主静，静则众阴集。故治男子无过温热，以助其阳；治女子无过寒凉，以益其阴。古人黄檗、知母之药毋用于男子，而干姜、艾叶之剂恒施于妇人，男女阴阳自然之体，固有不得而同者。至于七情内伤、六淫外侵发为诸病，治热以寒，制寒以热，随症推移，安能执此？但男女嗣续稍迟，虽无疾病，当加调护。男子阳动之体，惟虑合而易失，未获中而肯綮；女人阴静之质，多苦交而弗孕，不能遂其生成。由是培养之术，若不可废，在男子则用思仙丹，收固真阴，以为持久之计；在女子则用启荣丸，鼓作微阳，以为发育之基。窃观古今种子诸方，不偏于寒，即偏于热，务张其功以矜世，不析其理以示人，往往服之，反致求全之毁，故述二方，以为世之求嗣者助焉。

成胎

实阳能入虚阴，谓男子阳精充实，适值女人经后，血海虚静，子宫正开，与之交合，是谓投虚，一举而成胎矣。

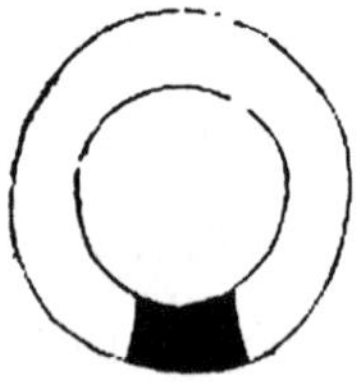

实阳能入虚阴之图

经尽一日交会者成男，二日者成女，三日成男，四日成女，五日成男，六日成女，取奇阳偶阴之义，过六日无用矣。大抵前三日新血未盛，精胜其血，血开裹精，必成男胎；后三日新血渐长，血胜其精，精开裹血，多成女胎。交合得夜半后生气时有子，皆男而寿。

安施

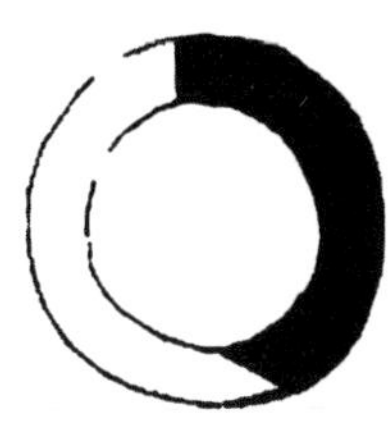

实阴不能受阳之图

实阴不能受阳，谓女人经尽六日之后，新血方盛，血海充满，若与交合，以实投实，多不成胎。又有妇人素禀怯弱，虽经后旬日，血海未满，亦复成胎，然皆女子，亦血胜其精故也。

治男

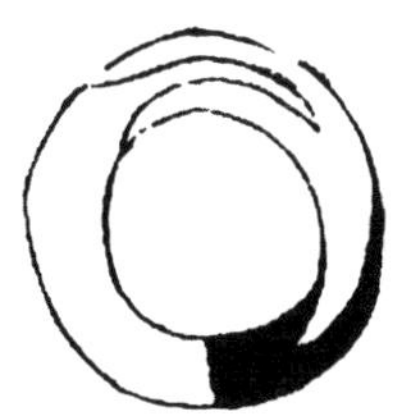

微阳不能射阴之图

微阳不能射阴，谓男子阳精微薄，虽遇女人血海虚静之日，流而不射，多不成胎。盖因平时嗜欲不节，施泄太多所致。法当补益精元，兼用功夫存养，无令妄动，候阳精充实，方授投虚之法，一举而成矣。

两尺脉大或数，小便常赤，未交易兴，既交易泄，或自遗梦遗，真精不固，治在补阴。两尺脉微或迟，小便常清，阳事不举，勉力入房，未竟先痿，或所泄清冷微薄，治在补阳。

治女

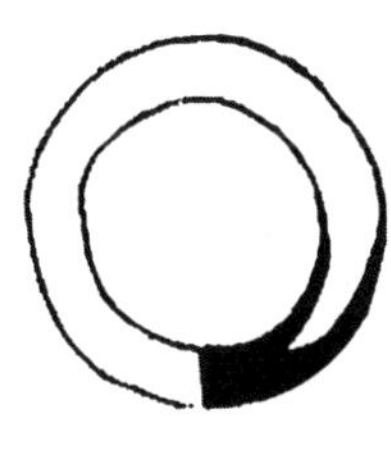

弱阴不能摄阳之图

弱阴不能摄阳，谓女人阴血衰弱，虽投真阳强盛之精，不能摄入子宫，是以交而不孕，孕而不育，或因病后、产后、经后将理失宜，劳动过节，亏损阴血所致，治宜调经养血。

调元

阳虚，右尺命门脉微细，阳痿精清，还少丹、巨胜子丸。

阴虚，左尺肾脉洪大或数，遗精、尿血、淋涩等症，丹溪大补阴丸、加[①]味虎潜丸。

相火妄动，阳事数举，右尺命门脉洪大，此为水不胜火，与阴虚同治，法补阴则火自降也。阴阳俱虚，两尺脉微弱无力，真精清薄，八味丸、补天丸。

调经

先期者，血热，四物加芩、连之类；过期者，血虚，四物加参、芪、白术、陈皮之类。过期而色淡者，有痰，二陈加芎、归之类。经水紫黑色及有块者，血热，四物加芩、连、香附之类。若见肾肝脉迟微小，腹冷痛者，属寒，四物加炒干姜之类。将行而作疼者，血实气滞，四物加醋炒莪术、玄胡索、木香，挟热加黄连、柴胡，或四物加桃仁、红花、香附之类。行后而作疼者，气血俱虚，八物汤。经行不止，四物加阿胶、地榆、荆芥穗之类。

安胎

胎痛乃血少，四物加童便、制香附，共为末，紫苏汤调下。有所激触而痛者，芎归汤探之。胎动属火，四物加条芩之类。胎动不安及下血，《集验方》秦艽汤。胎动下血，或因房室不节，有所触动，四物加胶艾、条芩、白术之类。妊娠恶阻，肥人有痰，瘦人有热，胃气不安，人参橘皮汤、保生汤、集验青竹茹汤。怀胎不问几个月[②]，但觉胎气不安，腰腹微痛，饮食不美，安胎饮。

---

① 加：嘉靖四十年覆刻本同，嘉靖三十七年本、日本抄本、《摄生众妙方》卷十一此前有“补阴丸”。

② 月：嘉靖三十七年本、嘉靖四十年覆刻本、日本抄本、《摄生众妙方》卷十一作“月日”。

便产

妊娠七八个月，恐胎气展大难产，宜服束胎丸。妊娠八九个月，肥厚膏粱之人，胎气拥隘，宜服枳壳散，间二三日一服，或达生散、救生散。临月用神寝丸、三合济生汤。难产，用催生丹、遇仙丹、如圣膏、猪肝蜜酒法。胎衣不下，或血干或血冷凝涩，当用夺命丹、牛膝汤，或前方如圣膏一方，用红花一两，酒煮浓汁服之。一法令产妇自衔发尾在口，呕哕即下。

交会宜忌日

宜旺相日，春甲乙寅卯，夏丙丁巳午，秋庚辛申酉，冬壬癸亥子。

忌弦望晦朔、大风大雨、虹霓雷电、云雾昏暝、日月薄蚀、三光之下及春秋冬丙丁日。

转女为男法

受妊之后，用弓弦一条，绛囊盛，带妇人左臂近肩，垂系腰下，满百日去之。

雄黄一两，绛囊盛，带左边。

斧一把，置产妇床头，仍置刃床下，勿令人知。鸡抱卵时，置斧窠下，皆雄鸡也。

已上数法，用其一可矣。

附方

秘传金锁思仙丹 治男子嗜欲过多，精气不固，涩以去脱之剂也。

莲花蕊一十两。暖，无毒，镇心，忌地黄、蒜 石莲子一十两。味甘，平，温，无毒，经秋正黑沉水者是也，本功益气安心止渴，治腰痛泄精，入药去内青薏，取净粉 鸡头实一十两。味甘，平，无毒，益精气，强志，

取其实并中子，捣烂，晒①干，再捣筛，取净粉

上以金樱子三斤，取霜后半黄者，木臼中转杵却刺，勿损，擘为两片，去子，水淘净，烂捣，入大锅，以水煎，不绝火，约水耗半，取出滤过，重煎如稀饧②。市肆干者倍之，用水浸软去子，煎令如法。入前药末，和丸梧桐子大。每服三十丸，空心盐汤下。一月见效，即不走泄。候女子月信住，取车前子一合，水煎，空心服之，一交即孕。依法服至多日，精神完固，能成地仙。平时忌葵菜、车前子。

按本草，金樱子味酸、涩，平，无毒，疗脾泄，涩精气，精气滑脱者，服之自固。或言其性涩，乃因无是病而用是药，且无配制，而作煎单服者。吁！涩可去脱，十剂之一法，良工不能更其道也。夫鸡头实，味甘，平，无毒，补中益精。石莲子，味甘，寒，无毒，安心神，养气力，治泄精。莲花蕊，暖，无毒，镇心，益颜色。

服饵家取鸡头实熬，金樱煎，和丸，补下益人，名水陆丹仙方。取鸡头实并莲③实，合饵食之，能驻年。昔人得其一二，功效若此，思仙合众妙而有之，信可尚矣。

玉钥启荣丸 治女子无他疾，经事调匀，容颜不损，但久无胎孕。先师云：妇人者，众阴之所集，常与温居。今失所养，则子宫有阴无阳，不能生发。用此丸平调气血，鼓作微阳，生育之要药也。

---

① 晒：嘉靖三十七年本、嘉靖四十年覆刻本、《摄生众妙方》卷十一作“曝”，日本抄本无。

② 饧：原作“锡”，形近而误，据嘉靖三十七年本、嘉靖四十年覆刻本、日本抄本、《摄生众妙方》卷十一改。

③ 莲：原作“连”，形近而误，据方义及嘉靖三十七年本、嘉靖四十年覆刻本、日本抄本、《摄生众妙方》卷十一改。

人参　白术　白茯苓　当归　川芎　白芍药　熟地黄　没药　藁本　牡丹皮　赤石脂　玄胡索　白芷　白薇已上各一两。除石脂、没药另研外，其余用醇酒浸三日，焙晒，为细末，足一十五两　香附子去皮、毛，水醋浸三日，炒干，为细末。一十五两　甘草一两

上药一十六味，重罗极细，炼蜜丸梧桐子大，磁器中封固。每服五十丸，空心温酒或白汤送下，以干物压之，待月事调匀受娠为度。

巨胜子丸　治右尺命门脉虚微欲脱，阳痿不举，阳脱之证。

熟地黄四两　生地黄　何首乌　川牛膝酒洗　天门冬去心　枸杞子　苁蓉　菟丝子　巨胜子　白茯苓　柏子仁　天雄炮　酸枣仁　破故纸炒　巴戟去心　北五味　覆盆子　干山药　楮实　续断各一两　韭子　鸡头子　川椒　胡芦巴　莲花蕊各五钱　木香二钱半

上为末，炼蜜丸梧桐子大。每服七十丸，甚虚者百丸，空心温酒下。

大补阴丸　治左尺肾脉洪大或数，遗精尿血，壮水之要药也。

黄檗盐酒浸　知母各四两，制同　熟地黄　龟板酥炙。各六两

上为末，炼蜜和猪脊髓，丸梧桐子大。每服七十丸，空心盐白汤下。

补阴丸　治左尺肾脉洪大或数，精元不固，补阴制火之药也。

黄檗半斤，盐酒炒　知母制同上　熟地黄各三两　白芍药炒　川牛膝酒洗　陈皮　锁阳　当归各一两半　龟板四两，酒浸，酥炙　虎胫骨一两，制同

上为末，酒煮羊肉，丸梧桐子大。每服五十丸，空心盐白

汤下。冬加干姜半两。

加味虎潜丸 治左尺肾脉虚数，精神短少，腰膝无力，补肾养气血之剂。方见补养门。

八味丸 治两尺脉微弱，阴阳俱虚，双补之剂。

熟地黄八两 泽泻 牡丹皮 白茯苓各三两 山茱萸蒸，去核 山药各四两 附子炮，去皮脐 桂心各一两

上为末，炼蜜丸梧桐子大。每服十五丸，温酒下，日再服。

补天丸 治六脉虚微，气血衰弱，虚劳证具，补天一以生水之剂。

紫河车即胞衣，男用女胎，女用男胎，俱以初胎为佳，若不可得，即壮盛妇人者亦可 黄檗酒炒 龟板炙。各三两 杜仲酥炙 牛膝酒洗。各二两 陈皮一两

冬加干姜五钱，夏加五味子一两。已上共为细末。

上以河车水洗净，布绞干，或用酒煨熟，入诸药末，共捣匀，焙燥，再为末，酒糊丸梧桐子大。每服百丸，空心温酒或白沸汤下。

四物汤 治女子血分或寒或热，经事或前或后，或多或少，以至崩带积块诸症，用此加减。

当归 川芎 芍药 熟地黄

上等分，水煎。

芎归汤一名佛手散 补血活血，生新逐败，妇人胎前产后皆可服。

当归酒浸 川芎各等分

上剉，每服四五钱，入酒一钟，煎令欲干，加水一钟，再煎二三沸，去渣温服。

安胎饮 治妇人怀娠，不问几个月日，但觉胎气不安，腰

腹微痛，饮食不美，此汤主之。

白术　白芍药　熟地黄　当归各二钱　人参　川芎　黄芩　陈皮各五分　甘草　缩砂　紫苏各三分

上剉，作一服，加生姜一片，水煎温服。

集验方　治妇人胎动不安及下血。

艾叶　阿胶　川芎　当归各三钱　甘草一钱

上剉，水四钟，煎取二钟，取滓，纳胶令化，分三服，一日用。

秦艽汤　治证同前。

秦艽　阿胶蛤粉炒　艾叶醋炒

上等分，为粗末，每服五钱，水二钟，糯米百粒，煎至一钟，去滓温服。

人参橘皮汤　治始妊娠恶心阻食，和中安胃之药也。

白术　麦门冬去心　橘红　人参去芦。各二两　白茯苓　厚朴姜制。各二两　甘草三①钱

上为粗末，每服四钱，水钟半，淡竹茹弹子大一枚，生姜三片，煎至七分，去渣，澄清，温服，空心食前。

保生汤　治妇人恶阻，养胃调气之要药也。

人参八分　甘草五分　白术一钱　橘红一钱二分　乌药一钱　香附一钱

上剉，水一钟半，生姜五片，煎至七分，去滓，温服无时。呕吐加丁香。

集验青竹茹汤　治妇人恶阻，清痰止呕之药。

---

①　三：原字漫漶，据嘉靖三十七年本、嘉靖四十年覆刻本、日本抄本及《摄生众妙方》卷十一补正。

竹茹弹子大，一枚　橘皮一钱五分　生姜二钱　白茯苓一钱半　半夏二钱，汤泡七次

上剉，水二钟，煎至七分，去滓温服。忌羊肉、饧鲊等物。

束胎丸　治妇人妊娠七八个月，恐胎气展大难产，用此扶助母气，紧束儿胎。

白术三两　陈皮二两，忌火　白茯苓七钱半　条黄芩酒炒，夏一两，春秋七钱半，冬半两

上为末，粥糊丸梧桐子大，每服六①十丸，白汤米饮任下，食前。

枳壳丸　治妇人妊娠八九个月，禀质肥厚，胎气壅隘，服此以宽和母气，令儿易产。

商州枳壳五两，麸皮炒赤　粉草炙，一两半　香附一两，炒

上为末，每服二钱，空心沸汤点服，日三。

一方　加炒糯米，同为末，白汤点服，令儿易产，初生微黑，百日肥白，此为古方之冠。

若妊妇稍弱，恐胎寒腹痛，胎弱多惊，于内可加当归一两、木香半两不见火，则阳不致强，阴不致弱，二气调和，有益胎嗣。

达生散　治妇人妊娠八九个月，服此扶正气，散滞气，妊妇稍虚者，得此尤佳。

大腹皮姜制　白术　白芍药　当归各一钱　陈皮　人参各五分　甘草一钱半　紫苏茎叶五分

上作一剂，水煎服。夏加黄芩或黄连、五味子，春加川芎、防风，秋加泽泻，冬加缩砂，或通加枳壳、缩砂。胎动加苎根、

① 六：此前嘉靖三十七年本、嘉靖四十年覆刻本、日本抄本及《摄生众妙方》卷十一有“五”。

金银，上气加紫苏、地黄，性急加柴胡，多怒加黄芩，食少加缩砂、神曲，渴加麦门冬、黄芩，能食加黄杨脑，有痰加半夏、黄芩。

救生散 治妊娠妇禀受瘦弱，不宜服枳壳散破气之药，此方安胎益气，令子紧小易产。

人参 神曲炒 麦芽炒 诃子煨①，去核 白术麸炒 橘红炒

上六味，各等分，为细末，每服三钱，水一钟，煎至七分，空心食前温服。议者谓今时入②月，合进瘦胎易产之药，多用枳壳散，非为不是，但妊妇肥实者可也，若本瘦怯，不宜服此药，惟救生散安胎益气，令子紧小，无病易产，最为稳当。

神寝丸 治妊妇临产月日，破滞气，瘦胎易产。

通明乳香五钱，另研 商州枳壳一两，麸炒

上为末，炼蜜丸梧桐子大，空心温酒或米饮吞下。临月用之，瘦胎易产，极效。

三合济生汤 以枳壳、芎归、达生三方，抽其精粹，而合成此汤。治临产艰难，虽一二日不下者，服此自然转动下生。

枳壳二钱，麸炒 香附一钱半，炒 粉草七分 川芎二钱 当归三钱 苏叶八分 大腹皮姜汁洗，一钱半

上用水二钟，煎至一钟，待腰腹痛甚，服之即产。

催生丹 疗产妇生理不顺，产育艰难，或横或逆，大有神效，宜天医日合。

---

① 煨：嘉靖三十七年本、嘉靖四十年覆刻本、《摄生众妙方》卷十一同，日本抄本作“炒”。

② 入：嘉靖三十七年本、嘉靖四十年覆刻本、日本抄本、《摄生众妙方》卷十一同，《重订严氏济生方·妇人门》作“八”，义胜。

十二月兔脑去膜，研如泥　通明乳香一①钱，研细　母丁香一钱，为末　麝香一字，研细

上以乳、麝、丁香拌匀，入兔脑髓，和丸鸡头大，阴干，油纸密封固，临产服一丸，温水送下，立产。男左女右，手中握药，出，神验。

催生不传遇仙方　治妇人坐草艰难。

蓖麻子十四颗，去壳　朱砂　雄黄各一钱半　蛇蜕一尺，煅

上为细末，粥糊丸弹子大。临产时先用川椒汤淋洗，脐下纳药一丸，脐中仍以蜡纸数重覆药上，软帛拴系，产则急取药去，一丸可用三次。

如圣膏　治证同前。

用蓖麻子七粒，去壳，细研成膏，涂脚心立产，急洗药去，迟则肠出，却以此膏涂顶上，肠自缩入。

一方

用蓖麻子百粒，雄黄末一钱，同研，用如前法。

猪肝蜜酒法　治妇人胞水早行，胎涩不下。

猪肝　白蜜　醇酒各一升

上三味，共煎至二升，分作二三服。不能服者，随多少缓缓服之。

夺命丹　治妇人血冷凝涩，胎衣不下。

大黄四钱，酽醋煎膏　黑附子一钱，炮，去皮　牡丹皮四钱　干漆一钱，炒烟尽

上为末，以大黄膏同鸡子白捣匀，梧桐子大，温酒急吞五

① 一：嘉靖三十七年本、日本抄本、《摄生众妙方》卷十一同，嘉靖四十年覆刻本作“二”。

七丸。如未下，再用后方。

牛膝汤 治妇人生理不顺，用以滑利水道，令儿易产。

牛膝一钱，酒洗 瞿麦一钱 滑石二钱 当归酒洗 木通各一钱 葵菜子一钱二分半，如无，用黄蜀葵花

上㕮，分三服，水二钟，煎至八分，温服，须先合预备。

五子衍宗丸

男服此药，添精补髓，疏利肾气，不问下焦虚实寒热服之，自能平秘。旧称古今第一种子方，有人世世服此药，子孙蕃衍，遂成村落之说。嘉靖丁亥，于广信郑中丞宅，得之张神仙四世孙，予及数人，用之殊验。

甘州枸杞子八两 菟丝子八两，酒蒸捣饼 辽五味子二两，研碎 覆盆子四两，酒洗，去目 车前子二两，扬净

上各药俱择道地精新者，焙晒干，共为细末，炼蜜丸梧桐子大。每服空心九十丸，上床时五十丸，白沸汤或盐汤送下，冬月用温酒送下。修合日，春取丙丁巳午，夏取戊己辰戌[①]丑未，秋取壬癸亥子，冬取甲乙寅卯。忌师尼鳏寡之人及鸡犬六畜见之。

百子附归丸

女服此药，调经养血，安胎顺气，不问胎前产后，用事参差，有余不足诸证，悉皆治之，殊益胎嗣。比太仆吏鲍璧，台州人，其妻年三十不生育，忽经事不至者十月，腹鼓大，无病容，皆谓妊娠，一日忽产恶物盈桶，视之皆败痰积血，后服[②]

---

① 戌：原作"戍"，形近而误，据嘉靖三十七年本、嘉靖四十年覆刻本、日本抄本、《摄生众妙方》卷十一改。

② 服：原作"复"，音近而误，据嘉靖三十七年本、嘉靖四十年覆刻本、日本抄本、《摄生众妙方》卷十一改。

此丸，不期年，生一子。张云彼尝以此二方与诸人服，无不应者。

真阿胶蛤粉炒成珠　蕲艾叶去筋梗，醋煮干　当归肥大者，酒洗去芦　川芎去芦　怀庆熟地黄去脑，取沉水者　白芍药肥长者。已上各二两　香附赤心者，去毛，杵成米，水醋各淹一宿，晒焙干，一十二两

上为极细末，用大陈石榴一枚连皮捣碎，东流水三升熬，去滓，打面糊丸梧桐子大。每服百丸，空心陈米醋点沸汤下，日一服。

上二方亦俞子木所别传者。

大造丸　治男子女人一切虚弱，不问老幼，或禀气素弱，或斫丧①太过，阳事早痿，面色萎黄，形体尪羸，口不能呼，足不能任地，或老年虚惫，气血俱衰，或女人月水不调，或常小产，或多生女少生男。凡是血气虚损不足之症，难于嗣育者，并宜服此，当有奇效。方见补养门。

神效黑附丸　专治妇人久无子，而经事不调及数堕胎者，服之可立致效。

香附子一斤。要北方香附米，去毛，浸者分作四分，内一分好酒浸，一分米泔浸，一分童便浸，一分醋浸，各一日夜　艾绵四两，要洁净，无细梗及艾尘者，用醋二大碗，同香附子一处煮干，石臼内约杵三千下，以烂为度，捻如饼子，只钱样厚大，用新瓦炭火焙干，捣烂为末　白茯苓去皮，净，一两　当归去芦，净，一两，酒浸一宿　人参去芦，净，一两　川芎去土，净，一两，要大而实者　熟地黄用酒浸，去土，又以酒浸一宿，饭上蒸过，一两　木香五钱，要广南者为佳　上等徽墨火煅，醋淬，一两

---

① 斫丧（zhuó sàng 浊丧）：摧残、伤害之义。

上九味，各为细末，醋糊为丸如梧桐子大。每服五十丸，空心好酒下。此方乃闻人道长所传。

何首乌丸 乔白岩服。方见补养门。

又方 萧东之传，云蒋敬所服此。

何首乌雌雄各半斤，铜刀去粗皮，为片，米泔水浸，夏一宿，春秋二宿，冬三宿，取出，晒干为末，无火病者，以枣肉为丸，否则蜜丸，清晨盐汤下，或酒下尤佳。本草服何首乌，用茯苓煎汤，似胜盐汤。

又二方 杨后江掌科传，后江自服此连孕，及人传服者皆验。

延年益嗣丹，男子服。方见补养门，名延年益寿不老丹。

加味益母丸，妇人服。方见妇人门，名济阴反①魂丹。

加味养容丸 此方女人服之有孕，且无小产之患。

当归酒浸，二两 芍药煨，一两五钱 熟地黄酒浸，二两 白术二两 川芎一两五钱 茯苓 人参各一两 甘草炙，五钱 黄芩炒 香附各一两五钱，炒 麦门冬去心，一两 阿胶炒，七钱 贝母 陈皮去白。各一两 黑豆大者，炒去皮，四十九粒

上为细末，炼蜜丸如梧桐子大，每服七八十丸，食前空心盐汤、温酒任下。忌食诸血。调经养血，顺气健脾，信服有孕。

四②制香附丸

香附米一斤，四两酒浸，四两盐汤浸，四两童便浸，四两醋浸，各三日，滤干，炒 当归四两，酒浸 川芎四两 熟地黄四两，姜汁炒 白芍药四两，酒炒 白术 陈皮 泽兰叶各二两 黄柏一两，酒炒 甘

① 反：嘉靖四十年覆刻本、日本抄本同，本书“妇人门”、嘉靖三十七年本、《摄生众妙方》卷十作“返”。

② 四：此前原目录有“调经”。

草一两，酒炒

上研末，酒糊丸。每服七十丸，空心白汤下。

壬子丸

依方修合此药，服之不过半月一月有孕，试之屡见效，故附录。

吴茱萸　白及　白蔹　白茯苓各一两　牛膝　细辛各五钱　菖蒲　白附子　当归各少许　厚朴　桂心　人参各四两　乳香三两　没药四两

上为细末，蜜①丸，用壬子日修合，如红豆大，每服十丸有效。若男子服，补益；若孕妇服之，即生双胎。空心好酒送下。无夫妇者，不可服。

琥珀调经丸　治妇人无子，能令经正。

香附子一斤，半斤童便浸，半斤好醋浸，各浸七日　好艾择去枝梗，净者四两，加入香附子内搅匀，再加好醋五碗入砂锅内，煮干为度，日中晒干，磨为细末，另加　没药一两　当归二两，酒洗　川芎二两　熟地黄二两，酒蒸，另杵入糊　生地黄二②两，酒浸，另杵入糊　芍药二两，煨　琥珀一两，另研

上件为细末，共一处，捣极细，同为丸，用醋糊丸如梧桐子大。每服一百丸，空心艾醋汤送下。

济阴丹　女人服。

赤芍药四两，去芦　川芎四两，去芦　生干地黄四两，去苗　当归四两，去芦　好大叶艾一斤，去梗　香附子一斤

上分为四分，一分醋浸，一分童便浸，一分酒浸，一分盐水浸，俱各过一宿，用醋三壶拌匀，以砂锅煮干醋为

---

① 蜜：此前嘉靖三十七年本、嘉靖四十年覆刻本、日本抄本有“炼”。

② 二：嘉靖三十七年本同，嘉靖四十年覆刻本、日本抄本作“一”。

度，取出晒干，为末，醋打面糊为丸如梧桐子大。一日三餐，饭前每服五六十丸，令人体壮，经调①有孕，且服久诸病不作。

雏凤丸

用头窝乌骨鸡雌雄各一只，置②放一处，不可与群鸡相混。候生卵时，将初生头卵记放，待生卵数足，将初生卵顶巅上开一窍，用辰砂三钱，当归、芍药、川芎、熟地黄各二钱，为细末，将卵黄倾出，和药末，仍入壳内，以厚纸封之，众卵内覆之。待群鸡生，将药卵出壳，以蜜丸之。空心好酒服三四十丸。此极见效，药尽就有孕。此方宣府镇守总兵马仪都督所传。

煮附丸　专宜妾婢。盖妾婢多郁，情不宣畅，经多不调，故难孕。此方最妙③，不须更服他药。

以香附子不拘多少，去毛、粗皮，米泔水浸一宿，晒干，用上好米醋砂锅内同煮之，旋添醋旋煮，以煮透极烂为度，取出焙干为末，仍用醋糊为丸如梧桐子大，每服五七十丸。经不调者即调，久不孕者即④孕。

温脐种子方⑤

五灵芝　香白芷　青盐各二钱　麝香一分

---

① 调：原作“谓”，嘉靖三十七年本、嘉靖四十年覆刻本、日本抄本同，文义不顺，据《摄生众妙方》卷十一改。

② 置：原作“要”，文义不顺，据嘉靖三十七年本、嘉靖四十年覆刻本、日本抄本、《摄生众妙方》卷十一改。

③ 最妙：原作“再炒”，据嘉靖三十七年本、嘉靖四十年覆刻本、日本抄本、《摄生众妙方》卷十一改。

④ 即：嘉靖三十七年本、嘉靖四十年覆刻本、日本抄本、《摄生众妙方》卷十一作“亦”。

⑤ 方：原目录作“法”。

各等分，研为末，以荞麦面汤和，搓成条，圈于脐上，以前药实于其中，以艾灸之，但脐内微温即好，不过二三度。

兜肚方 昆山顾状元刊施二法①。

白檀香一两 零陵香五钱 马蹄香 香白芷 马兜铃各五钱 木鳖子八钱 羚羊角一两 甘松 升麻五钱 丁皮七钱 血竭五钱 麝香九分

分作三个兜肚内。

以上共十二味，用蕲艾絮绵装白绫兜肚内。初服者，用三日后一解，至第五日复服，至一月后常服。专治痞积遗精、白浊、妇人赤白带下，及妇人经脉不调、久不受孕者，惟有孕妇人不可服。

益母草

单一味为末，不犯铁器，炼蜜丸如弹子大，每服一丸。久服亦令人有子，其妇人胎前产后诸症②，治无不效。服法备载于“妇人门”济阴返魂丹方中。

妊妇五忌

勿睡热坑。南方火柜亦同。

勿饮烧酒。一应烧酒切不可饮，黄酒有药者亦不宜多饮。

勿食煎炒炙煿之物。

勿食葱、韭、蒜、薤、胡椒、茱萸。

勿于星月下仰卧，及当风洗浴坐卧。

小儿五宜

小儿初生，先浓煎黄连甘草汤，急用软绢或丝绵包指蘸药，

---

① 昆山……二法：此9字《摄生众妙方》卷十一在“妊妇五忌”后。

② 症：嘉靖三十七年本、嘉靖四十年覆刻本、日本抄本、《摄生众妙方》卷十一作“疾”。

抠出口中恶血。倘或不及，即以药汤灌之，待吐出恶沫，方与乳吃，令出痘稀少。

初生三五月，宜绷缚令卧，勿竖头抱出，免致惊痫。

乳与食不宜一时混吃，儿生疳癖痞积。

宜用七八十岁老人旧裙旧裤，改小儿衣衫，令儿有寿。虽富贵之家，切不可新制纻丝绫罗毡绒之类与小儿穿，不惟生病，抑且折福。愚意满月①受贺宴宾，宰杀亦恐不宜。

儿生四五个月，止与乳吃，六个月以后，方与稀粥哺之。周岁已前，切不可吃荤腥并生冷之物，令儿多疾。若待二三岁后，脏腑稍壮，才与荤腥最好。

① 月：原作“日”，文义不顺，据嘉靖三十七年本、嘉靖四十年覆刻本、日本抄本、《摄生众妙方》卷十一改。

卷之十一

小儿门

夫医分十三科，悉以望、闻、问、切而察病，独小儿科名哑科，盖谓望而神色不定，闻而声音未足，问而应答不能，切脉而荣卫无准。又肌肤弱，风寒暑湿易感，脾胃脆，实虚易犯。谚云：宁医十男子，莫医一妇人；宁医十妇人，莫医一小儿。其难可知矣。且如痘疮一证，儿所不免，其初发与伤风、伤食、伤寒、食积，若同症而异药，差之毫厘，病变百种，可不慎欤？予家世业儒医，自愧肤浅，至于临治之际，洗心涤虑，极究严思，贵贱无二心，缓急穷至理，无非考诸前哲，执诸方书，未敢穿凿也。祖传诸家之说，多以梓行，惟《痘疹论》一书，乃先民所著，立论本《素问内经》，参之以张从道百二十篇，吾苏钱伯康氏多宗之，百发百中，乃更会集诸家，辨明同异得失，今具各方于后。

抱龙丸　治小儿风痰壅盛惊搐。

牛胆南星一两　雄黄　辰砂各二钱五分　麝香一钱　天竺黄二钱

上为末，炼蜜为丸如肥皂子大。每服一丸，甘草薄荷汤化下。

牛黄抱龙丸　此屡服验，治一切急慢惊风及风热风痴。用薄荷汤磨服一丸，儿小作二三次服。

胆星八钱　雄黄一钱五分　辰砂一钱二分　僵蚕三分　钩藤一两五钱　人参一钱五分　天竺黄二钱五分　茯苓一钱五分

另将牛黄二分，麝香五分，同研极细，入前药末内，又精研。俟将甘草四两剉碎，用水二大碗，煎成膏一盏，入药末内，丸如芡实大，金箔为衣，阴干藏之，勿令泄气，每近微火边。

延生第一方 镇江钱医官传。

小儿初生，脐带脱落后，取置新瓦上，用炭火四围，烧至烟将尽，放土地上，用瓦盏之类盖之，存性，研为末。预将朱砂透明者为极细末，水飞过。脐带若有五分重，朱砂用二分五厘，生地黄、当归身煎浓汁一二蚬壳，调和前两味，抹儿上腭间及乳母乳头上，一日之内，晚至尽，次日大便遗下秽污浊垢之物，终身永无疮疹及诸疾，生一子得一子，十分妙法也。

神功消毒保婴丹 凡小儿未出痘疮者，每遇交春分、秋分时服一丸，其痘毒能消渐化。若只服一二次者，亦得减少；若服三年六次，其毒尽能消化，必保无虞。此方神秘，本不欲轻传，但慈幼之心自不能已，愿与四①方好生君子共之。

缠豆藤一两五钱。其藤八月间收，取毛豆梗上缠绕细红丝者是，采取阴干。此药为主，妙在此药 黑豆三十粒 赤豆七十粒 山楂肉一两 新升麻七钱五分 荆芥五钱 防风五钱 生地黄一两 川独活五钱 甘草五钱 当归五钱，酒洗 赤芍药五钱 连翘七钱五分 黄连五钱 桔梗五钱 辰砂一两，水飞另②研 牛蒡子一两，纸炒过 苦丝瓜二个，长五寸，隔年经霜者方妙，可烧灰存性

上各为极细末，和匀，净砂糖拌丸李核大。每服一丸，浓煎甘草汤化下。

---

① 四：原无，据嘉靖三十七年本、嘉靖四十年覆刻本、《摄生众妙方》卷十补。

② 另：嘉靖三十七年本、嘉靖四十年覆刻本、《摄生众妙方》卷十作“别”。

其前项药，预[①]办精料，遇春分、秋分或正月十五日、七月十五日修合，务在精诚，忌妇人、猫、狗见。合时，向太阳祝药曰：神仙真药，体合自然，婴儿吞服，天地齐年，吾奉太上老君，急急如律令敕。一气七遍。

治凡初生小儿，口屋并牙根[②]生白点，名马牙，不能食乳。此与鹅口不同，少缓即不能救，多致夭殇。急用针缚箸上，将白点挑破出血，用好京墨磨薄荷汤，以手指碾母油发蘸墨，遍口屋擦之，勿令食乳，待睡一时醒，方与乳，再擦之即愈。

五福化毒丹 治小儿惊热，一切胎毒，口舌生疮肿胀，木舌重舌，牙根肿。

生地黄五两 天门冬二两 玄参三两 甘草一两 硼砂五两 青黛五钱 麦门冬二两

上为末，炼蜜为丸如鸡头子大。每服半丸[③]，灯[④]心汤化下。

金蟾丹 治小儿诸惊风等症。

珍珠三分 牛胆南星二钱 全蝎一钱，去头、足 僵蚕一钱五分，炒 辰砂八分，为衣 蟾酥一分 金银箔一分 木香七分 槟榔一钱 黑牵牛五分 甘草一钱 豆粉一钱

上为末，凉水捣为丸如圆眼大，金银箔为衣。每服一丸，

---

① 预：此前嘉靖三十七年本、嘉靖四十年覆刻本、《摄生众妙方》卷十有“须”。

② 根：原作“跟”，文义不顺，据嘉靖三十七年本、嘉靖四十年覆刻本、日本抄本改。下同。

③ 丸：原为墨丁阙字，据嘉靖三十七年本、嘉靖四十年覆刻本、《摄生众妙方》卷十补。

④ 灯：原为墨丁阙字，据嘉靖三十七年本、嘉靖四十年覆刻本、《摄生众妙方》卷十补。

姜汤化下。

吉水邓小儿方

珍珠粉三分　牛胆南星二钱　全蝎一钱　天竺黄　荆芥　防风　僵蚕各一钱五分　辰砂八分　琥珀　牛黄　蝉蜕　木香各七分

上为末，用山药打糊为丸如圆眼大。每服一丸，姜汤化下①。

辟风锭子　治小儿急慢惊风，百发百中，奇效如神。兼治大人一切诸风、破伤风。

全蝎二十个，生用　牛胆南星腊月用肥泽无病犍牛胆一个，将南星入内悬高处，四十九日后取出，各晒干收用，七钱　防风　白附子各五钱　干生姜三钱　川乌　天麻　川芎　白芷　人参各五钱　牛黄三钱　辰砂一两　麝香二钱　片脑三钱　薄荷　木香　白术各五钱　白僵蚕二十个，生用　一方加天竺黄五钱

上为极细末，用麻黄一斤，甘草半斤，蜂蜜二两，煎作膏，令稀稠得宜，将前药末和匀为锭，金箔为衣。急惊风手足搐搦，用金银磨汤化下；慢惊风四肢不收，昏昏如眠，不省人事，淡姜汤化下。各量儿大小虚实，或半分、一分、二分、三分，斟酌与服。大人破伤诸风，温酒下。

朱砂定惊丸　治小儿惊风，诸般惊积。

朱砂　巴豆去油　天南星生姜泡七次。各一钱

上为细末，醋糊为丸如黄米大。每岁二丸，薄荷汤不拘时送下，七丸为止，五岁已上不可服。

保生锭　治小儿急慢惊风，痰涎壅盛，胎惊内吊，多啼，

---

①　下：嘉靖三十七年本、嘉靖四十年覆刻本、日本抄本、《摄生众妙方》卷十均作“服”。

夜间恍惚不宁，久患癫痫，咳嗽发热，夏月中暑发搐，悉皆治之。常服镇惊安神宁心。

牛黄三钱　天竺黄　辰砂各一两　雄黄三钱　麝香　片脑各五分　琥珀一两　珍珠五钱　赭石三钱，火煅七次　蛇含石三钱，火煅七次　金银箔各四帖　天麻　防风　甘草　茯神去皮　人参各三钱　僵蚕　血竭各五钱　远志三钱，去心　陈皮　牛胆南星各一两

上为细末，用粉米糊为锭，辰砂为衣，用薄荷汤化下。

治小儿急慢惊风

五月五日取白颈蚯蚓，不拘多少，去泥，焙干为末，加朱砂等分，糊为丸，金箔为衣，如绿豆大。每服一丸，白汤下。

取蚯蚓法，先以刀断蚯蚓为两断，看其断跌快者治急惊，断跌慢者治慢惊，作二处合之。

真珠散　治小儿客忤，惊风痰热，心烦恍惚，睡卧惊跳，时或咬牙，啼叫不已，小便赤涩，或吐黄沫。

真珠末　海螵蛸　滑石各一钱　茯苓　人参　白附子各二钱　朱砂一钱　甘草　全蝎　脑子　麝香各五分　金银箔五片

上为末，每服五分，灯心、麦门冬煎汤，入蜜少许调下。

金箔镇心丹　治婴孩小儿，镇心解热，退惊安神，除烦躁，止啼。

全蝎七个，用薄荷包缚，慢火上炙干　天麻火煨　防风去芦　羌活去芦　牛黄　赤茯苓去皮　犀角　甘草各一钱　麝香　辰砂水飞，一钱　金箔二十片

上为细末，炼蜜为丸如皂角子大，薄荷煎汤，不拘时候研服。

辟邪膏　治小儿卒中恶毒，心腹刺痛，闷乱欲死。凡腹大而满，诊其脉紧细而微者生，紧大而浮则死。急服苏合香丸，

再以皂角末搐鼻，次服沉香降气汤加人参、茯苓，不愈，进以辟邪膏，无不效者。客忤亦可。

降真香　白胶香　沉香　虎头骨　鬼臼　龙胆草　人参　茯苓各五钱

上为末，入雄黄五钱，麝香一钱，炼蜜为丸，乳香汤化下，及令儿带或烧卧内尤妙。

九龙控涎散　治小儿蕴热，痰塞经络，头目仰视，名为天吊。

滴乳香一钱，另研　天竺黄二钱五分　雄黄二钱，另研　腊茶二钱　白矾一钱，火煅　甘草二钱，炙　荆芥穗一钱，炒　绿豆一百粒，半生半炒　赤脚蜈蚣一条，酒浸，炙

上为末，每服五分至一钱，煎人参薄荷汤下。

又方　治小儿卒中恶毒，心腹刺痛。

用苏合香丸调薄荷汤下。

当归散　治小儿胎中受寒，生下再感外风，面色青白，四肢厥冷，大便青黑及腹疼，盘肠内吊病，并皆治之。

当归微炒　黄芪蜜炙　细辛　黄芩　龙骨细研　赤芍药　桂心各五钱

上为末，每服以乳汁调下一字，日三服，量儿大小加减。

酿乳方　解胎中受热，生下面赤，眼闭不开，大小便不通，不能进乳食。

泽泻二两五钱　猪苓　赤茯苓　天花粉　茵陈　甘草各一两　生地黄二两

上㕮咀，每服二钱，水一钟，煎至半钟。食后令乳母服，去宿乳，与儿服。

茴香散　治小儿盘气痛。

茴香炒　木香　黑附子　金铃子去核用皮　萝卜子炒　槟榔　破故纸炒　白豆蔻煨。各等分

上㕮咀，每服二钱，水盏半，入盐十余粒煎服。

治小儿喉中痰壅喘甚

用巴豆一粒，捣烂作一丸，以棉花包裹，男左女右，塞鼻，痰即坠下。神效。

治撮口脐风　为风湿所伤，或尿内在袍裙之内，遂成脐风，面赤喘急，啼声不出，名曰撮口。

赤脚金头蜈蚣一条　蝎稍四尾　僵蚕七个　瞿麦五分

上为末，先将鹅毛管吹药入鼻内，使嚏喷，啼哭为可医，后用薄荷汤调服。

一方

小儿初生七日，若有脐风，必自发出青筋一道，行至肚却生两岔，待行至心不治。必知者，常视其青筋，初发，速照青筋头上灸三炷，或行至两岔处，亦照两岔头上截灸六炷，青筋自消，儿必活矣。

宣风散　治初生小儿脐风撮口，多啼不乳，口出白沫。

全蝎二十一个，头尾全者，去毒，用好酒涂炙，为末　麝香一字，另研

上和为细末，用半字金银煎汤调服。

小儿启脾丸　消食止泻止吐，消疳消黄消胀，定肚疼，常服益胃生肌，健脾开胃。

人参　白术　茯苓　山药　莲肉各一两　山楂　甘草　陈皮　泽泻各五钱

上为细末，用蜜为丸如弹子大，空心米汤化下一丸。小儿食伤诸病，服之立愈。

白术膏一名助胃膏　治小儿吐泻，大能和脾胃，进饮食。

人参　白术炒　白茯苓　甘草炙。各二钱五分　白豆蔻七个　肉豆蔻　木香一钱　山药去黑皮，五钱　砂仁二十个，炒

上为极细末，炼蜜为丸如肥皂子大。每服一丸，空心米汤化下。

助胃丸　小儿服之，一生不伤脾胃。

人参　白术　茯苓　神曲炒　砂仁去皮　香附去毛　糖球　陈皮各一两　粉草五钱　麦芽炒，一①两

上为极细末，炼蜜为丸如圆眼②大，每服一丸，米汤研下，或作小丸亦可。

助胃膏　治小儿吐泻。

白豆蔻　丁香　木香　肉豆蔻　人参　官桂　白术　藿香　砂仁　白茯苓　甘草各一钱　橘红　山药各四两③

上为末，炼蜜为丸如鸡头实大，每服一丸，温米汤④下。

香橘饼　治小儿吐泻。

丁香　橘红各等分

上为末，炼蜜为丸如黄豆大，作饼噙化。

又方名白玉饼子

寒石面二两　白滑石一两　巴豆十二个，去油　半夏十二个，泡七次

---

①　一：原无，据嘉靖三十七年本、日本抄本、《摄生众妙方》卷十补。

②　圆眼：嘉靖三十七年本、嘉靖四十年覆刻本、日本抄本、《摄生众妙方》卷十作“龙眼”。

③　两：嘉靖四十年覆刻本同，嘉靖三十七年本、日本抄本、《摄生众妙方》卷十作“钱”。

④　汤：嘉靖三十七年本、嘉靖四十年覆刻本、日本抄本、《摄生众妙方》卷十作“饮”。

上为末，滚水丸如绿豆大，作饼。每岁一饼半，不拘时，干姜汤送下。五岁以上不可服。

治小儿吐泻脾惊 二三岁小儿。

朱砂五厘。二岁以上一分，三岁以上四五分 轻粉五厘 全蝎一个，去手、足。一岁以下一个，三岁以上二个

上为末，用乳调服。三四岁加些，或米汤清茶送下。一方不用轻粉者可。

又方 治小儿吐泻，四君子汤加砂仁。若有惊，加全蝎一个。

人参 白术 茯苓 甘草 川乌 全蝎

上各等分，用水一钟煎服。二方极效。

治小儿泄泻方

用巴豆研末为膏，贴在囟门上，烧线香一炷未尽，即去巴豆膏，立效如神。

治小儿吐泻或久痢

赤茯苓 白术 木香 粉草各等分

上为细末，炼蜜调汤服，立效。

痢疾方

用鸡子一个，冷水下锅，煮二三沸取出，去白用黄，研碎，以生姜汁半小钟和匀，与小儿服之，不茶①，其效如神。

秘传五疳散 专治小儿五疳潮热，面黄肌瘦，烦渴吐泻，肚大青筋，手足如柴，精神悸倦，历试有效。无疾预服此药，则诸疾不生。元气虚弱者服半月，自然肥满，身体轻健。

---

① 不茶：嘉靖三十七年本、嘉靖四十年覆刻本、《摄生众妙方》卷十作“不用茶”，日本抄本作“用茶”。

白术蜜水炒，一两五钱　白茯苓去皮，七钱五分　甘草一钱五分　麦门冬去心，一两　使君子肉，切碎略炒，七钱五分　山楂肉五钱　麦芽炒，五钱　金樱子肉，略炒，五钱　芡实二钱五分　莲肉心隔纸炒，五钱　青皮去瓤，面炒，二钱　橘红五钱

上为极细末，和匀，重七两，每次用药末一两，用炼蜜半斤或四两调成膏，每日中晌、晚间各服一二茶匙，温水漱口。身热咳嗽，加地骨、百部各五分；肚腹饱胀，大便稀水，肠鸣作溏[①]，或虫出不和，加槟榔二钱五分，木香一钱；禀受气弱，加人参二钱五分。

炼蜜法：用极大青竹筒一节，削去外面青皮，两头留节，将一头锥一孔，灌蜜令满，仍用竹钉固孔，以水煮蜜热为度，或加茅根一把，在水中煮蜜更佳。如将蜜通炼，临时调药旋服亦可。途中无蜜，滚白水调服亦可。

治牙疳方

滑石　铜绿　杏仁　青盐各等分

上为极细末，搽疮上，立效。

治走马牙疳方

槐皮烧灰存性，二钱　泥盐炒，五分

上为极细末，若鼻与喉咙内有，加片脑一分，珍珠一分，用鹅毛筒吹入。

乌犀丸　治诸般疳积。

丑头末二两　青皮二两　使君子肉七钱五分　白芜荑二钱五分　鹤虱五钱　芦荟一钱，烧红醋淬，另研　苦楝根皮五钱

---

① 溏：原作“糖”，嘉靖三十七年本、嘉靖四十年覆刻本、日本抄本、《摄生众妙方》卷十同，形声俱近而误，据文义改。

上炒令焦黑色，为末，面①丸麻子大。每服三五十丸，米饮送下，食前量小儿大小加减。

黄龙丸

三棱三两　黑莪术三两　青皮一两五钱　山楂肉　干姜各七钱五分

上用面②丸麻子大，日晒干，食后姜汤下，量儿大小加减。

乌犀、黄龙二丸，间服，食前服乌犀丸，食后服黄龙丸。

胡黄连丸　治疳病腹大。

胡黄连五分。去果子积　阿魏一钱五分，醋浸。去肉积　神曲二钱。去食积　黄连炒，二钱。去热积　麝香四粒

上为末，猪胆汁丸如黍米。每服二三十丸，白术汤送下。

治小儿痞疾方

鸽粪　皮硝飞过。各四两　阿魏二钱　麝香五分　香饼三两

上俱成末，拌匀，收入磁器内听用。贴时用厚纸五七层，将药一撮，滚水调摊纸上，如疾在左、在右、在中，此药离疾五寸贴之，三四次③有效。

治小儿痞积　凡小儿腹胀肌瘦，立眉竖眼，头毛生疮，结如麦穗者，并皆治之。

用立秋以后大虾蟆一只，斩其首，去其四肢，刮其肠肚，以清油涂之，上加以覆瓦，下加以仰瓦，各用火炙之令熟，与儿啖之，腹中之积秽尽下，连服四五个。一月之后，形容改变，

① 面：嘉靖三十七年本、嘉靖四十年覆刻本、日本抄本、《摄生众妙方》卷十作“曲”。

② 面：嘉靖四十年覆刻本同，嘉靖三十七年本、日本抄本、《摄生众妙方》卷十作“曲”。

③ 次：原无，据嘉靖三十七年本、嘉靖四十年覆刻本、日本抄本、《摄生众妙方》卷十补。

效不尽述。

治小儿脐疮不干

白矾　白龙骨各火煅，研。等分

上为末，每用少许傅之。一用绵子烧灰亦可。

治小儿脐肿汁出附一方①

用枯白矾末傅，或黄柏为末傅之。

又小儿脐不干，伏龙肝涂之。或用白龙骨和枯矾等分，傅之。

化毒丹　专治小儿一切胎毒，口舌生疮肿胀，木②舌重舌，牙根肿胀。

甘草三钱　桔梗五钱　玄参一两　人参三钱　茯苓二钱　薄荷五钱　青黛五钱　牙硝一钱

上为细末，用蜜为丸，薄荷汤化下。

治小儿重舌

用竹沥或黄檗，无时点舌上，或真蒲黄涂亦可。

治小儿舌肿塞口欲满者

用紫雪一分，竹沥半合，细研和匀，频至③口中，以尽为度。

治小儿夜啼

用蝉蜕二十七枚，全者，去翅、足，为末，入朱砂一字，蜜调为丸，使吮之。

灯花散　治邪热在心，内躁夜啼。

用灯花三两颗，研为末，灯心煎汤调，抹口中，以乳汁送

---

① 附一方：原无，据原目录补。

② 木：原作“水”，嘉靖三十七年本、嘉靖四十年覆刻本、日本抄本同，形近而误，据《集古良方》卷十一改。

③ 至：嘉靖四十年覆刻本同，嘉靖三十七年本、日本抄本、《摄生众妙方》卷十作“置”。

下，日进二服。

治小儿腹胀

萝卜子蒸　紫苏　干葛　陈皮各等分　甘草减半

上用水一钟煎服，食减者加白术。

治小儿外肾肿大

木通　甘草　黄连炒　当归　黄芩各等分

上用水一钟，煎半钟服。

治小儿尿血

甘草汤调益元散，加升麻煎服，尤妙。

小儿吐蛔虫

用苦楝根为君，佐以二陈汤煎服。

治小儿秃疮

松树厚皮烧灰，二两　黄丹水飞，一两　寒水石细研，一两　白矾枯　黄连　大黄各五钱　白胶香熬，飞，倾石上，二两　轻粉一分

上为末，熬热油调傅疮上，须先洗了疮痂，傅之佳。

小儿遍头生疮又名黄水疮

用咸鱼芝麻油煎熟，去鱼，将油渣涂于疮上，数次即愈。

治小儿火丹方

用寒水石与白墡①粉等分，以水调，涂红肿之处，甚效。

兔血丸　治痘疹要法。

腊月八日采生兔一只，取血，以荞面和之，加雄黄四五分，候干成饼。凡初生小儿，三日后，如绿豆大者与二三丸，乳汁送下，遍身发出红点，是其征验。有终身不出痘疹者，虽出，亦不稠密也。儿长会饮食者，就以兔肉啖之，尤妙。或云不必

① 白墡（shàn 善）：白色黏土，白垩。

八日，但腊月兔亦可。

预治痘疹方 此方觉初热，服之不出；若见标者，服之毒气即散；回陷者，服之即起。

川芎 当归 升麻 甘草各六两

上为粗末，一起取东流水煎三次，每次用水三碗，文武火煎至一碗半，滤下，又煎三次，共药水四碗半，听用。又用好朱砂四两，以绢袋悬入土罐，加前药封固，水煮尽为度，取出焙干为末，以纸罗过，听用。再以引经散，用粳米二三合，以纸包紧，外用黄土固济，入火炼通红，冷定，打碎取米，黄色者用之，白色者不用。每服以砂末一钱，米末一钱，炼蜜二匙，好酒二匙，白沸汤一小钟，共一处调匀，用茶匙喂①，取效。

又方名三豆汤

赤豆即红小豆，田间种的 大黑豆 绿豆各一升 甘草三两

上以三豆淘净，用水八升，煮豆熟为度，逐日空心任意吃豆饮汁七日。

又方名油饮子 童子用②。

真麻油一斤，每日饮少许，饮尽永不出

又方名龙凤膏

乌鸡卵一个 地龙活者，细小者方用，一条。此田间蚯蚓也

又以鸡卵开一小窍，入地龙在内，夹皮纸糊其窍，饭甑上蒸熟，去地龙，与儿食之。每岁立春日食一枚亦可。

又方名丝瓜汤

① 喂：此后嘉靖三十七年本、嘉靖四十年覆刻本、日本抄本、《摄生众妙方》卷十有“尽”。

② 用：原作“丹”，文义不顺，据嘉靖三十七年本、嘉靖四十年覆刻本、日本抄本、《摄生众妙方》卷十改。

五六月间，取丝瓜小小蔓延藤丝，阴干，约二两半重，收起。至正月初一日子时，父母只令一人知，将前丝瓜藤煎汤，待温，洗儿全身头面上下，以去①胎毒。

又方名朱砂散

朱砂大颗者佳，磨五七千下，用蜜汤调服三五十次。

以上六方，乡邻若有痘疹流行，预与儿食，可免不出，如出亦轻。

托里散 治小儿痘疹初发之先，宜服此药。

官桂 黄芪 人参 甘草 白芷 防风 川芎 川当归 桔梗 厚朴 木香 蝉蜕各五分

上用水一钟，煎半钟，温服。

又方 痘未出时，先受风寒发热，或有惊病，及解痘毒。

人参 甘草 茯苓 羌活 独活 柴胡 前胡 桔梗 川芎 枳壳 地骨皮 天麻各等分 紫草少许

上用水四盏，姜二片，薄荷二叶，煎服。倘先伤风微热，或有夹食，可服参苏饮。

又方 痘疮出四五六日未绽满。

人参五分 甘草生用，三分 川芎五②分 川归六分 黄芪生用，七分 白芷四分 木香③ 紫草各三分 桔梗四分 防风三④分

---

① 去：此后嘉靖三十七年本、嘉靖四十年覆刻本、日本抄本、《摄生众妙方》卷十有“其”。

② 五：嘉靖三十七年本、嘉靖四十年覆刻本、日本抄本、《摄生众妙方》卷十作“四”。

③ 木香：日本抄本同，此后嘉靖三十七年本、《摄生众妙方》卷十有“三分”，嘉靖四十年覆刻本有“二分”。

④ 三：嘉靖四十年覆刻本、《摄生众妙方》卷十同，嘉靖三十七年本、日本抄本作“二”。

厚朴姜炒，三分　桂二分

上用水四盏，煎三盏服。

又方　痘疮七八日，脓少，根窠欠红，或里作泄。

人参五分　甘草四分　白茯苓五分　白术六分　川芎五分　川归六分　芍药五分　黄芪一钱　官桂　莲肉各五分　生地黄六分

上用水四盏，姜三片，枣一枚，煎服。

痘出十日、十一二日，或泄泻难焦，可用木香散、异功散加减服。未出痘之先，以解毒为主，瓜蒂灰、朱砂、蜜和，服之亦可。

又方　专治黑陷根窠不红活，灰白色，痘塌如蛇皮样，黑者，只要有气，皆可活之。

上好朱砂四两。有光墙壁者一两，荔枝壳煎水煮，用绢包朱砂一两，用汤悬空挂起，微火煮，以汤大滚为度

上用朱砂研为极细末，用天灵盖三钱，以麝香三分，先将灵盖打碎，投入麝香，黄泥固罐包了，下火烧红，冷定取出，共为末，作一次用，飞罗面四两，腊月兔儿血为丸，腊月辰日合此为验，如绿豆大。每服一丸，酒浆下。神效，乃仙方也。

暑天出痘化毒汤

紫草　升麻各三钱　甘草　陈皮各一钱　黏米五十粒

上用水一钟，煎半钟，温服。

治小儿痘后余毒肿痛

用犍牛粪，火烧灰存性，以砂糖调，屡下。

小儿痘后遗毒生疮不已方

连翘五分　苍术米泔浸一宿，去粗皮，五分　当归七分　荆芥四分　川芎五分　赤芍药五分　木通去皮，三分　牛蒡子炒，研，五分　黄

连四分　紫草去芦用茸，四分　甘草生，三分　生地黄酒洗，八分

上用水一钟，煎半钟，作二服，不拘时，或作散丸，亦可用滚水下。

治小儿痘疹眼中生翳

用兔粪加蝉蜕、木通、甘草煎汤，频①服。

又方

兔粪四两，飞过，炒　石决明用七孔者，火炙，一两　草决明一两　木贼去节，一两　当归酒浸，五钱　白芍药一两　防风去芦，一两　谷精草三钱

上为末，炼蜜丸如绿豆大。每服数十丸，荆芥汤下，食后服。验之有效。

又方

谷精草一两　生蛤粉五分　黑豆皮二钱　白②芍药三钱，酒炒③

上为细末，用猪肝一叶，以竹刀批作片子，糁药末在内，以草绳缚定，磁器内慢火煮熟。令儿食之，不拘时，连汁服，服至一二月，效。

小儿痘疹保元汤大法　加减治法④列于后

一二日，初出之象如粟，于口鼻耳⑤年寿之间，先发三两点，淡红润色者，顺之兆也。于天庭、司空、太阳、印堂、方

---

① 频：嘉靖三十七年本、嘉靖四十年覆刻本、《摄生众妙方》卷十同，日本抄本作“调”。

② 白：此前嘉靖三十七年本、嘉靖四十年覆刻本、日本抄本、《摄生众妙方》卷十有“加”。

③ 炒：此前嘉靖三十七年本、嘉靖四十年覆刻本、日本抄本、《摄生众妙方》卷十有“微”。

④ 加减治法：原作“加减治”，嘉靖三十七年本、嘉靖四十年覆刻本、日本抄本同，文义不顺，据文义及原目录改。

⑤ 耳：此前嘉靖三十七年本、嘉靖四十年覆刻本、日本抄本有“腮”。

广之处先发者，逆之兆也。虽稠红润泽成个者，险也。顺者不治自愈，为气得其正，血得其行，其毒不得妄行肆其虐也。逆者不治，为气涩血滞，致毒妄参阳位，无以当其势也。险者，毒虽犯上，其气血未离忧虞之象，未可加治，俟其气血交会之后，以保元汤加桂主之，谨防气泄血散，将无救矣。

二三日，根窠圆混，气之冲满也。气之冲满，血必归附，为顺。根窠无晕，气离血散，为逆。根窠虽圆而顶陷者，血亦难聚，为险。顺者不治自愈，为气血得其道也。逆者气血交会不足，致毒乘机而犯内也。险者为气弱不能领袖其血也，以保元汤加川芎、官桂扶阳益阴，岂有不痊者哉？

四五日，观痘势之形色，则知气血之壮弱，受毒之浅深，此治法之大要也。其形尖圆光泽，大小不一等，气和血就，顺也。其形绵密如蚕种，黑陷干红紫泡者，逆也。其形根窠虽起，色不光洁，生意犹在，险也。顺而愈，为气拘血附，各得其道，而毒自释。逆而不治，为气血相离，纵毒内攻。险而治，为气弱血盛，势虽挟毒犯上，然得交会分明，用保元汤加芍药、桂米，助卫制荣，斯为调燮之妙。

五六日，气盛血荣于内，则发扬于外，为顺。气虽旺而血不归附，其色灰陷，或紫陷，或发为水泡痒塌，为逆。气虽旺，血虽归附，不厚其色，光白不荣，为险。顺者自愈，为气血丰厚，毒受制也。逆者不治，为气弱血衰，致毒下陷而外剥也。险者易治，为气盈血弱不及归附，用保元汤加木香、归、芎，助血归附气位，非乎气不足以全，中和之道也。

六七日，气盈血附，其毒自化，化则成浆，顺也。气陷血衰，其毒内伏，伏则不成浆，逆也。气交不旺，血虽归附，不能成浆，险也。顺者可不治而自愈，为气血得中，其毒自解也。

逆者不治，为气血相离，不能治毒而外剥也。险者须急治之，为气血少，寒不能振作，急投保元汤加桂米，助其成浆，而收济惠之伟功，斯为治矣。

七八日，气旺血附，其毒化浆，顺也。气血乖离，其毒不化浆，逆也。其气血少缓，毒虽化而浆不满，险也。顺则不烦治而自愈，为气旺拘血化毒之故也。逆则难治，为气血不及，不能振作以制其毒，以发痈、发疔者可生，外剥内伤者必死。险则可治，为气血有碍，不能大振，以保元汤加桂米，发扬助浆，斯可以保全生命矣。

八九日，浆足，气血之功成矣，气血功成，生命定矣，如无他证，顺而已也。浆不足者，气血尽矣，大命临之，逆矣。浆不冲满，血附线红，气弱而险也，以保元汤加姜米，以助其气而驾其血，斯浆成矣。于此可见施治者之妙道也。

十一二日，血尽毒解，气调浆足，此生生自然之理也，为顺。或血淡而浆薄，或血凝而浆滞，以见气亏而毒不解，为逆。浆足血尽①，湿润不敛者，内虚也，为险，以保元汤加苓、术，以助收敛结痂也。

十三四日，气血归本，毒既殄灭，浆老结痂，顺也。毒未脱形，诸邪并作，虽云结痂，此其逆也。虽毒②尽解，浆老结痂之际，或有杂证相仍，以保元汤随证加减，不可峻用寒凉大热之剂，恐致内损之患故也。

十四五六日，气血功收，收痂落，而无他证，顺而征之也。痂未易落，寒战咬牙，谵语狂烦，疔肿作者，无可生路，逆之

---

① 浆足血尽：嘉靖三十七年本、嘉靖四十年覆刻本、日本抄本作“血尽浆足”。

② 虽毒：嘉靖三十七年本、嘉靖四十年覆刻本、日本抄本作“毒虽”。

兆也。痂落潮热，唇红口渴，不食者，险之势也，以四君子汤加陈皮、山楂、黄连，渴甚加参苓白术散，不解，以大连翘饮去黄芩主之。证去之后，多有内损，或余毒未解，尤[①]难治也。

保元汤

人参二钱　黄芪三钱　甘草一钱

上用水一钟半，生姜三片，煎服。

---

① 尤：此前嘉靖三十七年本、嘉靖四十年覆刻本、日本抄本有“此亦”。

跋经验良方后[①]

人禀阴阳五行之气以生，内有七情之感，外有六淫之侵，而疾病生焉，于是或有不得终其天年者矣。圣王忧之，故制为医药，将以平其气，祛其疾，起死回生，而拯人于夭枉者也。人生日用饮食之外，莫此为急。左辖希斋先生陈公，居常留意于此，乃裒集《经验良方》，与明医订证[②]精确，遂锓梓以广其传。猗欤休哉！真仁人之用心也。穷乡下邑，诚得此，而传习之人之获免于夭枉者，将必多矣。济人利物之泽，何可既邪。公扬历[③]中外，所至惠政甚多，此特其一端云尔。

嘉靖戊午岁二月既望浙江右布政使太原寇阳跋

---

① 跋经验良方后：此跋原无，据嘉靖三十七年本补，据嘉靖四十年覆刻本、日本抄本校正。

② 证：原字漫漶，据嘉靖四十年覆刻本、日本抄本补正。

③ 扬历：显扬政绩或官宦经历。《三国志·魏志·管宁传》："优贤扬历，垂声千载。"裴松之注："《今文尚书》曰'优贤扬历'，谓扬其所历试。"

校注后记

《经验济世良方》，明·陈仕贤辑。成书于嘉靖三十七年(1558)。乃陈氏所集经验效方，考订医官孙字所集群书及所录良方，参合张时彻《摄生众妙方》而成此书。

一、作者生平与成书背景

陈仕贤，字邦宪，号希斋，福清（今福建福清市）人。嘉靖十一年（1532）进士（《四库全书总目提要》谓“壬戌”为误，当为“壬辰”），历官户部主事、杭州知府、浙江左布政使等，终仕都察院副都御史、湖广巡抚。其为官清廉，瘠己勤民。陈氏仕宦之暇，颇留意医书，搜集验方，间制以治疾，常用效验。自序曰：“余自筮仕，颇留意医书，恒病其博而难入，窃欲搜辑简要，以备便览，以嘉惠于人，而未能也。所至，辄求经验良方录之，积久成帙，间制以及人，亦率有征应。”陈氏颇通医理，常与通州医官孙字讨论医经诸家，“近接通州医官孙字者，时与议论，见其渊源于《枢》《素》，出入于诸家，参究标本，随试辄效，盖深于医者也。”后又得张时彻《摄生众妙方》，颇为推崇，“适得大司马东沙张老先生所刻《摄生众妙方》，则近所编辑，灿然备具，诚先得我心者也”。

陈氏谓医为仁术，然文博理微，且僻壤难睹，故搜辑简要，广求验方，考订医官孙字所集群书及所录良方，参合张时彻《摄生众妙方》，类精为要，会通纂定，而成此书。因以经验简捷、济人利物为旨，故名“经验济世良方”。

二、版本著录情况分析

此书在明清至今的书目中多有著录，但其中有误载之处。

现对各种著录情况进行分析。

1. 书名、作者及篇卷著录情况

明·殷仲春《医藏目录》“旁通函目”较早著录此书，曰：“《济世良方》，十一卷。徐希斋。”“《经验良方》，四卷，陈士贤。”① 这里《济世良方》很可能是《经验济世良方》，“徐”字可能是抄本有误，陈仕贤自序称“闽希斋陈仕贤”，“希斋”为其号，故“徐希斋”有可能是“陈希斋”，又“士”可能为“仕”之误。《中国医籍考》转载《医藏目录》：“［陈氏仕贤经验济世良方］医藏目录十一卷国史经籍志作十卷。医藏目录重出经验良方四卷。存。”② 据《医藏目录》则知陈仕贤著《经验济世良方》十一卷，其四卷本可能是一种残本，抑或指原书按元、亨、利、贞所分的四册。又《医藏目录》“诵法函目”载“《医指》，陈仕贤，一卷。”③ 今未见题为陈仕贤的《医指》单行本。

据《天一阁藏书总目》推知，浙江范钦天一阁曾藏有此书，乾隆时纂修《四库全书》被选入进呈书目，《天一阁藏书总目》：“《经验良方》，十一卷（进呈书目）。”④《浙江采集遗书总录》著天一阁刊本情况：“《经验良方》，十一卷（天一阁藏刊本）。右明布政使闽人陈仕贤撰。搜辑古方，分门编次。卷首有医指、脉诀、本草要略。”⑤ 据上可知，天一阁本是十一

---

① 明·殷仲春．医藏目录［M］．日本内阁文库藏江户写本．

② 日·丹波元胤．中国医籍考［M］．北京：人民卫生出版社，1983：781.

③ 明·殷仲春．医藏目录［M］．日本内阁文库藏江户写本．

④ 清·范邦甸．天一阁书目［M］．江曦，李婧，点校．上海：上海古籍出版社，2019：47.

⑤ 清·沈初．浙江采集遗书总录［M］．杜泽逊，何灿，点校．上海：上海古籍出版社，2010：488.

卷，同时卷首有“医指”“脉诀”“本草要略”三篇特殊内容。《四库全书总目提要》卷一〇五“医家类存目”曰：“《经验良方》，十一卷。通行本。明·陈仕贤编。仕贤字邦宪，福清人，嘉靖壬戌（当为“壬辰”）进士，官至副都御史。其书首载医旨、脉诀、药性，别为一卷。次为通治诸病门，如太乙紫金丹、牛黄清心丸之类。次分杂证五十二门。皆钞录旧方，无所论说。自序称‘与通州医官孙字考定而成’云。”① 《提要》所记版本、卷数与天一阁本相同，说明《提要》与《天一阁藏书总目》《浙江采集遗书总录》为同一版本来源，其卷数皆为十一卷，卷首皆有“医旨”“脉诀”“药性”三篇内容，这个版本很可能是初刊本，或据初刊本重刻而极近初刻之貌。另，《四库全书存目》载有本书，说明此本未收录进《四库全书》。此本最终是佚失抑或转藏他处，暂无线索可查。

明·徐春甫曾经引录此书，《古今医统大全·采摭诸书》：“《经验方》，明大方伯希斋陈士贤著。”② 明·朱睦㮮《万卷堂书目》：“《经验良方》，十卷，陈仕贤。”③ 所记《经验良方》即陈仕贤《经验济世良方》，但卷数为十卷。清代多种书目亦记载为十卷，《千顷堂书目》：“陈仕贤《经验良方》，十卷。字邦宪，福清人。嘉靖壬辰进士，官副都御史。”④ 《徐氏家藏书

---

① 清·永瑢，清·纪昀．四库全书总目提要［M］．周仁，张文，何清湖，等，整理．海口：海南出版社，1999：540.

② 明·徐春甫．古今医统大全［M］．崔仲平，王耀廷，主校．北京：人民卫生出版社，1991：54.

③ 明·朱睦㮮．万卷堂书目［M］．国家图书馆藏东武刘氏味经书屋抄本．道光六年（1826）.

④ 清·黄虞稷．千顷堂书目［M］．瞿凤起，潘景郑，整理．上海：上海古籍出版社，2001：381.

目》："《经验良方》，十卷。陈仕贤刻。"① 《传是楼书目》："《经验济世良方》，十卷，内少七卷、八卷。陈仕贤。"② 今存各种版本虽有残缺，但从卷目考察，正文皆十一卷本。这种十卷本亦可能是内容有残缺。

2. 初刻本及云南布政使司本馆藏著录之讹误

对于此书版本的现存馆藏情况，国内外有相关著录，但对于版刻时间、初刻本判定有误，对版本考察带来一定的困惑。

国内外书目著录有嘉靖三十七年（1558）刻本，但记载有误，《中国中医古籍总目》载："《经验济世良方》十一卷［1558］。（明）陈仕贤（邦宪）编，明嘉靖三十七年戊午（1558）沈宏刻本，1279（残）。"③ "1"是指藏于国家图书馆。经勘察，国图此本并非明嘉靖三十七年本。此本无作者自序，只有沈宏"嘉靖庚申"序，据序推知其为嘉靖三十九年本。

《海外中医珍善本古籍丛刊提要》载日本内阁文库藏该书四部，"分别为明嘉靖三十七年序刊本、嘉靖三十九年序刊本、嘉靖四十年（1561）云南布政司刊本、江户抄本"④，今从日本所购的四种版本书影分析，"明嘉靖三十七年序刊本""嘉靖四十年（1561）云南布政司刊本"的说法，不甚确切（见后文）。

《中国中医古籍总目》载本书初刊本残卷另藏于天津中医药大学图书馆（馆号279），《天津地区医学古籍联合目录》载

① 明·徐𤊹. 徐氏家藏书目［M］. 上海：上海古籍出版社，2014：296.

② 清·徐乾学. 传是楼书目［M］. 国家图书馆藏东武刘氏味经书屋抄本. 道光八年（1828）.

③ 薛清录. 中国中医古籍总目［M］. 上海：上海辞书出版社，2007：275.

④ 郑金生，张志斌. 海外中医珍善本古籍丛刊提要［M］. 中华书局，2017：161.

天津中医药大学图书馆有嘉靖三十七年刻本。此为考察初刻本提供了一个线索。

通过以上著录可知目前国内有两种版本，分别藏于国家图书馆、天津中医药大学图书馆，日本有四种版本，皆藏于日本内阁文库，其中郑金生先生将嘉靖三十九年序刊本复制回归。

三、版本刊刻时间及刊刻地考证

1. 初刊时间与地点

此书初刊于浙江布政使司，属于地方官刻。陈仕贤自序题“嘉靖戊午岁仲春望日赐进士出身、通奉大夫、浙江布政使司左布政使闽希斋陈仕贤撰”，说明是其任浙江布政使司左布政使之时编刊是书，嘉靖戊午即嘉靖三十七年（1558），为本书初刻时间，而嘉靖三十七年同僚右布政使寇阳跋，进一步证明此书初刻于浙江布政使司，其曰：“左辖希斋先生陈公，居常留意于此，乃裒集《经验良方》，与明医订证精确，遂锓梓以广其传……公扬历中外，所至惠政甚多，此特其一端云尔……嘉靖戊午岁二月既望浙江右布政使太原寇阳跋。”陈氏序与寇氏跋前后印证了初刊时间为嘉靖戊午，即嘉靖三十七年（1558），而陈仕贤、寇阳的官衔都说明刊刻地点在浙江布政使司。又嘉靖三十九年沈宏序刊本载沈宏序“乃希斋陈公刻于浙”，再次说明此书初刊于浙江，即浙江布政使司，故此书初刻本为浙刻本。前《天一阁藏书总目》《浙江采集遗书总录》所载书目很有可能是初刻本，因同在浙江，天一阁或能较早得到浙刻本。

2. 嘉靖三十九年沈宏序刊本乃重刊本，刻于广东官署

嘉靖三十九年沈宏序刊本为重刊本，非初刻本。此本乃沈宏任广东按察使期间，得此书而重刊于官署。沈宏因“少多婴

疾，赖先人访名医救活之”，及哀痛“先妣苦肺疾，医弗验……竟莫能救”，而关注医学，平素喜集医方书，类久成帙，“既筮仕，游四方，得传经验者，储笥中，类久成帙，凡数卷，出入赖焉，顾未能传布耳。”嘉靖三十八年己未（1559）夏，沈氏所集医书不幸舟行遇风，漂散水中，适得陈仕贤嘉靖三十七年初刊本，“己未夏，舟行遇风，漂水中，甚惜之。及得此书，乃希斋陈公刻于浙，与余所类者，十之同六七，公固先得我心者也。”因谓“兹粤偏燠，寡名医，不能无横夭者”，“乃捐俸助公”，锓梓以传。沈序末题“嘉靖庚申春三月朔广东按察使嘉禾芹溪沈宏书”，说明重刊时间为嘉靖庚申，即嘉靖三十九年（1560），距初刻时间仅两年。此本乃沈氏自捐官俸，刻于广东官署。《中国中医古籍总目》所载国家图书馆藏“明嘉靖37年戊午（1558）沈宏刻本”，实为此本，即嘉靖三十九年沈宏序刊本。

3. 日本内阁文库题为“明嘉靖三十七年”本实为福建重刻本

《海外中医珍善本古籍丛刊提要》转载日本内阁文库藏有“明嘉靖三十七年序刊本”。日本内阁文库“汉书”“子の部”载书号“305－0099”，著者：“陈仕贤（明）”，数量：“4 册”，书志事项：“刊本（序刊），明嘉靖，明嘉靖三十七年”，旧藏：“医学部”。即将此本作为嘉靖三十七年初刻本。经实际勘察发现，此书目录页次行题“建邑书林杨子德泉刊行”，据此可知为福建建阳坊刻本。建邑书林在福建建阳，而此书初刻地点是在浙江，故此非初刻，乃建阳书坊的重刻本，日本内阁文库著录有误。明代福建坊刻如林，书林杨氏为建阳重要刻书商中的一家。

4. 日本内阁文库著录“嘉靖四十年云南布政使司刊本”为朝鲜覆刻本

《海外中医珍善本古籍丛刊提要》载日本内阁文库藏“嘉靖四十年（1561）云南布政司刊本”。日本内阁文库“汉书”“子の部”载有此本，书号：“305－0109”，著者：“陈仕贤”，数量：“6册”，书志事项：“刊本，明嘉靖，明嘉靖四十年，云南布政使司”，旧藏者：“医学馆”。以上著录的刊刻时间及版本称谓不甚确切。

此书卷前有陈仕贤自序，序末隔行原刻有“希斋”“邦宪”“壬辰进士”三枚墨色印鉴，卷十一末题“嘉靖四十年正月上元云南布政使司”，以上似可推断此本为云南布政使司嘉靖四十年刻本。但据《朝鲜医籍通考》所载，此为朝鲜覆刻本。《朝鲜医籍通考》云：“明嘉靖版（嘉靖四十年正月上元云南布政使司）之朝鲜覆刻本。刊刻年代不详。整版，纵28cm，横16.5cm，每半叶匡郭纵20cm弱，横13.5cm，9行，行20字。纸数：叙3，总目2，医指11，脉诀34，本草29，本文337（但卷1、7、8缺），跋1枚。每册首有‘跻寿殿书籍记’‘日本政府图书’等诸印记。传入日本的现存朝鲜古版医书，收藏于内阁文库者，《经验济世良方》11卷8册，现存6册，缺卷1、7、8。嘉靖版之朝鲜覆刻本。”① 由此可以推断，郑金生所载日本内阁文库藏“嘉靖四十年（1561）云南布政司刊本”，实乃朝鲜覆刻本。亦可推知，此书曾流传至朝鲜、日本。

5. 江户医学馆抄本

《海外中医珍善本古籍丛刊提要》转载日本内阁文库藏有

① 崔秀汉．朝鲜医籍通考［M］．北京：中国中医药出版社．1996：224.

"江户抄本"。日本内阁文库"汉书""子の部"藏有此本。书号"305-0107"，著者"陈仕贤（明）"，数量："11册"，书志事项："写本，江户"，旧藏者"医学馆"。此为日本丹波氏江户医学馆抄本，抄写时间是日本江户时期。

由以上版本著录及版本考察推知，此书于嘉靖三十七年成书，并初刊于浙江布政使司，嘉靖三十九年重刊于广东按察使司，嘉靖四十年刊于云南布政使司，在福建建阳尚有杨氏坊刻本。此书辗转传入朝鲜、日本，朝鲜曾覆刻嘉靖四十年云南布政使司本，此本后流传日本；另，日本江户医学馆复有抄本。日本目前藏有福建建邑书林杨氏坊刻本、嘉靖三十九年沈宏序刊本、朝鲜覆刻嘉靖四十年云南布政使司本、日本江户医学馆抄本，原皆藏于日本丹波氏江户医学馆，后转藏于内阁文库。国家图书馆藏本乃嘉靖三十九沈宏序刊本，非初刻本。天津中医药大学藏本极可能为嘉靖三十七年初刻本。

四、现存版本的版式特征及版本差异情况分析

通过版本考察可知，本书现存版本有5种：一为嘉靖三十七年初刊本，二为福建建邑书林（建阳）刻本，三为嘉靖三十九年沈宏序刊本，四为朝鲜覆刻嘉靖四十年云南布政司刊本，五为日本江户医学馆抄本。

其具体版本状况如下：

1. 初刻本（嘉靖三十七年刻本）

藏于天津中医药大学图书馆古籍室（共三册，缺卷一、二、三，阙乾集"医指""脉诀""本草要略"内容）。

版式白口，四周单边，每半页9行，每行20字，无鱼尾，版心上方题"经验济世良方卷某某"，下方题页数，版心下方有刻工姓名，如卷四数页版心题"余"。版印多处模糊残缺。此本因卷三之前残缺，未见陈仕贤自序，卷十一末有题款为“嘉靖戊午岁二月既望浙江右布政使太原寇阳跋”之“跋经验良方后”，证明此本为嘉靖三十七年初刻本。跋后上下两枚印鉴“体乾”“己丑进士”，为寇阳印。

因此本残缺，无法窥知初刊本的全貌，但据前《天一阁藏书总目》《浙江采集遗书总录》《四库全书总目提要》所叙版本情况及作者自序，初刊本在卷首应有“医指”“脉诀”“本草要略”三篇内容，但因此本书前残缺严重，未能睹此内容。

2. 嘉靖三十九年沈宏序刊本

藏于国家图书馆、日本内阁文库（十一册，十一卷，足本。原本无“医指”“脉诀”“本草要略”）

版式白口，四周单边，每半页10行，每行20字，无鱼尾，书口上方题书名、卷数，下题页数。卷前有“刻经验良方序”，序末题“嘉靖庚申春三月朔广东按察使嘉禾芹溪沈宏书”，次目录。从目录及正文内容看，此本虽为足本，但未载“医指”“脉诀”“本草要略”三篇。

此本版式、行格与初刻本不同，内容上亦有差异，最大的差异是没有乾集三篇内容。同时，两本药物排序不同，剂量表述亦有异，如卷九光明眼药方中硇砂、麝香散中麝香剂量，此本均作“五分”，初刻本均作“半钱”。

3. 福建建邑书林（建阳）刻本

藏于日本内阁文库（四册，缺卷七、八、九、十、十一。无乾集之“医指”“脉诀”“本草要略”）。

版式白口，四周单边，每半页9行，每行20字，无鱼尾。卷前有嘉靖戊午岁陈仕贤自叙，次目录。目录页次行题“建邑书林杨子德泉刊行”，版印清晰。建邑书林本的字体不同于万历以后的匠体字，此本也可能是嘉靖刻本，但具体刊刻时间难以断定。

此本自叙页右侧从上至下依次钤有“医学图书”“跻寿殿书籍记”“芝圃山人”“多纪氏藏书印”，左侧有“日本政府图书”“图书局文库”朱方（长）方印。

日本内阁文库将此本作为嘉靖三十七年本，笔者初以为是，但通过版本对比，发现此本与天津中医药大学图书馆所藏初刊本在字体、内容上均有差异，特别是两本刊刻地点不同。初刻本是在浙江布政使司官刻，此本题“建邑书林杨子德泉刊行”，即福建建阳坊刻本，所以此本不可能是初刻本。两书行格、版心大致相同，但字体不同，天津本卷四版心有刻工姓名，此本无。此本很有可能是据初刊之重刊本，而行格、版式遵循旧本，非福建坊刻常见的黑口、行密的版式特征。此本卷一前没有残缺，据目录及正文推断，此本无乾集三篇内容，此又与初刻本不同。

4. 朝鲜覆刻嘉靖四十年云南布政司刊本

藏于日本内阁文库（六册，缺卷一、七、八。在元集之前，载有乾集之“医指”“脉诀”“本草要略”。）

版式白口，四周单边，每半页9行，每行20字，书口上方题书名，中间注明页数，无鱼尾。卷前有陈氏自序。卷十一末题“嘉靖四十年正月上元云南布政使司”。

陈氏自序页右侧从上至下钤有“医学图书”“跻寿殿书籍记”“吕氏鉴赏”（长）方印，左侧钤有“日本政府图书”朱文（长）方印。

前已述《朝鲜医籍通考》载朝鲜覆刻嘉靖四十年云南布政使司本，其所云卷数存佚、版式特征、跋文及每册首有“‘跻寿殿书籍记'‘日本政府图书’等诸印记”，皆与此本吻合，说明此本原为朝鲜覆刻本，后转藏于日本内阁文库。此本与初刊本的行格相同，字体不同，内容相近，而与现存其他版本不同的是，有乾集之“医指”“脉诀”“本草要略”三篇，当是初刊本的内容，所以此本可能是据初刊本重刊，极近初刻原貌。目前只能从此本得见乾集三篇内容，故此本亦极为重要。

5. 日本江户医学馆抄本

藏于日本内阁文库（十一册，十一卷。无乾集之“医指”“脉诀”“本草要略”）。

版式每半页9行，每行20字，无栏线、版心、鱼尾。每卷首页钤盖“医学图书”“跻寿殿书籍记”“多纪氏藏书印”“日本政府图书”“内阁文库”“图书局文库”朱文（长）方印，另有“广寿院架藏记”朱文长方印或钤于卷首，或钤于文中。文中时有朱笔顿点，有少数朱笔批注。卷前无陈氏自序，有沈宏序，卷末有寇氏跋。书中错讹之处较多。无乾集“医指”等三篇内容。

此本行格、内容与初刻本相近。可疑之处，此本无乾集“医指”三篇。同时，有沈宏序，而无嘉靖戊午的陈氏自序。此本可能同时参照初刻本系统及沈宏序刊本而抄写，但因其所见初刻本不全，故阙略陈氏序及前面乾集内容，而附加沈宏序。

以上三种藏于日本内阁文库的版本，都有“医学图书”“跻寿殿书籍记”“多纪氏藏书印”“广寿院架藏记”的印鉴，诸印皆为日本著名医学世家、藏书世家丹波氏及其所创医学馆的图书印，说明此三种版本曾经丹波氏家族收藏。“日本政府图书”“内阁文库”是日本政府图书馆内阁文库的印鉴，说明此三种版本由丹波氏医学馆后转藏于日本内阁文库。

现存的 5 种版本从版式、内容上分析，存在两种情况：①建邑书林本、嘉靖四十年覆刻本、日本抄本的版式、行格皆与嘉靖三十七年本相同或相近，内容表述方式相同，说明属于同一个版本系统；②嘉靖三十九年沈宏序刊本与上述诸本版式、行格不同，虽内容相近，但药物排序与剂量表述不同，乃是异于初刻本的另一种版本系统。另外，同为初刻本系统，但诸本之间亦存在细微差异，日本抄本在内容阙残、误字及俗写字写法等方面，多与建邑书林本相同，仅有极个别字不同，故推断此本似据建邑书林本抄写；嘉靖四十年覆刻本则与嘉靖三十七年本更接近。

综合以上所述，《经验济世良方》初刊于明嘉靖三十七年，国内外有多种刊本及抄本。现存版本可归纳为二种系统：一是初刻本系统，全部内容包括卷前乾集三篇及正文十一卷，有作者自序、寇阳跋，如天津中医药大学图书馆藏初刻本残卷，日本内阁文库藏福建建邑书林本、朝鲜覆刻嘉靖四十年刻本、日本江户医学馆抄本；一为沈宏序刊本，有沈宏序，没有乾集三篇，只有正文十一卷内容，如国家图书馆藏本，日本内阁文库另藏沈宏序刊本，后由郑金生复制回归，收入《海外中医珍善本古籍丛刊》中。

五、主要内容及学术思想

《经验济世良方》凡十一卷，仿《摄生众妙方》篇卷结构，将原四十七门扩为五十三门。书前有陈氏自序、目录，书末附寇阳跋。正文前附以乾集，有“医指”“脉诀”“本草要略”三篇。正文以元、亨、利、贞分为四集，统贯诸卷。卷首始列通治诸病门，次述五十二门病证，包含内、外、妇、儿、五官各科疾病。元集：卷一，通治诸病门、灸痨瘵法门、救危疾门，卷二，虚损门、补养门、自汗盗汗门，卷三，诸风门。亨集：卷四，首为伤寒、伤风、暑、湿、热之外感诸门，次为消渴门、诸血门、肠风门、疟门、疫瘴门，卷五至卷六，霍乱门、痢疾门、泄泻门、脾胃门、腹痛门、积滞门、痞满门、鼓胀水肿门、痰嗽门、癫痫门、哮喘门。利集：卷七，淋浊门、遗精门、大小便秘门、痔漏门、黄疸门、胁痛门、腰痛门、心气门、疝气门、脚气门、头痛门、须发门，卷八，外科诸疮门。贞集：卷九，眼目、耳、鼻、口疮、牙齿、咽喉之五官科诸门，体气门、折损门、诸毒门、妇人门；卷十，子嗣门；卷十一，小儿门。各门之下，先为医论，详述病因病机，辨证分型，备举治疗大法，辨证施治之方；或列其常用之药，析其随机加减之法。医论之后，汇列诸方，载其方名、主治、组成、煎服法。

本书选方及医论颇为复杂，选方一则取自《摄生众妙方》，二则萃选《丹溪心法附余》，三为与孙宇共集之经验良方。其中“医指”“脉诀”“本草要略”亦摘自他书。《医指》篇名亦见于《丹溪心法附余》“医指：附古庵方氏赋”，此篇内容同时见于嘉靖二十九年（1550）朱崇正补遗本《新刊仁斋直指附遗方论》。《脉诀》题“西晋王叔和撰”。《本草要略》载“出丹溪先生随身备用七十种珍怪之药”。

此书虽仿《摄生众妙方》篇卷体例，但医论医方较之多出。彼少医论（少数引王节斋），此则每门备论。其论远绍《内经》《伤寒论》，近取丹溪、戴人，尤以丹溪之说为多。注重寒热虚实辨证，如外科诸疮门，指出疮之痛痒，自属虚实寒热，热实则清之，虚寒则温之，随其脏腑所受，冷热调之，所贵气血宣流，治以加减内外之法，针刺灸疮之术。此书选方，非如《摄生众妙方》之简易无章，而是凸显独特的辨治思路，经方与时方并用，名方与验方同举。如伤寒门，论伤寒有感而即发之伤寒，亦有感而不即发之伏温，特别强调有夹内伤之伤寒。四时伤寒，主要选用仲景六经辨治之方，如麻、桂、青龙、柴胡、白虎、承气、理中、四逆等辈，次选后世大羌活、九味羌活汤之方。内伤伤寒，引丹溪“凡伤寒挟内伤者，十居八九”之语，发挥“邪之所凑，其气必虚”之经义，采用东垣补中益气汤及人参败毒散等扶正祛邪。同时，详载六经辨证“诊治脉法”。此书所载治法多样，剂型复杂，如痞满辨治，主以内服而夹用食疗，兼用灸法并奇房丹术，更妙用膏药外贴之法。此书虽援引他书，但体例完备，医论精湛，辨证分型复杂，内外治法齐具，选方精当切用。《四库全书总目提要》评此书“皆抄录旧方，无所论说”，言辞略失。

总 书 目

扁鹊脉书难经
伤寒论选注
伤寒经集解
伤寒纪玄妙用集
伤寒集验
伤寒论近言
重编伤寒必用运气全书
伤寒杂病论金匮指归
四诊集成
秘传常山杨敬斋先生针灸全书
本草撮要
（新编）备急管见大全良方
（简选）袖珍方书
经验济世良方
师古斋汇聚简便单方
新锲家传诸证虚实辨疑示儿仙方总论
静耘斋集验方
普济应验良方
苍生司命药性卷
（新刊东溪节略）医林正宗
医圣阶梯
诸证提纲
颐生秘旨
医学集要
医理发明
辨证求是
温热朗照
四时病机
治疫全书
疫证治例
（袖珍）小儿方
类证注释钱氏小儿方诀
儿科醒
外科启玄
疡科选粹
王九峰医案
医贯辑要
楱隐楼医话
医学统宗
仁寿堂药镜